머리말

우리 나라에 사교 댄스가 보급된 것은 제2차 세계 대전 이후부터이다. 그 40년 남짓한 짧은 댄스의 역사 속에서 때로는 사회 문제가 되기도 하는 등 파란도 많았다. 그러나 경제적인 성장에 따른 레크리에션의 필요성과 건전한 사교 생활을 돕는 한 방편이 된다는 점에서 우리 나라의 사교 댄스도 제자리를 찾아가고 있다.

그러한 과정에서 남녀가 완전히 밀접한 상태에서 춤을 추던 짝짓기의 방식도 다소 떨어진 상태에서 출 수 있는 방식으로 변하는 등 그 스텝에 많은 변화가 이루어졌다.

물론 이러한 변화는 정통 사교 댄스의 종주국이라 할 수 있는 영국을 비롯 세계 여러 나라에서도 이루어졌다. 다만 영국과 같은 나라에서는 공인된 기관이 있어 그 변화를 흡수, 체계적으로 정리, 발전시킨 데 반해 우리 나라의 경우에는 춤의 종류에 따라, 가르치는 사람에 따라 갖가지 변형 스텝이 만들어지고 또 그것이 아무 여과 없이 그대로 전파되었다는 점이 다를 뿐이다.

따라서 우리 나라에서 추어지는 스텝대로는 세계 무도 선수권 대회등에 출전할 수가 없고, 그렇다고 정통 스텝을 배우자니 우리가 흔히 추는 춤을 배울 수 있도록 교본을 만드는 사람의 입장에서도 그 딜레마는 뛰어 넘기가 어려운 것이다.

그러한 이유에서 이 책에서는 그 두 가지를 모두 담기로 했다. 즉 제1편에서는 사교 댄스의 기본의기본과 우리 나라에서 추어지는 여러가지 댄스의 스텝을, 제 2 편에서는 정통적인 사교 댄스의 테크닉이 그렇듯이 댄스 역시도 오랜 연습에 의해서만 숙련이 가능해 진다. 하루 아침에 댄스의 명수가 된다는 것은 완전한 거짓말이다. 조급해 하지 말고, 테크닉에 관한 설명을 자세히 읽은 뒤 스텝을 익히고 음악에 맞추어 보라. 그 한 스텝이야말로 당신을 댄스의 명수로 만드는 가장 빠른 지름길이다.

차례

CONTENTS

머리말 / 5

제1편　사교 댄스란 / 17

Part 1 사교 댄스의 기본 / 19
　　1. 사교 댄스를 배움에 있어서 / 20
　　2. 사교 댄스의 기본 자세 / 23

Part 2 우리나라의 사교 댄스 / 26
　　1. 연습에 앞서 / 27
　　2. 지르박 스텝의 변형 / 27

■ 지르박 / 29
　　1. 기본 스텝 A형 전진 & 후진 / 29
　　2. 기본 스텝 B형 전진 & 후퇴 / 30
　　3. 사이드 스텝 & 좌회전 / 31
　　4. 전진 & 후진 / 32
　　5. 후진 & 좌회전 / 33
　　6. 전진 & 우회전 / 34
　　7. 사이드 스텝 & 좌회전 / 35
　　8. 프롬나드 포지션 / 36
　　9. 프롬나드 포지션 / 37
　　10. 프롬나드 포지션 / 38
　　11. 카운터 프롬나드 / 39

12. 카운터 프롬나드 & 라이트 스트레이트 더블 턴 / 40
  13. 사이드 스텝의 반복 & 좌회전 / 41
  14. 사이드 스텝의 반복 & 라이트 스트레이트 더블 턴 / 42
  15. 사이드 스텝의 반복 & 좌회전 / 43

■ 블루스 / 44
  1. 전진 & 후진 & 록 턴 / 44
  2. 워킹 / 45
  3. 왼쪽으로의 체이스 / 46
  4. 프롬나드 체이스 / 47
  5. 오른쪽으로의 체이스 & 왼쪽으로의 체이스 / 48
  6. 기본 체이스 회전 / 49
  7. 퀵 스위블 / 50

■ 트 롯 / 51
  1. 워크 & 록 턴 / 51
  2. 록 턴 & 아웃사이드 스핀 / 52

제2편 세계의 사교 댄스 / 53

Part 1 초급 교실 / 54
  1. 레슨 코스에 대해 / 55
  2. 댄스의 용어 / 56

■ 스퀘어 룸바 / 60
   1. 기본 스텝 / 60
   2. 왼쪽, 오른쪽으로 체이스 / 61
   3. 여성 단독 회전 / 62
   4. 사각 회전 / 64

■ 맘 보 / 66
   1. 기본 스텝 / 66
   2. 반회전 / 67
   3. 완전 회전 / 68

■ 블루스 / 70
   1. 4회전 / 70
   2. 모서리 스텝 / 71
   3. 자연 회전 / 72
   4. 반대 회전 / 74
   5. 자연 피보트 회전 / 75

■ 왈 츠 / 80
   1a. 클로즈드 체인지 / 80
   1b. 클로즈드 체인지 / 81
   2. 자연 회전 / 82
   3. 역회전 / 83
   4. 모서리 체인지 / 84
   5. 자연 스핀 회전 / 85
   6. 휘스크 / 86

7. 피피로부터의 체이스 / 87

■ **지르박**/ 89
1. 기본 스텝 A형 / 92
2. 오른쪽에서 왼쪽으로의 이동 / 93
3. 왼쪽에서 오른쪽으로의 이동 / 94
4a. 등 뒤에서 손 바꾸기 / 95
4b. 왼쪽에서 오른쪽으로의 이동 / 96
4c. 기본 B형에서 5로의 도입 피규어 / 97
5a. 프롬나드 워크 / 98
5b. 왼쪽에서 오른쪽으로의 이동 / 99
6a. 윈드밀 / 100
6b. 윈드밀 / 101
7. 카르들레로의 도입 피규어 / 102
7a. 카르들레 - 1 / 103
7b. 카르들레 - 2 / 104
7c. 카르들레 - 3 / 105
7d. 카르들레 - 4 / 106
8a. 아메리칸 스핀 / 107
8b. 아메리칸 스핀을 끝내는 방법 / 108
9a. 등 뒤에서 손 바꾸기 / 109
9b. 왼쪽에서 오른쪽으로의 이동 / 110
9c. 기존 스텝 B형 / 111

Part 2 중급 교실 / 112
1. 도표를 보는 방법 / 113
2. 중급 교실의 주요 용어 / 114

■ **왈 츠** / 123
- 1a. 클로즈드 체인지 / 124
- 1b. 클로즈드 체인지 / 125
- 2. 내츄럴 회전 / 126
- 3. 리버스 회전 / 128
- 4. 아웃사이드 체인지 / 130
- 5. 헤지테이션 체인지 / 131
- 6. 내츄럴 스핀 회전 / 132
- 7. 리버스 코르테 / 134
- 8. 백 휘스크 / 135
- 9. 휘스크 / 136
- 10. PP로부터의 체이스 / 137
- 11. 더블 리버스 스핀 / 138
- 12. 오른쪽으로의 프로그레시브 / 140
- 13. 아웃사이드 스핀 / 141
- 14. 오픈 텔레마크로부터 크로스 헤지테이션 / 142
- 15. 오픈 텔레마크로부터 윙으로 / 144
- 16. 내츄럴 회전의 1~3스텝 뒤 오픈 임피터스로부터 크로스 헤지테이션으로 / 146
- 17. 내츄럴 회전의 1~3스텝 뒤 오픈 임피터스로부터 윙으로 / 148
- 18. 위브 / 150
- 19. PP로부터의 위브 / 152
- 20. 드랙 헤지테이션 / 154
- 21. 터닝 록 / 156
- 22. 팔어웨이 휘스크 / 158
- 23. 왼쪽 휘스크 / 159
- 24. 더블 내츄럴 스핀 / 160
- 25. 클로즈드 윙 / 161
- 26. 콘트라 체크 / 162

■ **폭스트롯** / 165
　1. 페이더 스텝 / 166
　2. 스리 스텝 / 167
　3. 내츄럴 회전 / 168
　4. 리버스 회전 / 170
　5. 방향 전환 / 172
　6. 임피터스 회전 / 173
　7. 리버스 웨이브 / 174
　8. 위브 / 176
　9. 호버 페이더 / 178
　10. 텔레마크 / 179
　11. 호버 텔레마크 / 180
　12. 내츄럴 텔레마크 / 182
　13. 내츄럴 트위스트 회전 / 184
　14. 내츄럴 위브 / 186
　15. PP로부터의 위브 / 188
　16a. 톱 스핀 / 190
　16b. 톱 스핀 / 191
　17. 오픈 텔레마크 페이더 엔딩 / 192
　18. 오픈 텔레마크, 내츄럴 회전으로부터 아웃사이드 스위블로 / 194
　19. 커브드 페이더로부터 백 페이더 / 198
　20. 팔어웨이 리버스 & 슬립 피보트 / 200
　21. 내츄럴 호버 텔레마크 / 201
　22. PP로부터의 내츄럴 지그재그 / 202
　23. 호버 크로스 / 204

■ **퀵스텝** / 207
　1. 1/4회전 / 208

2. 내츄럴 회전 / 210
3. 내츄럴 피보트 회전 / 212
4. 내츄럴 회전과 헤지테이션 / 213
5. 프로그레시브 체이스 / 214
6. 내츄럴 스핀 회전 / 215
7. 방향 전환 / 216
8. 체이스 리버스 회전 / 218
9a. 포워드 록 스텝 / 220
9b. 백워드 록 스텝 / 221
10. 오른쪽으로의 티플 체이스① / 222
11. 오른쪽으로의 티플 체이스② / 224
12. 지그재그, 백 록과 러닝 피니시 / 226
13. 리버스 피보트 / 228
14. 더블 리버스 스핀 / 229
15. 크로스 체이스 / 230
16. 퀵 오픈 리버스 / 231
17. 크로스 스위블 / 232
18. 피시 테일 / 233
19. 오른쪽으로의 프로그레시브 체이스 / 235
20. 포 퀵 런 / 236
21. 브이 식스 / 238
22. 러닝 오른 회전 / 240
23. 내츄럴 회전, 백 록 & 러닝 피니시 / 242
24. 텔레마크 / 244
25. 오픈 텔레마크 / 244
26. 임피터스 회전 / 244
27. 오픈 임피터스 회전 / 244
28. 아웃사이드 스핀 / 244
29. 호버 코르테 / 245

30. 식스 퀵 런 / 246
31. 룸바 크로스 / 248
32. 팁시 / 249

■ 탱 고 / 251
* 탱고를 배움에 있어서 / 252
1. 워크 / 256
2. 프로그레시브 링크 / 257
3a. 클로즈드 프롬나드 / 258
3b. 오픈 프롬나드 / 258
4. 백 코르테 / 259
5a. 오픈 리버스 회전 클로즈드 피니시 / 260
5b. 오픈 리버스 회전 오픈 피니시 / 261
6. 프로그레시브 사이드 스텝 / 262
7. 록 회전 / 263
8a. 록 백 온 레프트 풋 / 264
8b. 록 백 온 라이트 풋 / 264
9. 내츄럴 트위스트 회전 / 265
10. 피 에스 에스 리버스 회전 / 266
11. 내츄럴 프롬나드 회전 / 268
12. 백 오픈 프롬나드 / 269
13. 프롬나드 링크 / 270
14. 포 스텝 / 271
15. 팔어웨이 프롬나드 / 272
16a. 아웃사이드 스위블 / 274
16b. 아웃사이드 스위블 / 275
16c. 아웃사이드 스위블 / 276
17. 브러시 탭 / 277

18. 기초 리버스 회전 / 278
  19. 팔어웨이 포 스텝 / 279
  20. 오버 스웨이 / 280
  21. 체이스 / 282
  22. 포 스텝 체인지 / 284

■ **더욱 숙달되려면** / 286
  1. 라이즈 & 펠 / 286
  2. 원칙과 다른 것 / 287
  3. 폭스트롯의 라이즈 & 펠의 원칙 / 287
  4. CBM / 288

■ **경기용 솔로 루틴** / 290

Part 3 상급 교실 / 294
  1. 리바이즈드 테크닉의 변천 / 295
  2. 상급자에 대한 어드바이스 / 295
  3. 카운트 / 296

■ **왈 츠** / 298

■ **폭스트롯** / 300

■ **퀵스텝** / 302

■ 탱 고 / 304

■ 비인 왈츠 / 307
   1a. 체인지 스텝 / 308
   2. 내츄럴 회전 / 309
   1b. 체인지 스텝 / 310
   3. 리버스 회전 / 311
   4a. 리버스 프레컬 / 312
   4b. 내츄럴 프레컬 / 313
   5a. 리버스 프레컬 / 314
   5b. 내츄럴 프레컬 / 316

제1편
사교댄스란

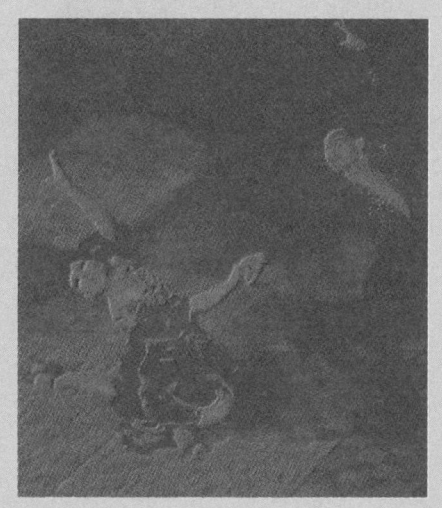

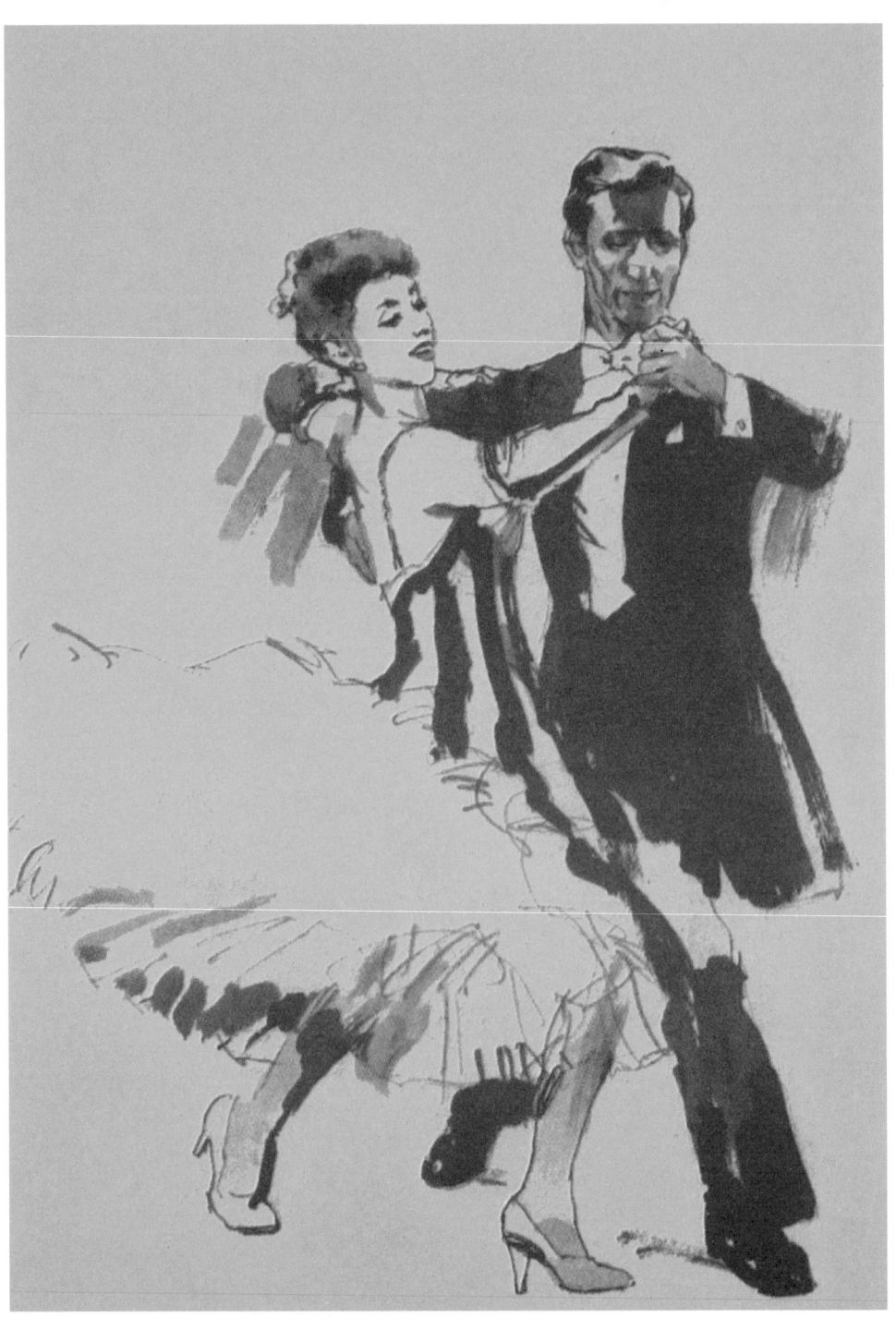

Part 1
사교 댄스의 기본

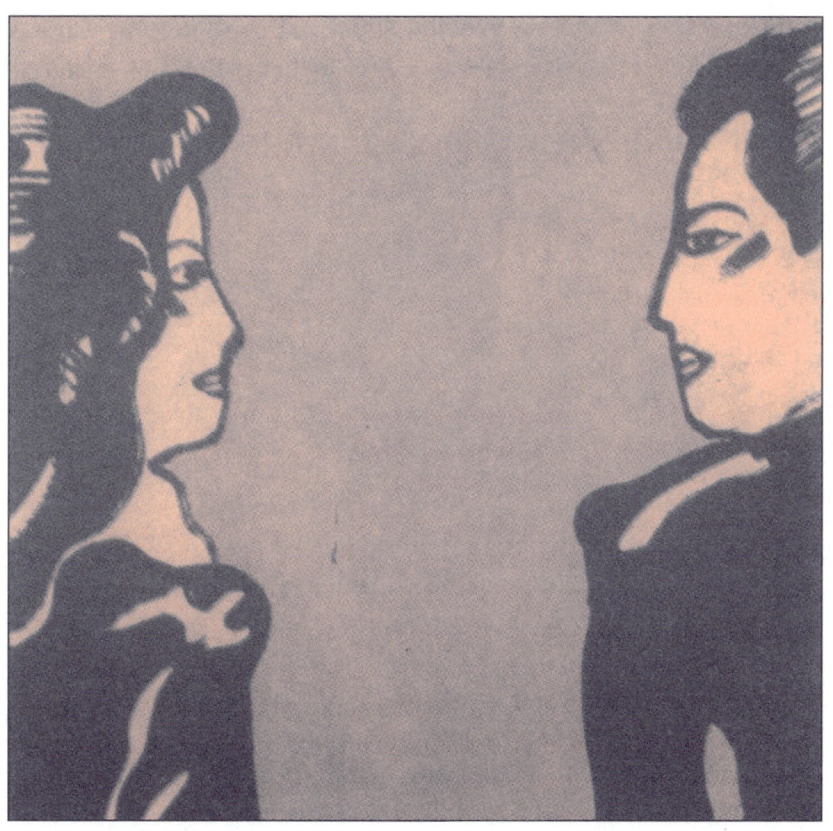

1. 사교 댄스를 배움에 있어서

1 사교 댄스의 종류

사교 댄스에는 많은 종류가 있으나 크게 모던 댄스와 라틴 댄스의 2가지로 나눌 수 있다. 모던 댄스는 유럽 등지에서 옛부터 추어 온 왈츠, 탱고 등을 가리킨다. 한편 룸바, 삼바 등의 라틴 음악에 맞추어 추는 춤을 라틴 댄스라 한다. 이는 대개 제2차 세계 대전 이후에 유행된 것들이다.

이 모던 댄스와 라틴 댄스의 2계통은 서로 매우 대조적인 특징을 가지고 있다.

모던 댄스의 경우에는
① 일정한 방향으로 나아간다.
② 남녀의 짝짓기가 확실하다.

는 룰이 정해져 있다. 이에 비해 라틴 댄스의 경우는 비교적 자유롭다.
① 나아가는 방향이 정해져 있지 않고 어느 방향으로 추어도 무방하다.
② 짝짓는 방법도 상당히 자유로우며 횡선이 되기도 하고 양손을 놓고 추는 스타일도 있다.

즉 룰에 따라 추는 것이 모던 댄스이고 자유로운 스타일을 원칙으로 하는 것이 라틴 댄스인 셈이다.

이 두 계통의 여러 가지 스타일 중 현재 일반적으로 유행되고 있는 종목은 다음과 같다.

• 룰댄스
왈츠　　　폭스 트롯
탱고　　　퀵 스텝
블루스　　비인 왈츠

• 프리댄스
룸바　　　삼바
지르박　　차차차
맘보　　　큐바 룸바　　　파소드브레

2 스텝과 풋 워크

댄스에서의 스텝이란 발을 전후 좌우의 어느 방향으로 한 걸음 내딛는 것을 말한다. 예컨대 왼발을 앞으로 내딛거나 오른발을 옆으로 벌리는 그 한 걸음 한 걸음이 스텝이다.

또 스텝은 그 방향에 따라 바닥에 닿는 발바닥의 위치가 달라진다. 일반적으로 전진하는 경우에는 발꿈치(Heel)부터 바닥에 대고 후퇴하는 경우에는 발끝(Toe)부터 바닥에 닿는다. 또한 옆으로 스텝하는 경우에는 발가락 밑뿌리의 튀어나온 부분부터 바닥에 댄다(이 튀어나온 부분을 댄스에서는 Ball이라 하며 회전 동작을 비롯하여 사교 댄스에서는 가장 많이 사용되는 부분이다. 그리고 이러한 발의 각 부분의 사용 방법을 풋 워크라 한다.

댄스 교실 등에서는 힐 투 플래트(Heel to Flat) 등의 용어를 사용하는 때가 많은데 이는 발꿈치를 바닥에 댄 뒤 발바닥 전체를 바닥에 댄다는 의미이다.

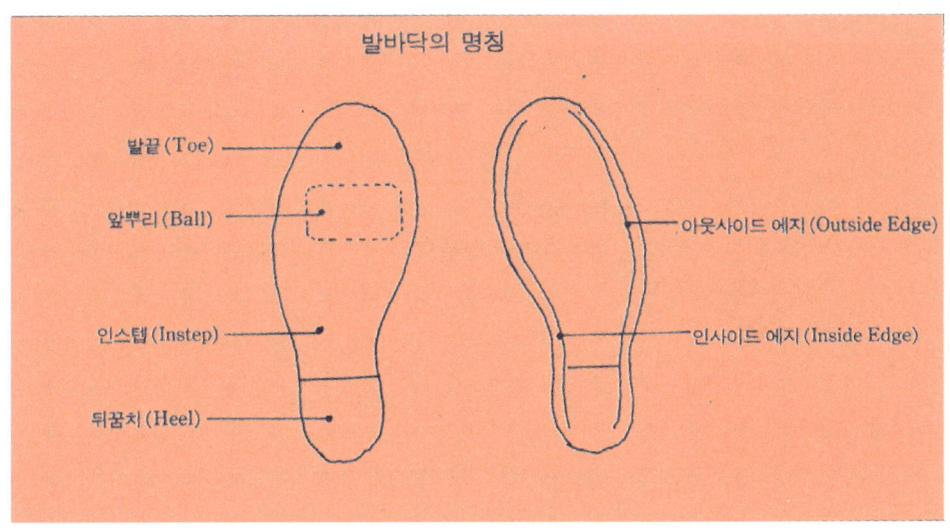

③ 댄스 용어에 대해

사교 댄스에서는 여러 가지 전문 용어가 사용된다. 흔한 예를 든다면 피규어(Figure)라는 단어가 있다.

이는 움직임에 의해 만들어지는 도형이라는 의미이며, 댄스에서는 하나하나의 움직임에 따른 발의 형태를 가리키는 이외에 그 움직임 자체를 포함하기도 한다.

본서에서는 초보자의 이해를 돕고자 전문 용어의 사용은 가능한 한 피했고, 꼭 필요한 경우에는 그때 그때 묶어서 해설했다.

④ 댄스와 음악

음악에 맞추어 몸을 움직이는 것이 댄스의 시작이므로 댄스와 음악을 떼어 놓을 수는 없다. 모든 댄스 음악은 리듬, 템포, 타임에 의해 성립된다. 이를 간단히 설명하기로 한다.

- 리 듬 : 예컨대 왈츠에서는 「쿵·짝·짝」식의 리듬이 처음부터 끝까지 변함없이 반복된다. 이러한 소리의 강약이라든가 장단에 의해 만들어지는 하나의 룰을 리듬이라 한다. 댄스의 스텝으로서는 왈츠라면 「원 투 스리」하는 식으로 같은 속도가 된다. 다만 다른 종목에서는 하나의 4분 음표가 퀵(Q), 그 2배인 2분 음표가 슬로우(S)가 된다.
- 악센트 : 리듬 속에서 강하게 나는 소리를 말하며 왈츠에서는 1박자 째가 악센트가 된다.
- 템 포 : 음악을 연주하는 속도를 말하며 1분 동안에 연주되는 소절의 수에 따라 차이가 있다. 즉 소절의 수가 많으면 빨라지고 적으면 느린 속도(템포)가 된다.
- 타 임 : 1소절 안의 박자의 수, 즉 「4분의 4박자」, 「4분의 3박자」 등을 말한다.

5 복장과 에티켓

사교 댄스의 복장에는 정장과 약식이 있다. 정장은 남성은 턱시도, 여성은 이브닝 드레스를 착용하는 것을 말한다. 하지만 초보자가 댄스 파티에서 정장을 하고 춤을 추게 되는 경우는 극히 드물다. 따라서 댄스를 배우는 장소로 가는 경우라든가 간단히 파티를 위한 약식 복장을 설명하기로 한다.

그렇다고 이러이러한 옷을 입어야 한다는 식의 지정된 스타일이 있는 것은 아니다. 직장에 다니는 사람이라면 통근 스타일, 주부라면 평상복으로 무방하다. 다만 다음에 열거하는 기본적인 몇 가지만 주의하면 된다.

① 움직이기 쉬운 복장을 택한다.

말할 것도 없이 댄스는 좌우로 또는 앞뒤로 움직이는 스포츠이므로 발을 충분히 벌릴 수 없는 폭이 좁은 스커트라든가 한복 등은 피하는 것이 바람직하다.

② 깨끗하게 한다.

남녀 모두 땀내가 밴 셔츠 등은 피하도로 한다. 예컨대 한여름에는 바꿔 입을 옷을 미리 준비하는 것도 좋은 방법이다. 또한 복장뿐 아니라 머리 정돈, 입의 냄새 등으로 파트너에게 불쾌감을 주지 않도록 주의하자.

③ 잘 미끄러지는 구두를 신자.

이 잘 미끄러지는 구두, 또는 신발을 신는 것은 댄스에 숙달되기 위한 기본 조건이다. 그러기 위해서는 가죽창이 달린 구두가 가장 적합하다. 고무나 비닐제 바닥은 플로어에 밀착되어 잘 미끄러지지 않고 창에 징이 박혀 있는 구두는 반대로 지나치게 잘 미끄러져 넘어지는 수가 있다. 따라서 여성은 바닥이 가죽으로 된 일반적인 하이힐이 무난할 것이다. 가끔 샌들을 신고 추는 사람을 볼 수 있는데 후퇴 동작 시 벗겨지가 쉬우므로 피하는 것이 좋다. 또한 가능하다면 구두는 댄스 전용을 준비하는 것이 좋다.

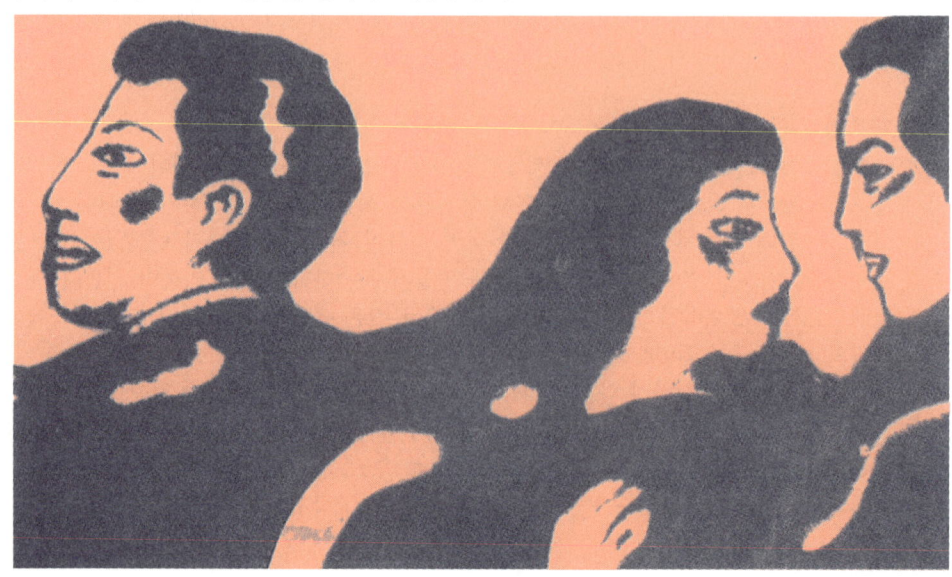

2. 사교 댄스의 기본 자세

1 포즈

사교 댄스는 무리가 없는 자연스러운 상태에서 스텝을 밟는 데서부터 성립된다. 이들 스텝을 기분좋게 물이 흐르듯 밟기 위해서는 몸의 자세를 정확하게 하는 것이 중요하다.

포즈(Poise)란 평형 또는 안정 등을 가리키는 말인데 댄스에서는 발과 상체의 균형이 바르게 유지된 자세를 말한다.

우선 양발을 모으고 발끝과 뒤꿈치를 붙이며 무릎이 굳어지지 않을 정도로 똑바로 선다. 이때 양어깨는 허리 위에, 허리는 양무릎 위에 직접 얹혀져 있는 듯한 느낌이 된다. 다음에 숨을 크게 들이마셔 보자. 횡격막이 긴장된다. 이번에는 그 자세를 유지하면서 숨을 토하고 어깨의 힘을 빼면 편한 자세가 된다. 이 자세가 춤출 때의 기본이다. 잘 기억해 두도록 하자.

다음에는 움직이기 시작하기 직전의 포즈이다. 남성은 앞의 자세로부터 체중을 오른발로 충분히 이동시킨다. 그리고 몸을 약간 앞쪽으로 이동시킨다. 마치 발바닥의 앞뿌리에 상체가 얹혀지는 듯한 느낌으로.

여성은 반대로 왼발에 충분히 체중을 얹고 아주 약간만 뒤로 기울어지듯이 한다. 이 자세가 실제로 춤추는 경우의 스타트 자세이다.

2 워크

포즈가 정확히 이루어지면 워크로 옮긴다. 남성의 경우, 포즈와 체중 배분이 정확하다면 왼발의 앞뿌리로 바닥을 가볍게 비비면서 앞쪽으로 움직이기 시작한다. 즉 몸이 항상 발보다 앞서 움직여야 하는 것이다. 다음에 보통 때에 걷듯이 체중을 왼뒤꿈치에서부터 발바닥 전체에 싣는다. 이 때 오른발의 뒤꿈치는 자연스럽게 바닥에서 떨어진다.

잠깐 아래를 내려다보자. 만일 왼발이 보인다면 보이지 않게 되기까지 몸을 앞쪽으로 이동시키도록 한다. 이 체중 이동의 감각을 잘 파악해야 한다. 다음에 보통 때 걷듯이 오른발을 당기며 오른발 스텝과 같은 요령으로 왼발을 앞으로 내민다. 이 때 양발끝을 똑바로 대고 발 안쪽이 가볍게 스치듯 한다. 또한 무릎은 약간 구부려 편한 자세가 된다.

다음은 여성의 후퇴 스텝이다. 이는 자연스러운 움직임이 아니므로 전진보다 어려운 것 같지만 실제로는 남성에게 리드되기 때문에 어렵지 않다. 우선 양발을 가지런히 모아 똑바로 서고 체중을 왼발에 충분히 싣는다. 그리고 오른발의 앞뿌리로 바닥을 비비면서 뒤로 움직인다.

발바닥이 뒷사람에게 완전히 보일 정도로 충분한 보폭을 취한다. 다음에 오른발 뒤꿈치를 조금 바닥으로 내리고 왼발끝을 바닥으로부터 뗀다. 이 때 체중은 오른발의 앞뿌리와 왼발뒤꿈치의 중간에 있다. 다음에 왼발을 오른발 쪽으로 후퇴시킨다. 이 때 오른발 뒤꿈치도 서서히 바닥에 대는데 체중을 뒤꿈치로 급격하게 옮겨서는 안된다. 중심이 뒤로 지나치게 옮겨지면 균형이 무너져 서 있을 수가 없게 되기 때문이다.

이제 오른발과 나란히 된 왼발을 그대로 뒤로 보내며 오른발 때와 마찬가지로 후퇴한다.

이상의 동작이 워크의 기본이다. 처음에는 손을 가볍게 벽에 대고 벽을 따라 걸어보는 것도 도움이 된다. 자신이 붙으면 4걸음, 6걸음, 8걸음으로 늘려 전진, 후퇴를 해 본다. 만일 파트너가 있다면 다소 떨어져서 마주보며 서로의 양어깨에 가볍게 손을 얹고 연습해 보도록 한다.

3 짝짓기

포즈가 아무리 잘 되어 있어도 짝짓는 자세가 나쁘면 보기가 흉하다. 아름다운 짝짓기(Hold)는 경쾌한 스텝을 밟기 위한 첫째 조건이다. 그 스타일은 댄스의 종류에 따라 다르지만 여기에서는 룰 댄스의 표준인 클로즈드 홀드에 대해 설명한다.

우선 발끝을 5cm 정도 떼고 서로의 오른발이 파트너의 양발 사이에 위치하도록 마주본다. 남성은 왼손으로 여성의 오른손을 가볍게 잡고 서로의 팔꿈치가 몸과 평행이 되도록 한다. 마주잡은 손은 두 사람 몸 옆에 똑바로 오게 하며 높이는 남성의 귀 언저리에 오게 한다.

남성의 오른손은 여성의 왼쪽 견갑골 바로 아래에 오도록 하고 비스듬히 아래를 향해 가볍게 댄다. 이 때 팔꿈치는 왼팔꿈치와 같은 높이가 되게 한다.

여성의 왼손은 손가락을 가지런히 하여 남성의 오른 어깨 부분에 가볍게 놓고, 팔 전체를 상대방의 오른팔에 가볍게 얹는다. 이러한 자세로 서로 바른 포즈를 취하면 자연히 상체가 닿게 된다.

다음에는 얼굴을 똑바로 들고 파트너의 오른쪽 어깨에서 왼쪽 앞으로 다소 치우치게 정면을 바라본다. 이것으로 홀드의 스타일이 완성된다.

그러면 이 홀드로 전진과 후퇴를 해 보자. 지금까지보다는 다소 어렵겠지만 두 사람이 유쾌하게, 원활하게 움직일 수 있게 되기까지 잘 연습해 둔다. 또한 전진, 후퇴를 막론하고 항상 체중이 앞으로 기울어지듯 유지되어야 하며 절대로 뒤꿈치에 체중을 싣지 않도록 주의하자.

4 리드와 펄로우

사교 댄스에서는 어느 종목이든 남성이 리드하고 여성이 펄로우, 즉 따른다. 그 관계를 원활하게 유지하기 위한 주의 사항을 적어 본다.

① 우선 스타트이다. 만일 남성의 왼발부터 시작하려 한다면 체중을 오른발에 완전히 실어야 한다. 여성은 남성의 체중 이동을 자연스럽게 느끼고 자신의 체중을 왼발에 싣는다. 이와 같이 여성의 준비가 완전히 되기까지 남성은 스타트해서는 안된다.

② 남성은 먼저 자신의 스텝을 혼자 충분히 연습하도록 한다. 실제 댄스에서 만일 리더가 주저하거나 겁을 내게 되면 펄로우하는 여성이 불안해진다.

③ 남성은 리드하기 위해 "힘"으로 밀거나 당겨서는 안 된다. 홀드와 포즈가 정확하며 남성이 자신을 가지고 스텝을 밟을 수 있다면 여성은 간단하게 펄로우된다.

④ 여성은 정확한 포즈를 취함으로써 리더로부터 떨어지지 않고 가볍게 스텝할 수 있으며 동시에 상대방이 리드하기도 쉽게 된다는 점에 유의해야 한다.

⑤ 여성은 남성보다 먼저 스텝을 해서는 안된다. 다음 스텝을 잘 알고 있더라도 상대방의 리드에 맞추어야 비로소 움직일 수가 있다.

⑥ 여성은 머리와 양어깨를 약간 뒤로 기울이도록 한다. 물론 아주 약간이다. 만일 뒤꿈치에 완전히 체중을 얹어 버리면 상대방을 끌어 당기게 되어 남성의 리드가 힘들어진다.
또한 여성 자신도 남성으로부터 몸이 떨어져 상대방의 체중 이동을 느끼지 못하게 된다.
⑦ 남녀 모두 상대방의 팔을 누르거나 잡아서는 안된다. 파트너의 움직임이 힘들어지기 때문이다.

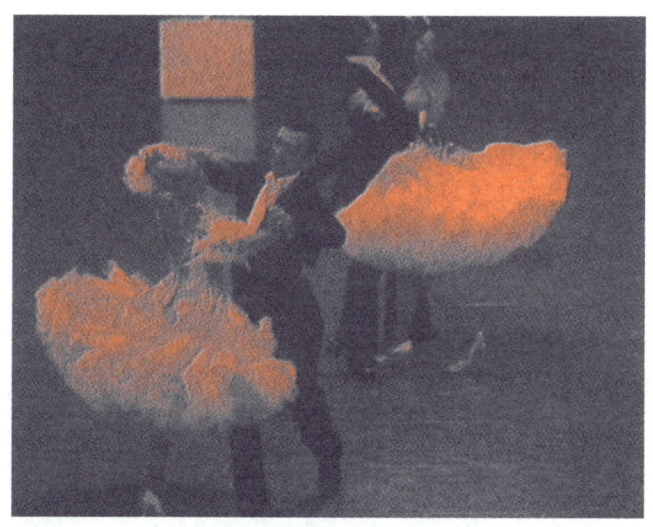

본서는 우리 나라에서 변형되어 추어지는 사교 댄스 클라스와 정통적인 사교 댄스를 초급, 중급, 상급의 3클라스로 묶어 각 클라스에 적합한 스타일로 엮되, 매우 알기 쉽고도 본격적인 레슨이 될 수 있도록 하는 데 중점을 두었다.
초급편에서는 설명을 단수화하여 눈으로 보면 이내 알 수 있도록 노력했다.
중급편은 「사교 댄스 기술의 바이블」이라 일컬어지는 사교 댄스 기술의 원점인 리바이즈드 테크닉(Revised Technique of Ballroom Dancing)이라 하며 영국에서 50년 이상의 역사를 배경으로 1948년 그 초판을 영국 최대의 "대영제국무도교사협회(ISTD)"가 제정했으며 일반인을 위한 댄스 보급과 교사 자격 수험용의 텍스트 북으로서 당시의 회장이었던 알렉스 무어에 의해 간행되었다. 그 뒤 1955년과 1961년 두 차례에 걸친 개정을 통해 오늘날 모던 댄스의 결정판으로서 완성되었다)의 최신판을 상세히 설명하여 배우기 편하게 했고 또한 나아가서는 프로가 되기를 원하는 사람들을 위해 여러가지 해설을 곁들였다.
그밖에 특별히 탱고에 대해서는 특별항을 두어 댄스에 대한 폭넓은 인식을 더욱 높이도록 했다.
상급편에서는 리바이즈드 테크닉의 변천 및 댄스의 역사에 대해 상세히 설명하여 댄스에 대한 이해를 확실히 할 수 있도록 노력했다.

Part 2
우리나라의 사교 댄스

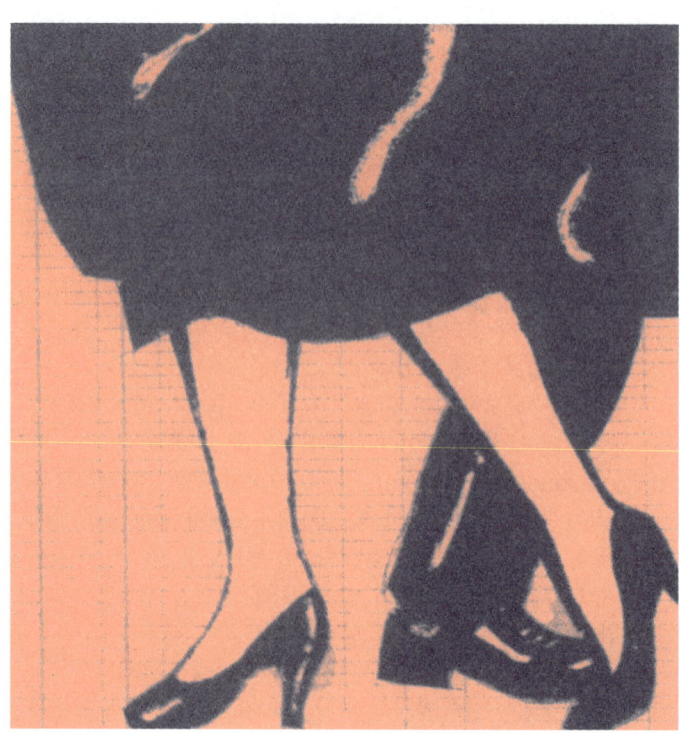

1. 연습에 앞서

먼저 제시된 설명과 그림을 자세히 본 뒤 스텝을 익힌다. 책을 보고 스텝을 익힐 때는 그 스텝의 순서를 정확하게 기억하고 회전량, 즉 회전의 각도를 완벽하게 될 때까지 연습한다.
또한 어느 스텝이 끝나는 곳에서는 어떻게 다음 스텝으로 연결하는가를 익힌다. 스텝에 자신이 생기면 음악에 맞추어서 해 본다.

2. 지르박 스텝의 변형

1950년대 지르박이 우리 나라에 처음으로 들어왔을 때는 삼각형 스텝이 기본 스텝이었으나 이후 일자 형으로 변형되었고, 그 일자형도 1970년대의 것과 1980년대의 것에는 서로 차이가 있다. 단 여기서의 차이는 그 스타일상의 문제일 뿐이다. 이 책에서 제시한 일자 형 스텝은 춤출 때의 포즈가 아름다울 뿐만 아니라 배우기도 쉽고, 또 다른 여러 가지 변형 스텝으로 다양하게 전개시킬 수 있다는 장점이 있다.

※ ○안은 스타트를 표시

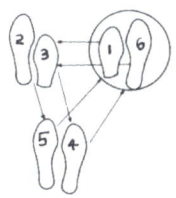 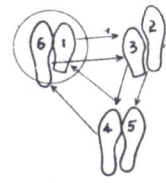

기본 삼각형 스텝

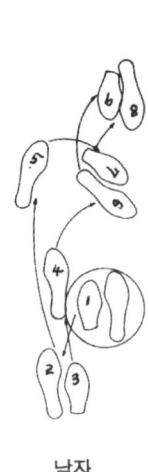
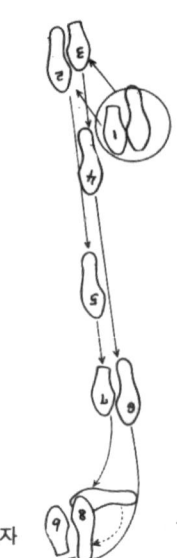

남자　　　　　　　　　　　　여자

1970년대의 일자 형 스텝

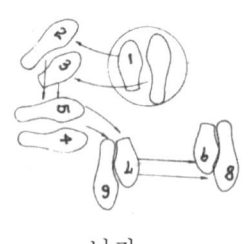
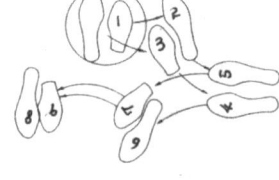

남자　　　　　　　　　　　　여자

1980년대의 일자 형 스텝1　　　　　　　1980년대의 일자 형 스텝2

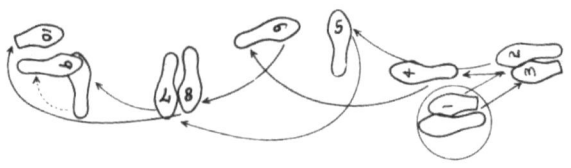

여자의 일자 형 스텝

28

BASIC STEP _ a
기본 스텝 A 형 전진 & 후진

Jiruba

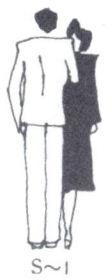
S~1

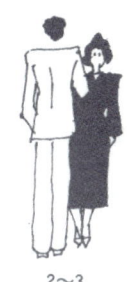
2~3

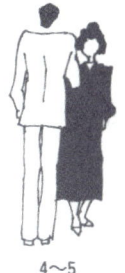
4~5

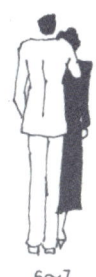
6~7

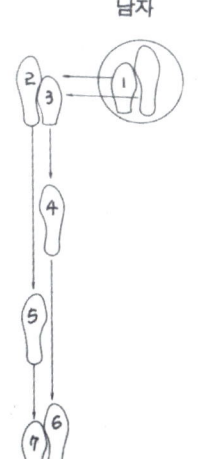
남자

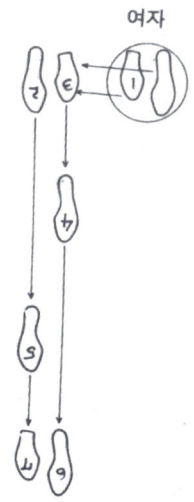
여자

■ 남자

스텝	발의 위치
1	왼 발 시작
2	왼 발 왼쪽으로 벌리고 오른손을 왼쪽으로 당긴다
3	오른발 왼발 옆으로
4	오른발 뒤로 후퇴, 오른손을 앞으로 당기고
5	왼 발 오른발 가로질러 후퇴
6	**오른발** 왼발 가로질러 후퇴
7	왼 발 오른발 옆으로

■ 여자

스텝	발의 위치
1	왼 발 체중을 옮기고 오른발 시작
2	오른발 오른쪽으로 벌리고
3	왼 발 옆으로
4	왼 발 앞으로 전진
5	오른발 왼발을 가로질러 전진
6	왼 발 오른발 가로질러 후퇴
7	오른발 왼발 옆으로

• 주 : 남녀 모두 제7스텝이 기본 스텝 B형의 제1스텝이 된다. 단 남자는 왼발부터, 여자는 오른발부터 출발 한다.

2 BASIC STEP -b   Jiruba
기본 스텝 b 형 전진 & 후진

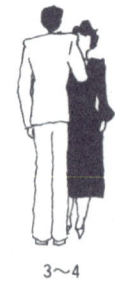
3~4

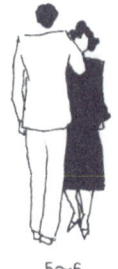
5~6

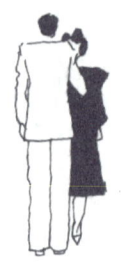
7~8

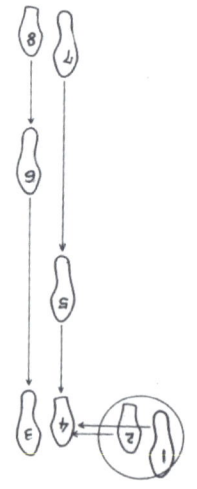

남자   여자

■ 남자

스텝	발의 위치
1	1의 6~7과 같음
2	
3	왼 발 왼쪽으로 벌리고
4	오른발 왼발 옆으로
5	오른발 전진, 오른손을 앞으로 늦춘다
6	왼 발 오른발 가로질러 전진
7	오른발 왼발 가로질러 전진
8	왼 발 오른발 옆으로

■ 여자

스텝	발의 위치
1	1의 6~7과 같음
2	
3	오른발 오른쪽으로 벌리고
4	왼 발 오른발 옆으로 모으고
5	왼 발 뒤로 후퇴
6	오른발 왼발 가로질러 후퇴
7	왼 발 오른발 가로질러 후퇴
8	오른발 왼발 옆으로

3. SIDE STEP & LEFT TURN   Jiruba
사이드 스텝 & 좌회전

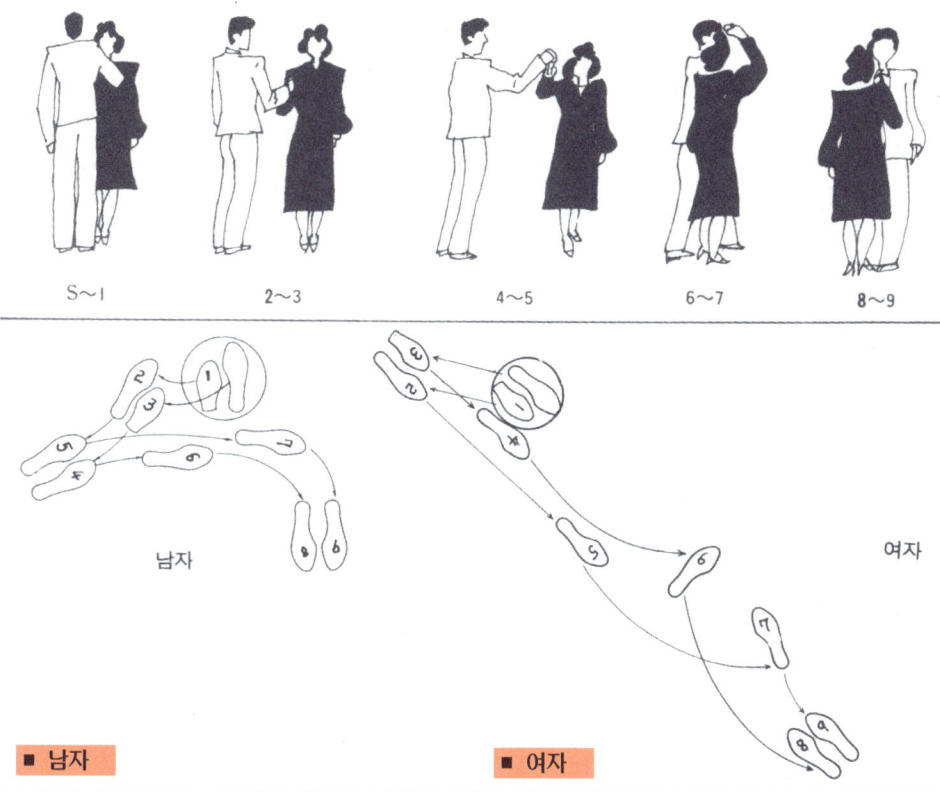

| S~1 | 2~3 | 4~5 | 6~7 | 8~9 |

남자   여자

■ 남자

스텝	발의 위치
1	왼 발 시작, 오른손으로 여자의 오른손을 잡고
2	왼 발 왼쪽으로 벌리며 45° 우회전,
3	오른발 왼발 옆으로
4	오른발 후퇴, 오른쪽손을 앞으로 당기고
5	왼 발 오른발 옆으로, 모으며 오른쪽으로 여자를 오른쪽으로 회전시킨다.
6	오른발 여자 뒤로 전진하며 오른팔을 여자의 머리 위로 올리고
7	왼 발 오른발 가로질러 전진
8	오른발 전진과 동시에 우회전하며 왼손으로 여자의 오른손을 바꾸어 잡고
9	왼 발 오른발 옆에 모으고

■ 여자

스텝	발의 위치
1	오른발 체중을 옮기고 왼발 준비
2	오른발 뒤로 후퇴
3	왼 발 오른발 옆으로 모으고
4	왼 발 앞으로 전진
5	오른발 왼발 가로질러 전진
6	왼 발 오른발 가로질러 전진, 왼쪽으로 회전
7	오른발 왼발 가로질러 왼쪽으로 뒤꿈치 회전
8	왼 발 오른발 뒤로 후퇴, 왼쪽 회전
9	오른발 왼발 옆으로, 왼쪽 회전

• 주 : 손의 위치는 그림 참조. 이하 같음.

BACKWARD & FORWARD
전진 & 후진   Jiruba

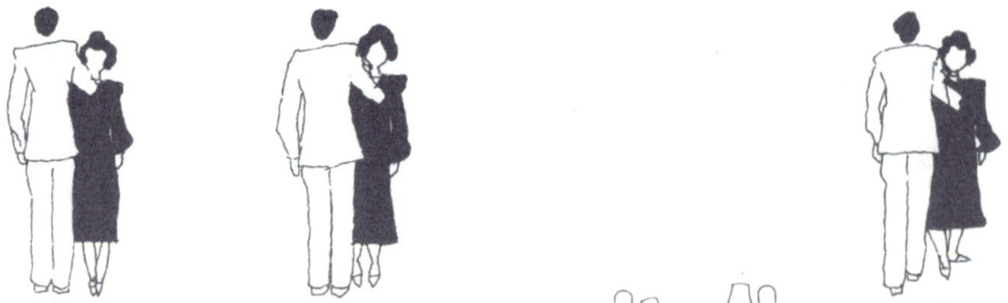

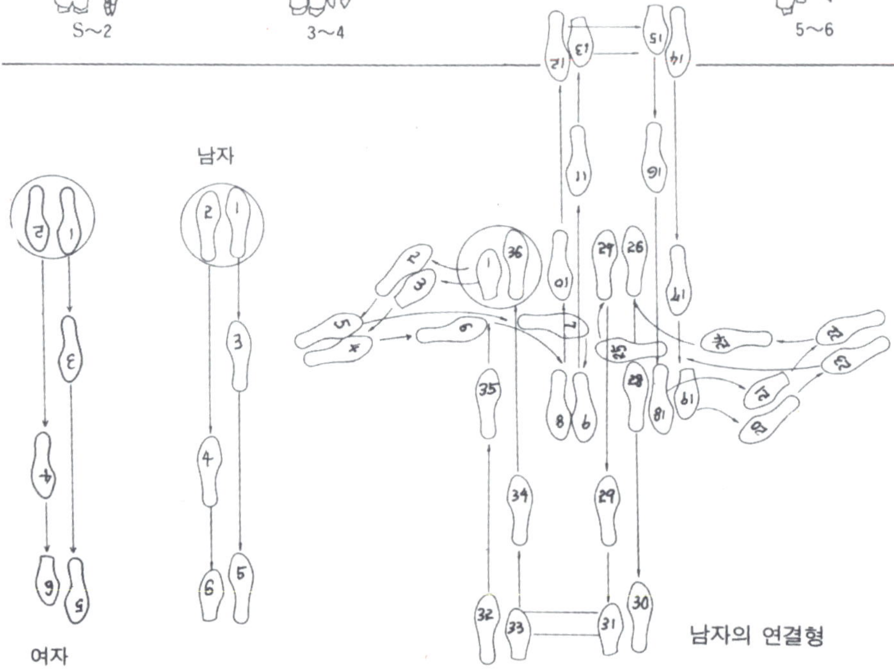 ■ 남자		■ 여자	
스텝	발의 위치	스텝	발의 위치
1	3의 8~9와 같음	1	3의 8~9와 같음
2		2	
3	오른발 후퇴, 오른손으로 여자를 앞으로 당기며	3	왼 발 앞으로
4	왼 발 오른발 가로질러 후퇴	4	오른발 왼발 가로질러 전진
5	오른발 왼발 가로질러 후퇴	5	왼 발 오른발 가로질러 전진
6	왼 발 오른발 옆으로	6	오른발 왼발 옆으로 모은다

5 BACKWARD & LEFT TURN   Jiruba
후진 & 좌회전

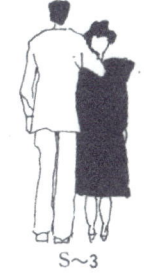
S~3

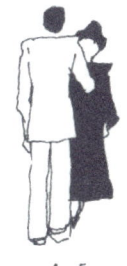
4~5

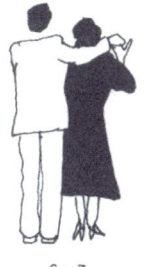
6~7

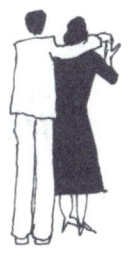
8~9

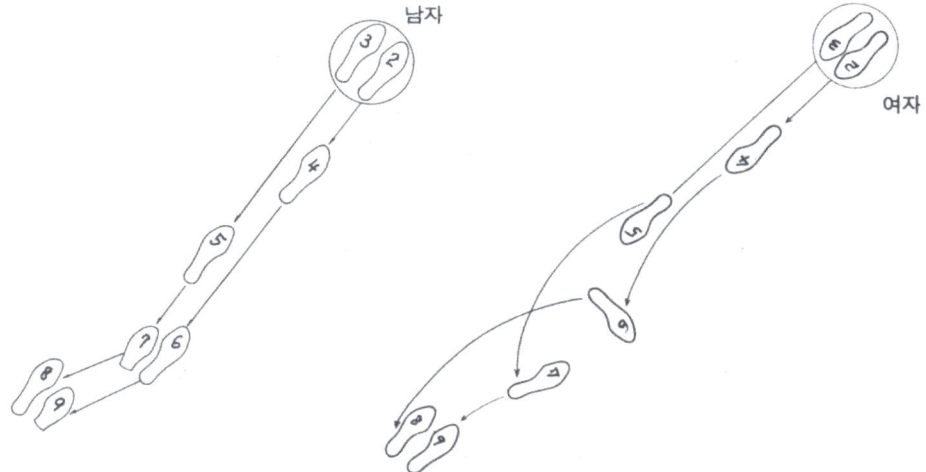

■ 남자	
스텝	발의 위치
1 2 3	3의 제8~9스텝에 이어 오른발 준비
4	오른발 후퇴하며 오른손으로 여자를 당기고
5	왼 발 오른발 가로질러 후퇴
6	오른발 왼발 가로질러 후퇴하며 여자를 오른쪽으로 돌리고
7	왼 발 오른발 옆으로 모으며 오른손으로 여자의 목을 감싸고
8	왼 발 뒤로 후퇴
9	오른발 옆발 옆으로

■ 여자	
스텝	발의 위치
1 2 3	3의 제8~9스텝에 이어 왼발 준비
4	왼 발 앞으로 전진
5	오른발 왼발 가로질러 전진
6	왼 발 오른발 가로질러 전진하며 왼쪽으로 회전시작
7	오른발 왼발 가로질러 전진하며 뒤꿈치로 왼쪽 회전 계속
8	왼 발 오른발 가로질러 뒤로 후퇴하며 왼쪽 회전 계속
9	오른발 왼발 옆으로, 회전 완료

6 FORDWARD & RIGHT TURN — Jiruba
전진 & 우회전

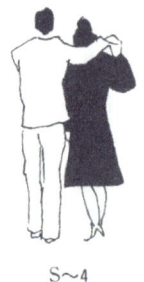
S~4

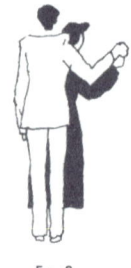
5~6

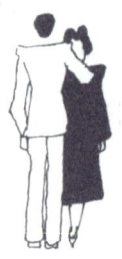
7~8

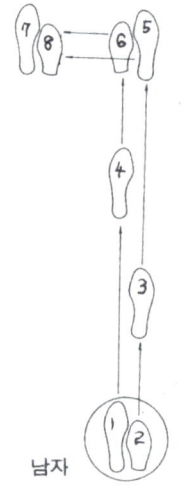
남자

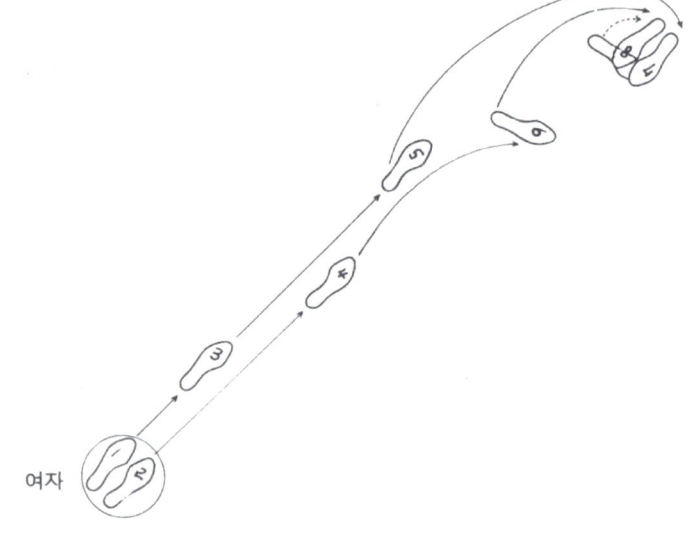
여자

■ 남자	
스텝	발의 위치
1	5의 8~9와 같음
2	
3	오른발 전진하며 여자를 앞으로 밀고
4	왼 발 오른발 가로질러 전진
5	오른발 왼발 가로질러 전진, 오른손으로 여자를 왼쪽으로 살짝 밀고
6	왼 발 오른발 옆으로, 오른손 제위치에
7	왼 발 왼쪽으로 벌리고
8	오른발 왼발 옆으로

■ 여자	
스텝	발의 위치
1	5의 8~9와 같음
2	
3	왼 발 앞으로 전진
4	오른발 왼발 가로질러 전진
5	왼 발 오른발 갈로질러 전진
6	오른발 왼발 가로질러 전진하며 오른쪽으로 약간만 회전
7	왼 발 오른발 가로질러 전진하며 오른쪽으로 약간만 회전
8	오른발 왼발 옆으로 모으며 오른쪽으로 회전 완료

7 FORDWARD & LEFT TURN   Jiruba
사이드 스텝 & 좌회전

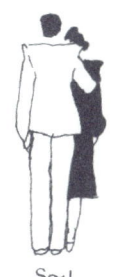
S~1

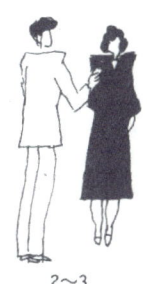
2~3

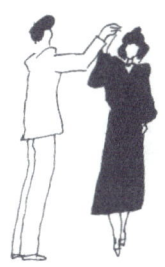
4~5

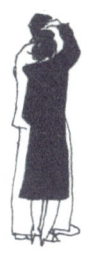
6~7

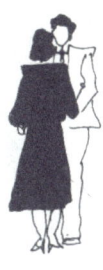
8~9

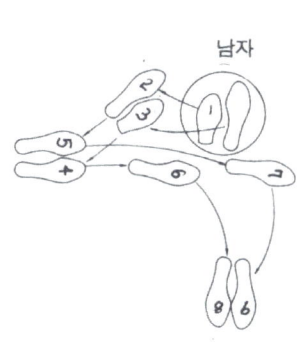
남자

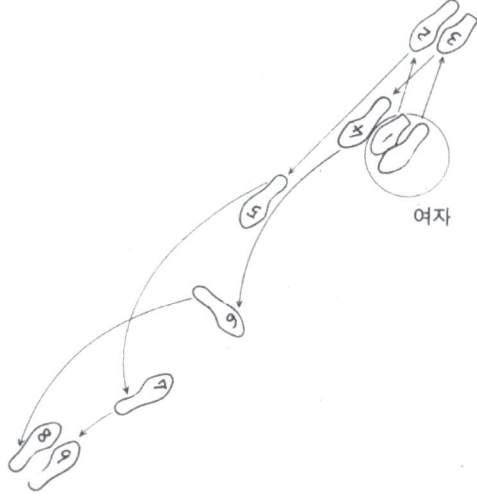
여자

■ 남자

스텝	발의 위치
1	왼 발 준비, 여자의 오른손을 잡고
2	왼 발 왼쪽으로 벌리며 45° 우회전
3	오른발 왼발 옆으로
4	오른발 후퇴, 오른손을 앞으로 당기고
5	왼 발 오른발 옆으로, 모으며 여자를 오른쪽으로 회전시킨다
6	오른발 여자 뒤로 전진하며 오른팔을 여자의 머리 위로 올리고
7	왼 발 오른발 가로질러 전진
8	오른발 전진과 동시에 우회전하며 왼손으로 여자의 오른손을 바꾸어 잡고
9	왼 발 오른발 옆에 모으고

■ 여자

스텝	발의 위치
1	오른발 준비
2	오른발 비스듬히 후퇴
3	왼 발 오른발 옆으로
4	왼 발 전진
5	오른발 왼발을 가로질러 전진
6	왼 발 오른발을 가로질러 앞으로 내며 좌회전 시작
7	오른발 왼발을 가로질러 좌회전 계속
8	왼 발 좌회전 완료
9	오른발 왼발 옆으로 모으고

8 PROMENADE POSITION   Jiruba
프롬나드 포지션

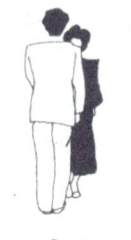
S~2

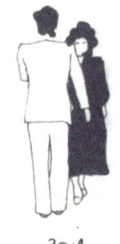
3~4

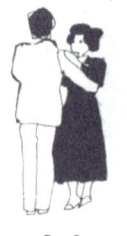
5~6

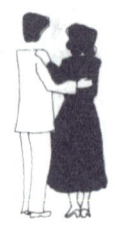
7~8

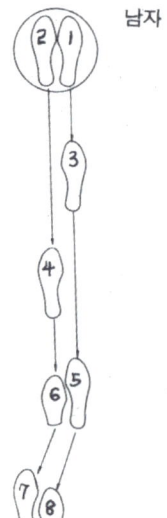
남자

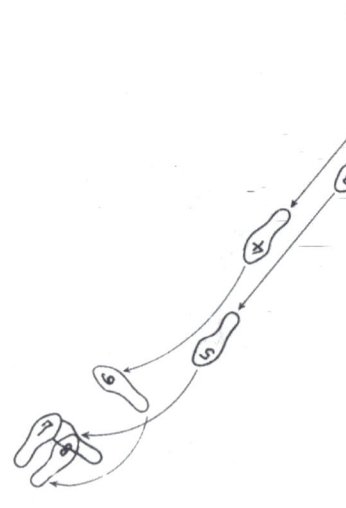
여자

■ 남자

스텝	발의 위치
1	7의 8~9와 같음
2	
3	오른발 후퇴하며 왼손으로 여자를 당기고
4	왼 발 오른발을 가로질러 후퇴
5	오른발 왼발을 가로질러 후퇴하며 여자를 오른쪽으로 당기고
6	왼 발 오른발 옆으로 모으며 오른손으로 여자의 허리를 잡고
7	왼 발 뒤로 후퇴
8	오른발 왼발 옆으로 모은다

■ 여자

스텝	발의 위치
1	7의 8~9와 같음
2	
3	왼 발 전진
4	오른발 왼발을 가로질러 전진
5	왼 발 오른발을 갈로질러 전진
6	오른발 왼발을 가로지르며 우회전 시작
7	왼 발 오른발을 가로지르며 우회전 계속
8	왼 발 옆으로 모은다

9 PROMENADE POSITION
프롬나드 포지션   Jiruba

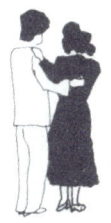
S~2

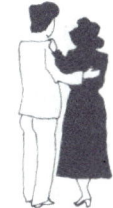
3~4

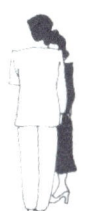
5~6

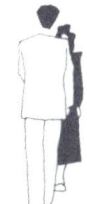
7~8

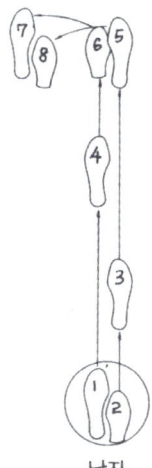

남자

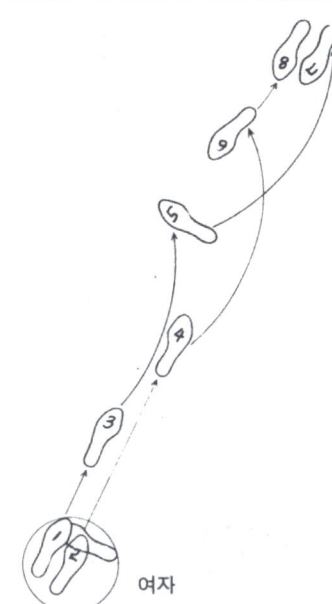
여자

■ 남자

스텝	발의 위치
1	8의 7~8과 같음
2	
3	오른발 앞으로 전진
4	왼 발 오른발 가로질러 전진
5	오른발 왼발 가로질러 전진
6	왼 발 오른발 옆으로, 여자를 왼쪽으로 돌리며 오른손을 놓고
7	왼 발 옆으로 벌리고
8	오른발 왼발 옆으로 모으고

■ 여자

스텝	발의 위치
1	8의 7~8과 같음
2	
3	왼 발 앞으로 전진
4	오른발 왼발 가로질러 전진
5	왼 발 왼쪽으로 회전 시작
6	오른발 좌회전 계속
7	왼 발 오른발 가로지르며 좌회전 완료
8	오른발 왼발 옆으로

10 PROMENADE POSTION
프롬나드 포지션
Jiruba

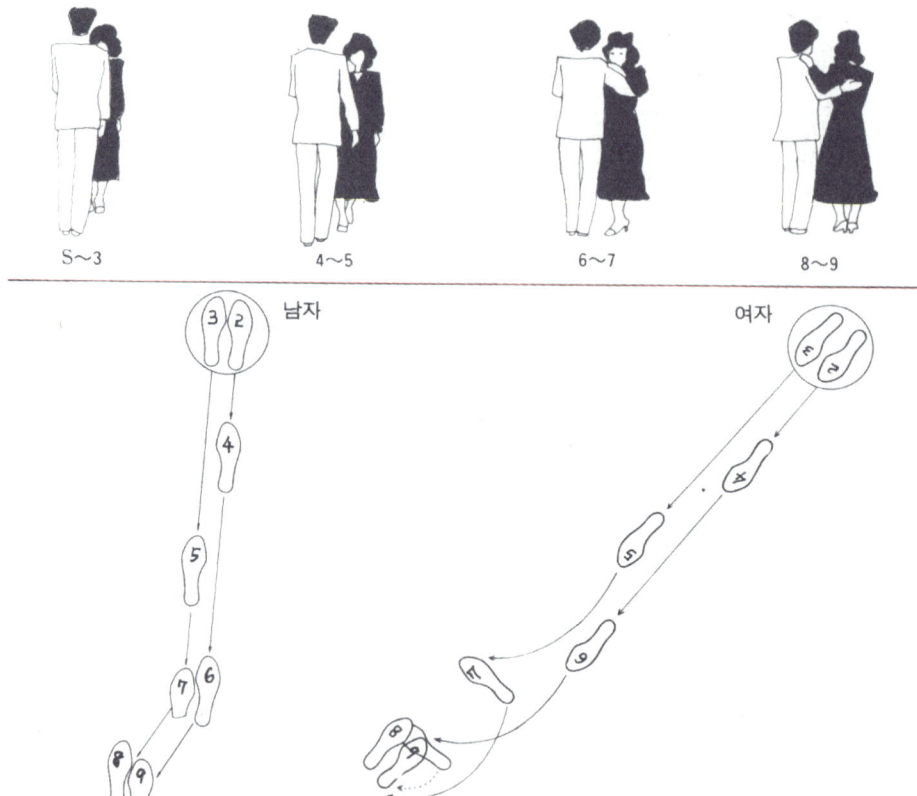

■ 남자

스텝	발의 위치
1	3의 8~9와 같음
2	
3	오른발 준비
4	오른발 뒤로 후퇴하며 왼손으로 여자를 오른쪽으로 당긴다
5	왼 발 오른발 지나 후퇴
6	오른발 왼발 지나 후퇴하며 여자를 약간 당기고
7	왼 발 오른발 옆으로 모으며 여자의 허리를 잡고
8	왼 발 뒤로 후퇴
9	오른발 왼발 옆으로 모은다

■ 여자

스텝	발의 위치
1	3의 8~9와 같음
2	
3	왼 발 준비
4	왼 발 앞으로 전진
5	오른발 왼발을 가로질러 전진
6	왼 발 오른발 지나 전진
7	오른발 왼발 지나 전진하며 우회전 시작 오른
8	왼 발 발 지나 전진하며 우회전 계속
9	오른발 왼발 옆으로 모으며 우회전 완료

11 COUNTER PROMENADE
카운터 프롬나드
Jiruba

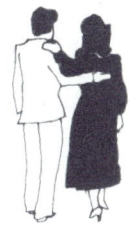
S~4

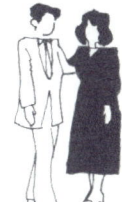
5~6

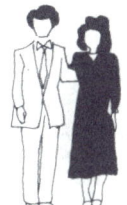
7~8

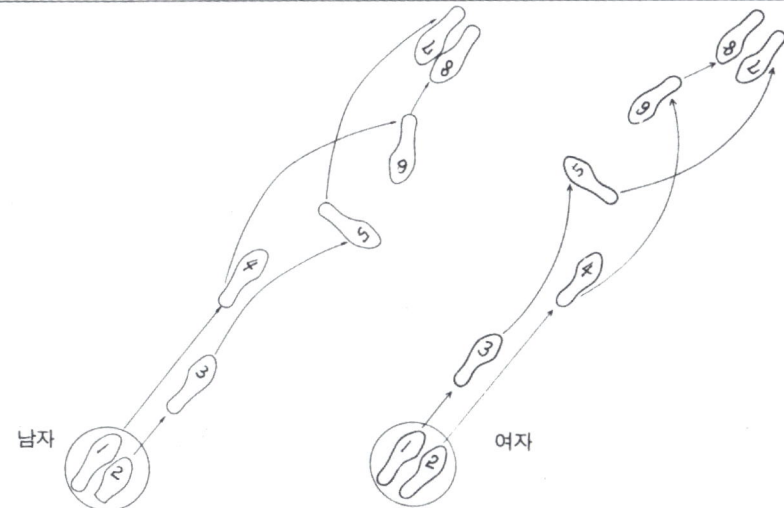

■ 남자	
스텝	발의 위치
1	10의 8~9와 같음
2	
3	오른발 전진하며 오른손으로 여자를 가볍게 밀고
4	왼 발 오른발 가로질러 전진
5	오른발 왼발 지나 전진, 우회전하며 왼쪽으로 여자를 회전시키고
6	왼 발 오른발 지나 전진하며 우회전 계속, 오른손을 놓으며 왼손으로 여자의 허리를 잡고
7	오른발 왼발 뒤로 후퇴하며 우회전 계속
8	왼 발 오른발 옆으로 모으며 우회전 완료

■ 여자	
스텝	발의 위치
1	10의 8~9와 같음
2	
3	왼 발 앞으로 전진
4	오른발 왼발 지나 전진
5	왼 발 오른발 지나 전진하며 좌회전 시작
6	오른발 뒤꿈치부터 왼발 지나 전진하며 좌회전 계속
7	왼 발 오른발 뒤로 후퇴하며 좌회전 계속
8	오른발 왼발 옆으로 모으며 좌회전 완료

12 COUNTER PROMENADE & RIGHT STRAIGHT DOUBLE TURN
카운터 프롬나드 & 라이트 스트레이트 더블 턴

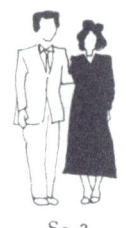
S~2

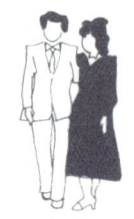
3~4

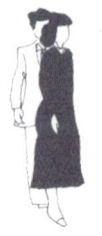
5~6

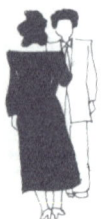
7~8

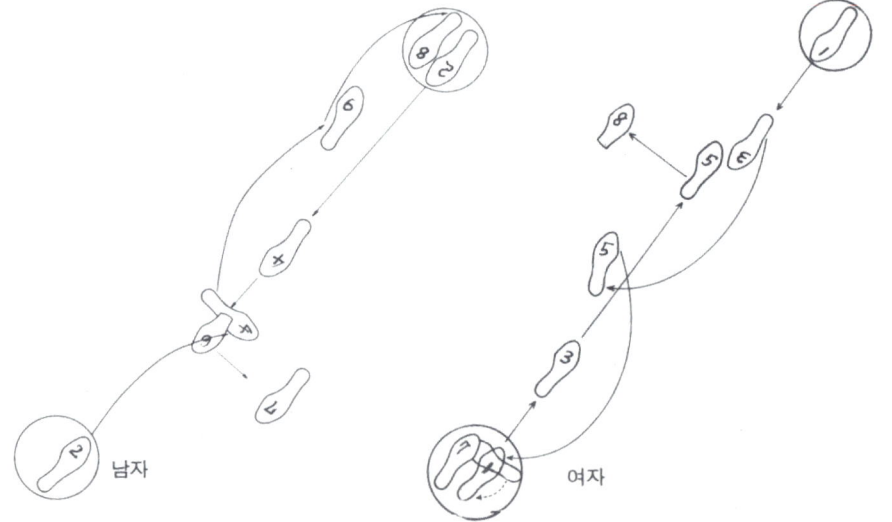

■ 남자		■ 여자	
스텝	발의 위치	스텝	발의 위치
1 2	11의 8~9와 같음	1 2	11의 8~9와 같음
3	오른발 앞으로 전진하며 왼손으로 여자를 앞으로 밀고	3	왼 발 앞으로 전진
4	왼 발 오른발 지나 전진하며 여자를 오른쪽으로 돌리고	4	오른발 왼발 지나 전진하며 우회전 시작
5	오른발 왼발 지나 전진하며 왼손을 놓고	5	왼 발 뒤꿈치부터 오른발 지나 전진하며 우회전 계속
6	왼 발 오른발 옆에 모으고	6	오른발 뒤꿈치부터 왼발 지나 전진하며 우회전 계속
7	왼 발 왼쪽으로 벌리며 여자의 오른손을 잡고	7	왼 발 오른발 지나 전진하며 우회전
8	왼 발 오른발 옆으로 모은다	8	오른발 왼발 옆으로 모은다

13 REPEAT SIDE STEP & LEFT TURN   Jiruba
사이드 스텝의 반복 & 좌회전

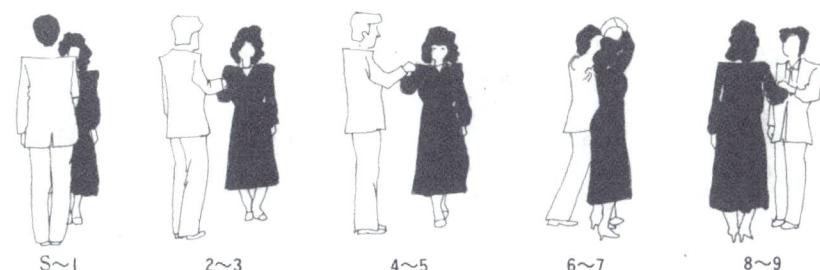

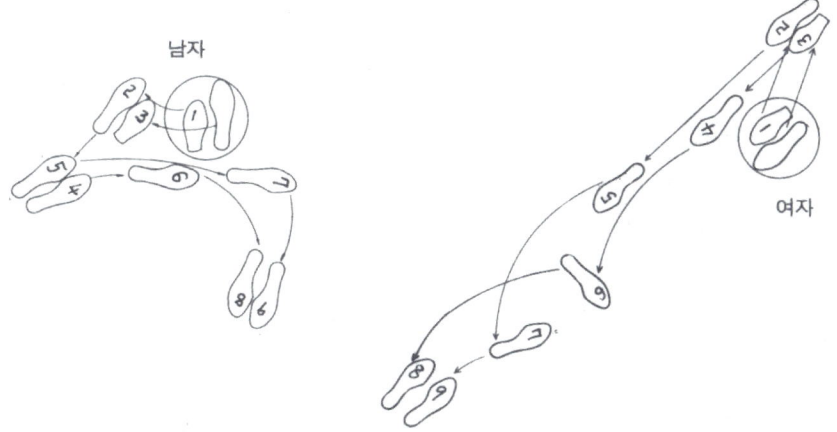

■ 남자			■ 여자	
스텝		발의 위치	스텝	발의 위치
1		왼 발 준비, 오른손으로 여자의 오른손을 잡는다	1	오른발 체중을 옮기고
2		왼 발 왼쪽으로 벌리며 1/8(45°) 우회전하고 오른손으로 여자를 민다	2	오른발 뒤로 후퇴
3		오른발 왼발 옆으로 모으고	3	왼 발 오른발 옆으로 모으고
4		오른발 뒤로 후퇴하며 오른손으로 여자를 당기고	4	왼 발 앞으로 전진
5		왼 발 오른발 옆으로 모으며 여자를 우회전시키고	5	오른발 왼발 지나 전진
6		오른발 여자 뒤로 전진하며 오른손을 여자의 머리 위로 올리고	6	왼 발 오른발 지나 전진하며 좌회전 시작
7		왼 발 오른발 지나 전진	7	오른발 뒤꿈치부터 왼발 지나 전진하며 좌회전 계속
8		오른발 여자 옆으로 전진 우회전하며 오른손을 제위치로	8	왼 발 오른발 뒤로 후퇴하며 좌회전 계속
9		왼 발 오른발 옆으로 모은다	9	오른발 왼발 옆으로 모은다

14 REPEAT SIDE & RIGHT STRAIGHT DOUBLE TURN   Jiruba
사이드 스텝의 반복 & 라이트 스트레이트 더블 턴

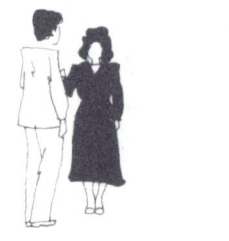
S~2

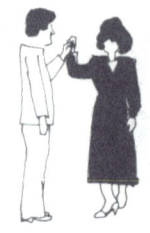
3~4

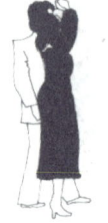
5~6

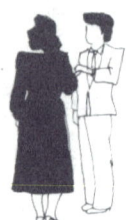
7~8

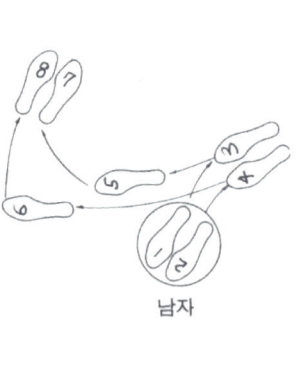
남자

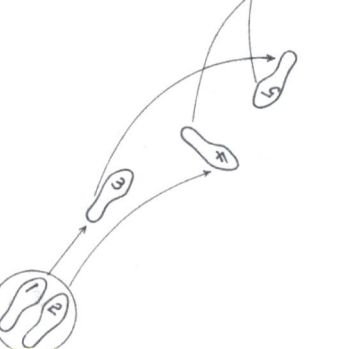
여자

■ 남자

스텝	발의 위치
1 2	13의 8~9와 같음
3	오른발 뒤로 후퇴하여 왼손을 오른쪽으로 당기고
4	왼 발 오른발 옆으로 모으며 왼손을 왼쪽으로 돌리고
5	오른발 여자 뒤로 전진하며 왼손을 여자머리 위로 올리고
6	왼 발 오른발 지나 전진
7	오른발 여자 앞으로 우회전하며 왼손 제위치로
8	왼 발 오른발 옆으로 모은다

■ 여자

스텝	발의 위치
1 2	13의 8~9와 같음
3	왼 발 앞으로 전진
4	오른발 왼발 지나 전진하며 우회전 시작
5	왼 발 뒤꿈치부터 오른발 지나 전진하며 우회전 계속
6	오른발 뒤꿈치부터 왼발 지나 전진하며 우회전 계속
7	왼 발 오른발 지나 전진하며 우회전
8	오른발 왼발 옆으로 모은다

15 REPEAT SIDE STEP & LEFT TURN　　　　　　　Jiruba
사이드 스텝의 반복 & 좌회전

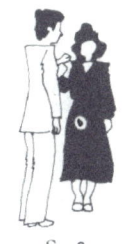
S~2

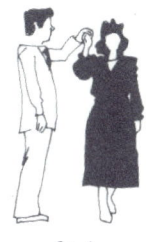
3~4

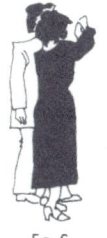
5~6

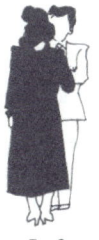
7~8

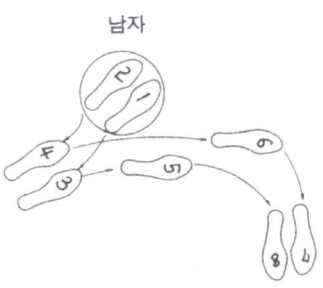

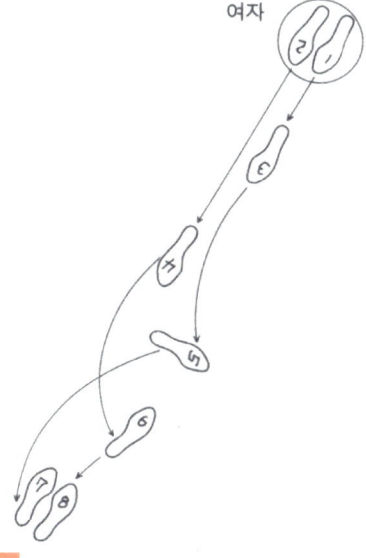

■ 남자

스텝	발의 위치
1 2	14의 7~8과 같음
3	오른발 뒤로 후퇴하여 왼손을 오른쪽으로 당기고
4	왼 발 오른발 옆으로 모으며 오른쪽으로 여자를 돌리고
5	오른발 여자 뒤로 전진하며 왼손을 여자의 머리 위로 올리고
6	왼 발 오른발 가로질러 전진
7	오른발 여자를 마주보고 우회전하며 왼손 제위치로
8	왼 발 오른발 옆으로 모은다

■ 여자

스텝	발의 위치
1 2	14의 7~8과 같음
3	왼 발 앞으로 전진
4	오른발 왼발 지나 전진
5	왼 발 오른발 가로질러 전진하며 왼쪽으로 돌기 시작
6	오른발 뒤꿈치로 왼발 지나 좌회전 계속
7	왼 발 오른발 지나 후퇴하며 좌회전
8	오른발 왼발 옆으로 모은다

43

1 BACKWARD & FORWARD ROCK TURN   Blues
전진 & 후진 & 록 턴

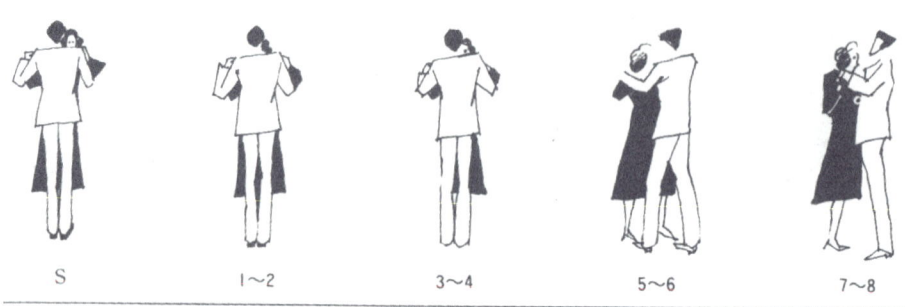

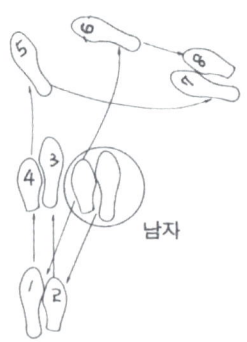

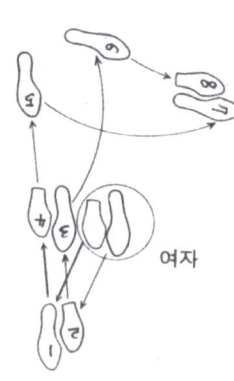

■ 남자	
스텝	발의 위치
1	왼 발 후퇴하며 오른손으로 여자를 앞으로 당기고
2	오른발 왼발 옆으로 모으고
3	오른발 앞으로 전진
4	왼 발 오른발 옆으로 모으며 오른손으로 여자를 정지시키고
5	왼 발 앞으로 전진하며 오른손으로 여자를 왼쪽으로 돌리고
6	오른발 왼발 옆으로 돌리고
7	왼 발 오른발 뒤로 후퇴하며 오른손으로 여자를 앞으로 당기고
8	오른발 왼발 옆으로 모은다

■ 여자	
스텝	발의 위치
1	오른발 앞으로 전진
2	왼 발 오른발 옆으로 모으고
3	왼 발 뒤로 후퇴
4	오른발 왼발 옆으로 모으고
5	오른발 뒤로 후퇴
6	왼 발 오른발을 지나 왼쪽으로 1/4(90°) 회전
7	오른발 왼발 지나 왼쪽으로 회전
8	왼 발 오른발 옆으로 모은다

2 WALKING   Blues
워킹

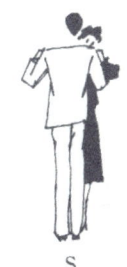
S

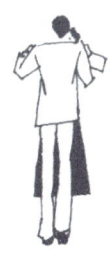
1~2

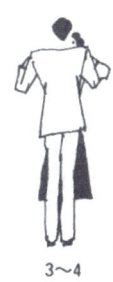
3~4

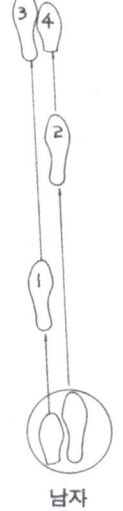
남자

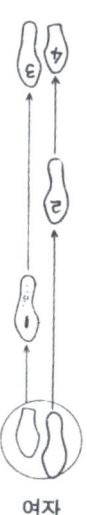
여자

■ 남자

스텝	발의 위치
1	왼 발 앞으로 전진하며 여자를 앞으로 살짝 늦추며
2	오른발 왼발 지나 전진
3	왼 발 오른발 지나 전진
4	오른발 왼발 옆으로 모으며 오른손으로 여자를 정지시킨다

■ 여자

스텝	발의 위치
1	오른발 뒤로 후퇴
2	왼 발 오른발 지나 후퇴
3	오른발 왼발 지나 후퇴
4	왼 발 오른발 옆으로 모은다

3. LEFT CHASSE
왼쪽으로의 체이스

Blues

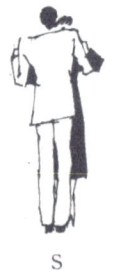
S

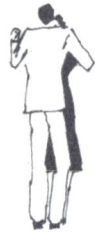
1~2

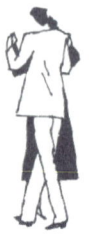
3~4

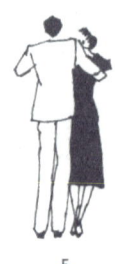
5

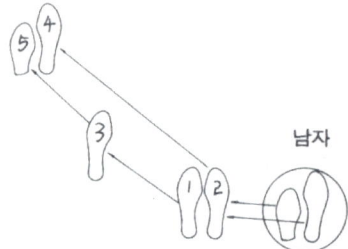
남자

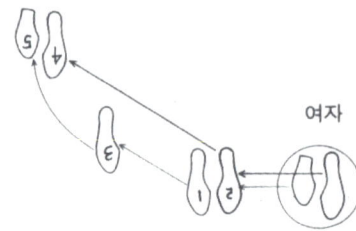
여자

■ 남자		■ 여자	
스텝	발의 위치	스텝	발의 위치
1	왼 발 왼쪽으로 벌리고	1	오른발 오른쪽으로 벌리고
2	오른발 왼발 옆으로	2	왼 발 오른발 옆으로
3	왼 발 왼쪽으로 벌리고	3	오른발 오른쪽으로 벌리고
4	오른발 왼발 지나 전진	4	왼 발 오른발 뒤로 후퇴
5	왼 발 오른발 옆으로 옮기며 오른손으로 여자를 정지시킨다	5	오른발 왼발 옆으로 모은다

4 PROMENADE CHASSE   Blues
프롬나드 체이스

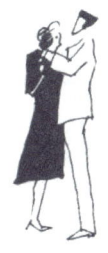   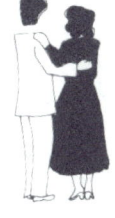   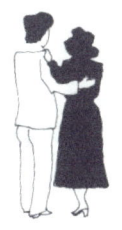   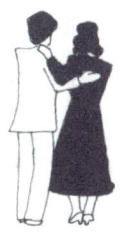   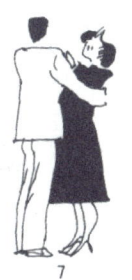

S   1~2   3~4   5~6   7

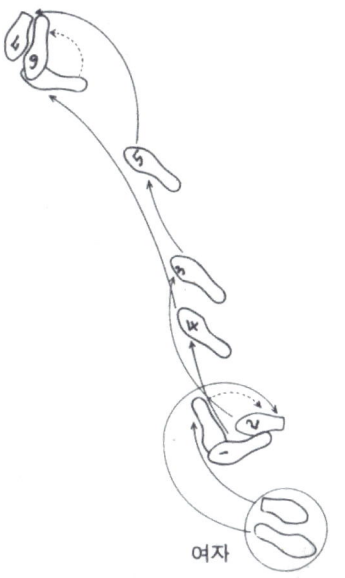

남자   여자

■ 남자

스텝	발의 위치
1	오른발 여자의 다리 사이로 전진시키며 오른손으로 여자를 오른쪽으로 돌리고
2	왼 발 오른발 옆으로 모으며
3	왼 발 상체와 함께 앞으로 전진하며 여자를 앞으로 밀고
4	오른발 왼발 옆으로
5	왼 발 앞으로 전진
6	오른발 왼발 지나 전진
7	왼 발 오른발 옆으로 모으며 오른손으로 여자를 앞으로 돌린다

■ 여자

스텝	발의 위치
1	왼 발 발끝으로 뒤로 후퇴
2	오른발 왼발 옆으로
3	오른발 상체와 함께 전진
4	왼 발 오른발 뒤로 전진
5	오른발 앞으로 전진
6	왼 발 오른발 지나 전진
7	오른발 왼발 옆으로 모으며 왼쪽으로 돈다

RIGHT CHASSE & LEFT CHASSE　　　　　　　　　　**Blues**
오른쪽으로 체이스 & 왼쪽으로 체이스

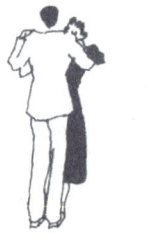 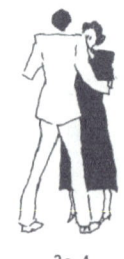 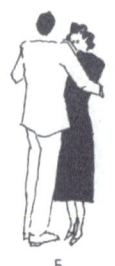 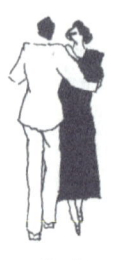 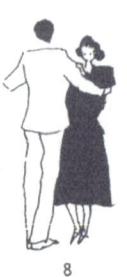

S~2　　　　3~4　　　　5　　　　6~7　　　　8

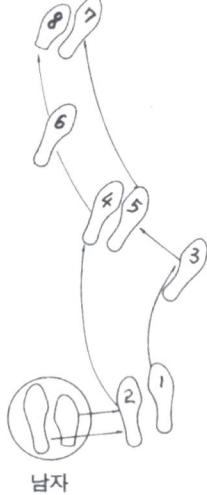

남자

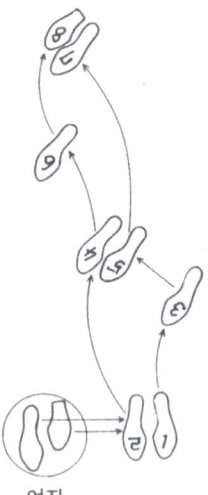

여자

■ 남자

스텝	발의 위치
1	오른발 오른쪽으로 벌리며 오른손으로 여자를 오른쪽으로 당기고
2	왼 발 오른발 옆으로
3	오른발 앞으로 전진하며 오른쪽으로 약간만 회전
4	왼 발 왼쪽으로 벌리며 오른손으로 여자를 왼쪽으로 당기고
5	오른발 왼발 옆으로
6	왼 발 왼쪽으로 벌리고
7	오른발 왼발 가로질러 전진
8	오른발 오른발 옆으로 모으며 오른손으로 여자를 정지시킨다

■ 여자

스텝	발의 위치
1	왼 발 옆으로 벌리고
2	오른발 왼발 옆으로
3	왼 발 뒤로 후퇴하며 왼쪽으로 돌고
4	오른발 오른쪽으로 벌리고
5	왼 발 오른발 옆으로
6	오른발 오른쪽으로 벌리고
7	왼 발 오른발 뒤로 후퇴
8	오른발 왼발 옆으로 모은다

BASIC CHASSE TURN   Blues
기본 체이스 회전

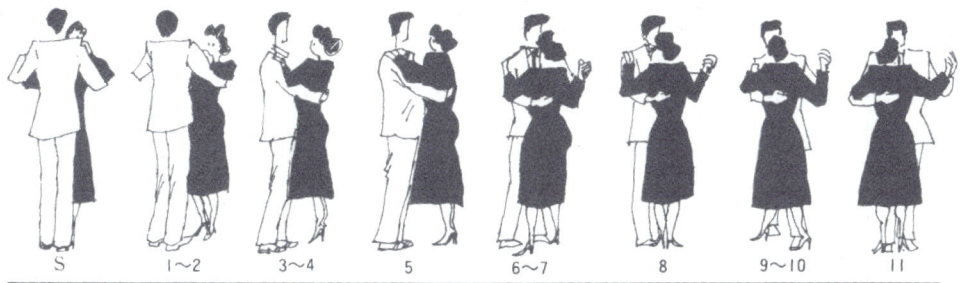

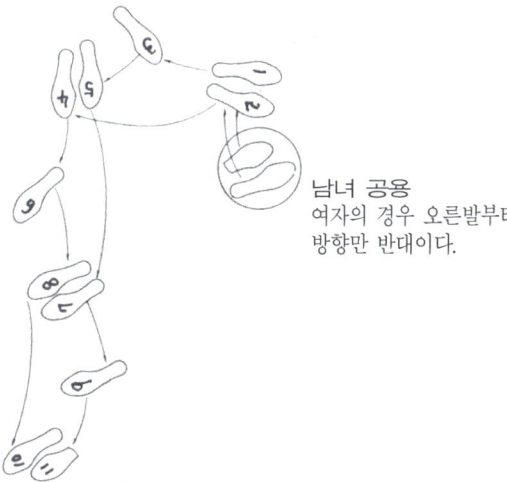

남녀 공용
여자의 경우 오른발부터 시작하여
방향만 반대이다.

■ 남자

스텝	발의 위치
1	왼 발 왼쪽으로 벌리며 오른손으로 여자를 왼쪽으로 약간 당기고
2	오른발 왼발 옆으로
3	왼 발 뒤로 후퇴하며 발꿈치로 약간 회전
4	오른발 오른쪽으로 벌리며 우회전
5	왼 발 오른발 옆으로 모으고
6	오른발 앞으로 전진하며 우회전
7	왼 발 뒤꿈치부터 왼쪽으로 벌리고
8	오른발 왼발 옆으로
9	왼 발 왼쪽으로 벌리고
10	오른발 왼발 지나 전진
11	왼 발 오른발 옆으로 모으며 여자를 정지시킨다

■ 여자

스텝	발의 위치
1	오른발 오른쪽으로 벌리고
2	왼 발 오른발 옆으로
3	오른발 앞으로 전진하며 약간 회전
4	왼 발 왼쪽으로 벌리고
5	오른발 왼발 옆으로 모으고
6	왼 발 뒤로 후퇴
7	오른발 오른쪽으로 벌리고
8	왼 발 오른발 옆으로
9	오른발 오른쪽으로 벌리고
10	왼 발 오른발 지나 후퇴
11	오른발 왼발 옆으로 모은다

7 QUICK SWIVEL   Blues
퀵 스위블

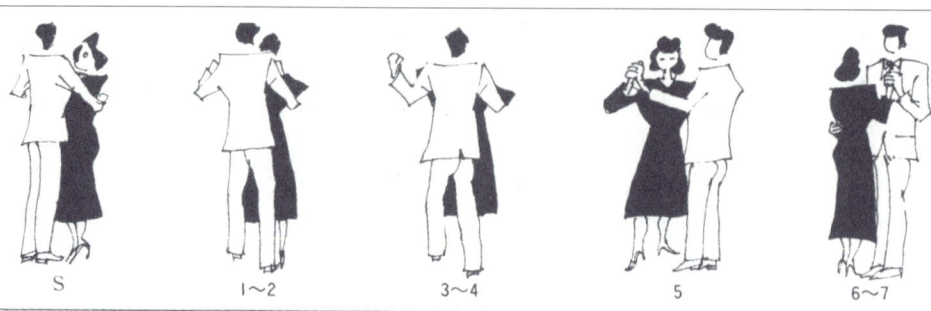

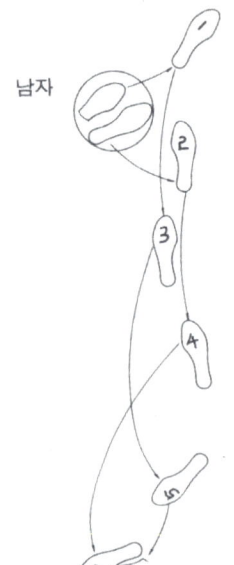
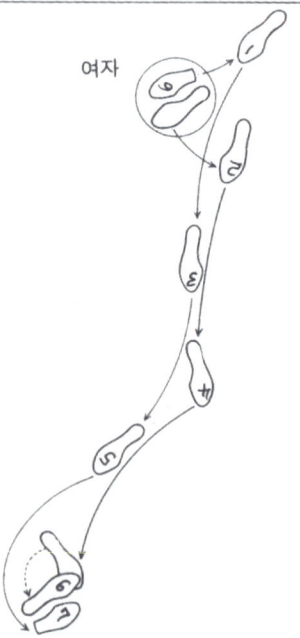

■ 남자

스텝	발의 위치
1	왼 발 전진하며 오른손으로 여자를 좌회전 시키고
2	오른발 오른쪽으로 벌리고
3	왼 발 오른발 지나 후퇴
4	오른발 왼발 지나 후퇴
5	왼 발 오른발 옆으로 모으며 왼쪽으로 돌고 여자를 왼쪽으로 당긴다
6	오른발 왼발 지나 전진
7	왼 발 오른발 옆으로 모으며 여자를 앞으로 돌린다

■ 여자

스텝	발의 위치
1	오른발 뒤로 후퇴
2	왼 발 오른발 옆으로 모으며 좌회전
3	오른발 왼발 지나 전진
4	왼 발 오른발 지나 전진
5	오른발 왼발 지나 오른쪽으로 돌면서 전진
6	왼 발 오른발 지나 전진
7	오른발 왼발 옆으로 모으며 좌회전

1. WALK & ROCK TURN   Trot
워크 & 록 턴

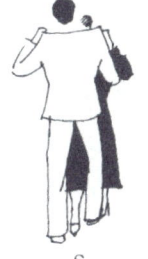
S

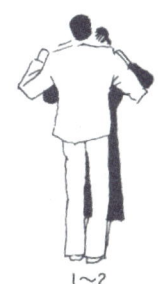
1~2

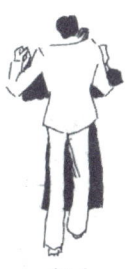
3~4

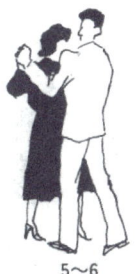
5~6

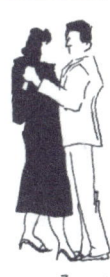
7

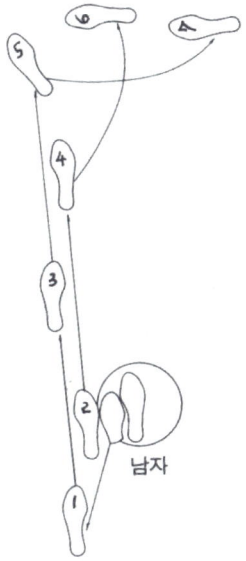
남자

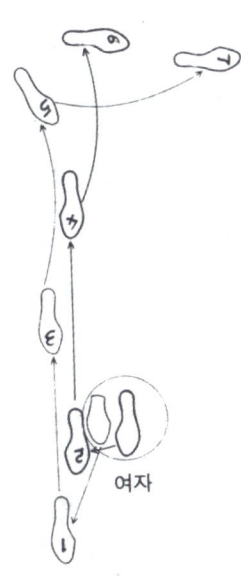
여자

■ 남자

스텝	발의 위치
1	왼 발 뒤로 후퇴하며 오른손으로 여자를 앞으로 당기고
2	오른발 제자리에서 2박자
3	왼 발 오른발 지나 전진
4	오른발 왼발 지나 전진
5	왼 발 오른발 지나 전진하며 왼쪽으로 돌고 여자도 왼쪽으로 돌린다
6	오른발 왼발 뒤로 내며 뒤꿈치로 좌회전
7	왼 발 오른발 뒤로 후퇴

■ 여자

스텝	발의 위치
1	오른발 앞으로 전진
2	왼 발 제자리에서 2박자
3	오른발 왼발 지나 후퇴
4	왼 발 오른발 지나 후퇴
5	오른발 왼발 지나 후퇴하며 왼쪽으로 돌고
6	왼 발 오른발 지나 회전
7	오른발 왼발 앞으로 전진

2. ROCK TURN & OUTSIDE SPIN — 록 턴 & 아웃사이드 스핀   Trot

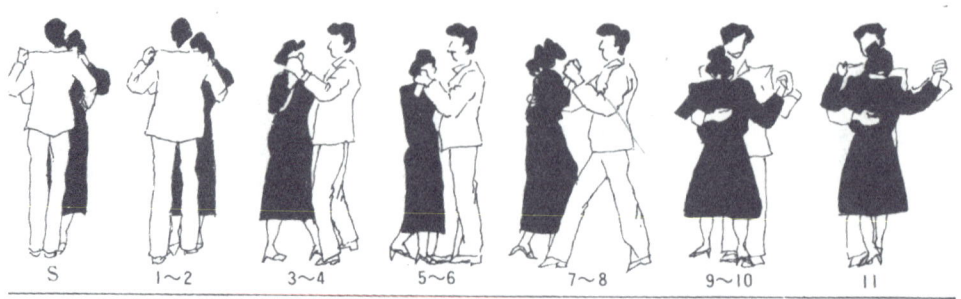

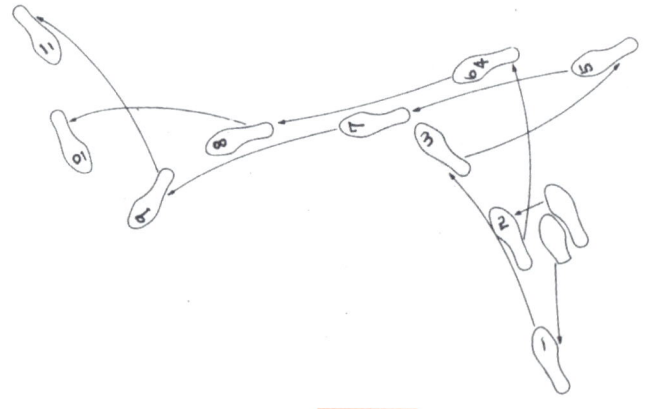

■ 남자

스텝	발의 위치
1	왼 발 뒤로 후퇴하며 오른손으로 여자를 앞으로 당기고
2	오른발 제자리에서 2박자
3	왼 발 오른발 지나 전진하고 왼쪽으로 돌기 시작하며 여자도 왼쪽으로 돌리고
4	오른발 약간 뒤로 내며 발꿈치로 좌회전
5	왼 발 오른발 지나 후퇴하며 오른손으로 여자를 앞으로 당기고
6	오른발 제자리에서 2박자
7	왼 발 여자 옆으로 오른발 지나 전진
8	오른발 왼발 지나 전진
9	왼 발 전진하며 좌회전하고 여자도 왼쪽으로 돌리고
10	오른발 왼발 뒤로 내며 발꿈치로 좌회전
11	왼 발 오른발 지나 후퇴하며 오른손을 앞으로 당긴다

■ 여자

스텝	발의 위치
1	오른발 앞으로 내며
2	왼 발 제자리에서 2박자
3	오른발 후퇴하며 오른쪽으로 돌기 시작하며
4	왼 발 약간 앞으로 내며 회전 계속
5	오른발 왼발 지나 전진하며
6	왼 발 제자리에서 2박자
7	오른발 후퇴
8	왼 발 후퇴
9	오른발 후퇴하며 오른쪽으로 돌고
10	왼 발 앞으로 내며 회전 계속
11	오른발 왼발 지나 전진

제2편

세계의 사교댄스

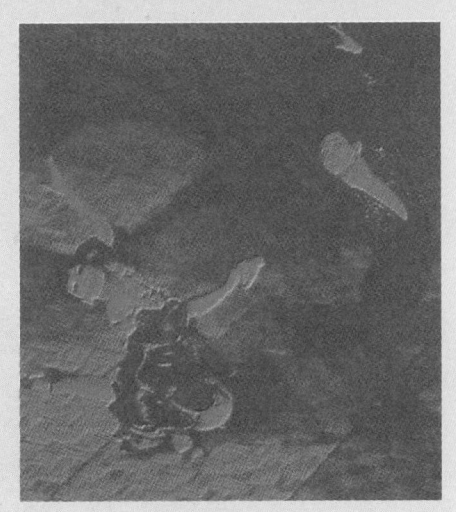

Part 1
초급교실

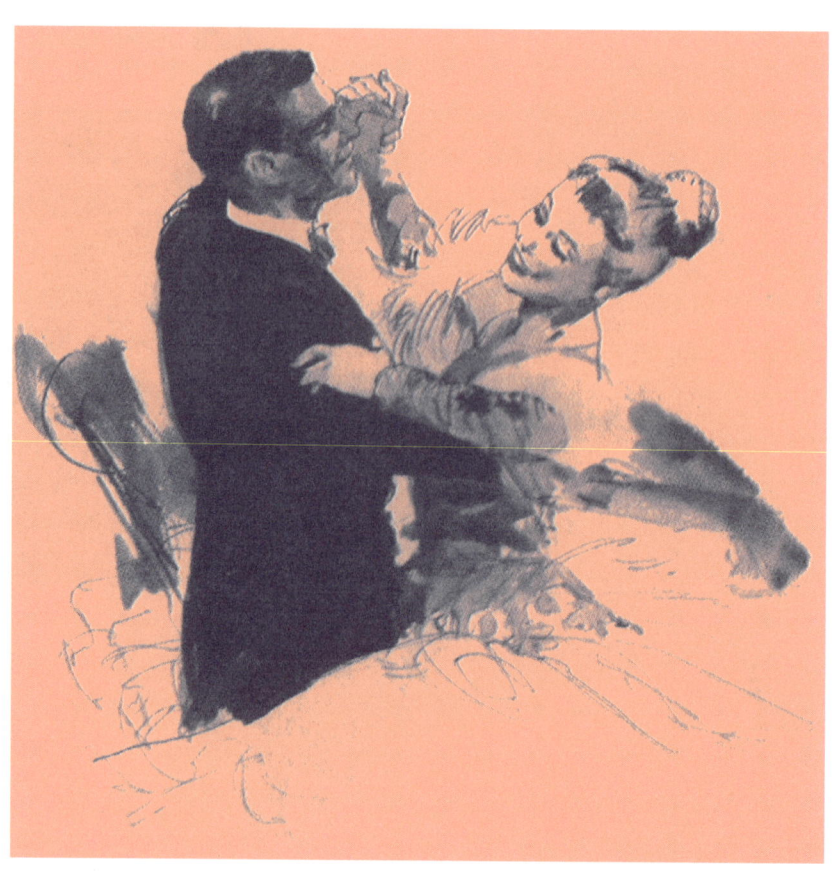

1. 레슨 코스에 대해

　초급편에서 채택한 댄스의 종목 및 그 레슨 코스는 이제부터 댄스를 시작하려는 사람에게 있어서나 또한 가르치는 사람에게 있어서나 가장 적합한 것이라 할 수 있다.
　스포츠뿐 아니라 기술을 필요로 하는 어떠한 분야도 완벽에 이르는 길은 멀고 험하다. 그러나 사교를 위해, 또 보통 사람들이 즐겁게 출 수 있는 정도의 사교 댄스는 그다지 어려운 것도 아니다.
　이제부터 해설하는 댄스는 일반적으로 흔히 유행되고 있는 것 중에서 단계별로 선별, 해설한 것이다.
　따라서 이 책에서 제시한 스텝을 순서에 따라 조금씩이라도 끈기있게 연습을 한다면 빨리 숙달될 수가 있다.

- 룸바(Rumba)

타임 = 4/4
템포 = 30~34소절
리듬 = QQS

　룸바는 라틴 댄스의 여왕이라 불리며, 말 그대로 고상하며 우아한 춤이다.
　룸바 중에는 상급자용으로 큐바, 룸바와 초급자 용으로 스퀘어 룸바가 있다. 여기에서는 스퀘어 룸바에 대해 해설한다.

- 맘보(Mambo)

타임 = 4/4
템포 = 34~36소절
리듬 = QQS

　차차차 음악은 경쾌하고 소탈한, 대중적인 음악이며 그 춤추는 방법에는 룸바와 마찬가지로 두 가지가 있다.
　상급자 용으로는 음악 명칭과 같은 차차차라는 춤이 있고 초급자 용으로는 여기에서 말하는 맘보라는 매우 쉬운 춤이 있다.

- 블루스(Blues), 왈츠를 시작하기 전에

　스퀘어 룸바와 맘보는 Non Progressive Dance(진행성이 아닌 춤)라 한다.
　이에 대해 블루스와 왈츠는 Progressive Dance(진행성의 춤)라 한다. 따라서 Line of Dance라든가 Alignment 등 회전량에 대한 지식이 필요해진다(중급편 참조).

- 블루스(Blues)

타임 = 4/4
템포 = 30소절 전후
리듬 = SSQQS

　폭스트롯은 모던 댄스 종목 중 최고의 기술을 필요로 하며 이를 마스터하는 데는 10여년의 세월이 걸린다고 한다.

그 기초 스텝은 워크와 체이스로 구성되며, 릴리트 무브먼트가 특색이었지만 릴리트 무브먼트 없이 쉽게 춤출 수 있는 방법을 개발, 영국에서 리듬 댄스로서 완성, 실용화되었다.

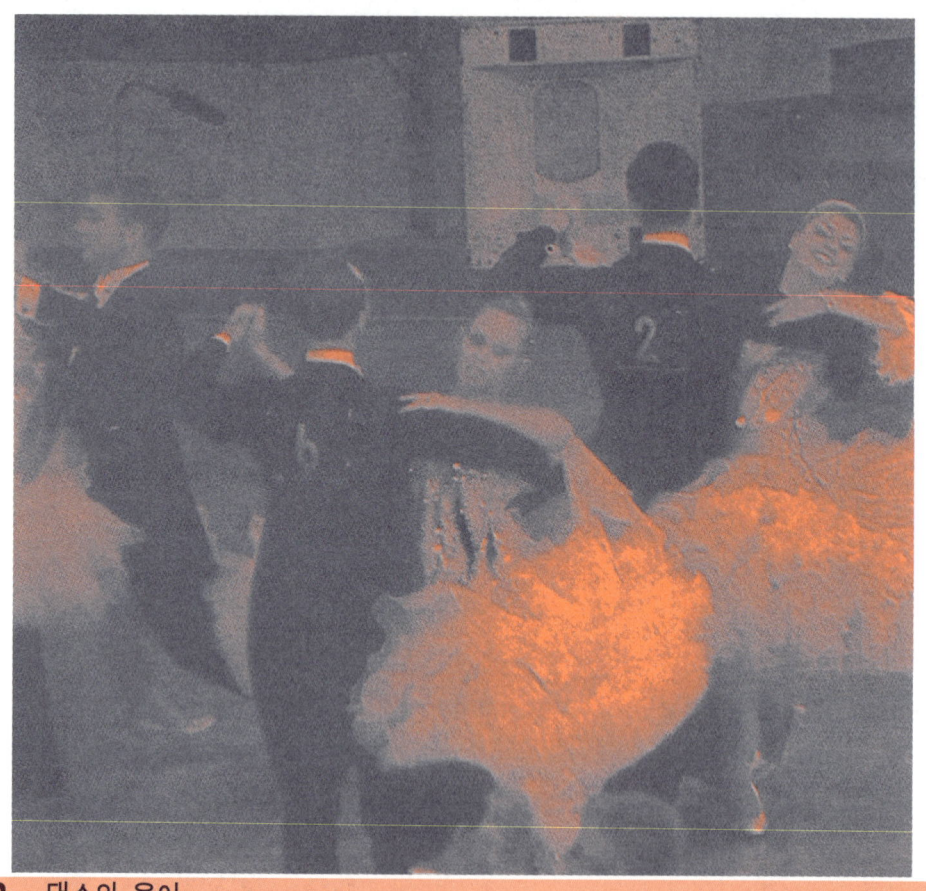

2 댄스의 용어

- **업(Up)** : 라이즈가 가장 높아진 장점을 의미하며 폭스트롯과 퀵 스텝에서 많이 사용된다 (라이즈와 업의 상세에 대해서는 상급편을 참조할 것).
- **Op(Outside Partner의 약호)** : 상체의 바른 콘텍트를 유지하여 파트너의 오른쪽 바깥쪽에 CBMP로 전진하는 것을 말하며 왼쪽 바깥쪽에 CBMP로 전진하는 경우는 왼쪽의 OP라 한다.
- **어마운트 오브 턴(Amount of Turn)** : 회전량을 말하며 각 피규어 중의 1스텝 또는 몇 스텝 사이에서의 회전의 분량을 말한다. 회전량은 발의 위치(상체가 아니라)를 기준으로 하여 다음과 같이 표시된다.

1/8, 1/4, 3/8, 1/2, 3/4, 7/8, 1회전.
- 아말가메이션(Amalgamation) : 몇 개의 피규어를 합리적으로 접속시키는 것, 또는 접속된 것을 아말가메이션이라 한다.
- 얼라이먼트(Alignment) : 얼라인먼트라는 말은 일직선 상에 있음을 의미하지만 댄스에서는 「방과 관련하여 발이 가리키는 방위」를 말한다.
- 언더 턴(Under Turn) : 규정된 회전량보다 작게 회전하는 것.
- 바리에이션(Variation) : 기본 피규어 이외의 모든 피규어를 말하며 스탠다드 바리에이션 및 네임드 바리에이션은 표준화되어 이른바 스탠다드 피규어라 불린다.
- 토 피보트(Toe Pivot) : 양발을 모으고 회전하되, 한쪽 발의 앞뿌리만으로 회전하며 체중을 회전하는 발에 두고 모으는 쪽의 체중이 옮겨가지 않도록 하는 회전 방법. 더블 리버스 스핀의 남자의 제2, 제3스텝이 이것이다.
- N. F. R(No Foot Rise(의 약자)) : 발끝을 올리지 않고 상체와 다리 부분만의 들기에 의한 라이즈를 말한다. 모든 안쪽 회전의 제1, 2스텝 사이에서 사용된다.
- 힐 턴(Heel Turn) : 후퇴한 발의 발꿈치로 돌며, 다른 발은 당기면서 회전하고 있는 발과 평행으로 유지하고 회전의 마지막에서 당긴 발로 체중을 옮기며, 회전한 발을 앞쪽 또는 옆으로 스텝하는 회전.
- 힐 피보트(Heel Pivot) : 오른발이 후퇴하고 그 발꿈치로 좌회전, 왼발로 체중을 옮기지 않고 오른발과 가지런히 하며 왼발부터 전진하는 회전의 형을 힐 피보트라 한다. 이에 대응하는 파트너의 스텝은 체이스 턴이다.
- 피보트(Pivot) : 피보트란 한쪽 발을 앞쪽 또는 뒤쪽으로 스텝하고 다른 쪽 발을 벌린 채 뒤로 유지하면서 한쪽 발의 앞뿌리만으로 하는 회전을 말한다.
- 피보팅 액션(Pivoting Action) : 피보트와 같은 회전이지만 다른 쪽 발을 뒤쪽에 CBMP로 유지하지 않는다. 내츄럴 스핀 턴의 여성 제4스텝이 이것이다.
- 피규어(Figure) : 몇 가지의 스텝에 의한 일정한 편성을 말하며 춤의 단위로 되어 있다.
- 팔어웨이 포지션(F. A=Fallaway Position) : 남녀 모두 후퇴하여 PP가 되는 위치를 말한다.
- 풋워크(Foot Work) : 각 스텝마다 바닥에 닿는 발 부분의 바른 자세 및 사용 방법.
- 힐 풀(Heel pull) : 한쪽 발(왼발)을 후퇴시키고 다른 쪽 발을 당기지만 모으지 않고 다소 떨어뜨려 평행으로 놓으며 여기에 체중을 옮긴다. 그리고 한쪽 발을 이 발에 브러시하여 전진하는 회전 방법이다. 풀 스텝(Pull Step)이라고도 불린다.
- PP(Promenade Position의 약호) : 남자의 오른쪽과 여자의 왼쪽이 밀착되고 각 반대쪽을 떨어뜨려 V자 형으로 열린 형태를 PP라 한다.
- 포즈(Poise) : 양발에 관련된 상체의 위치, 즉 춤추는 동안 두 사람 모두 상체와 발의 균형이 잘 잡힌 올바른 자세.
- 포인팅(Pointing) : 일반적으로 상체의 방향과 발의 방향은 일치되어 있지만 상체의 방향과 다른 방향으로 발이 향하게 하여 스텝하는 경우 포인팅이라는 말이 사용된다.
- 오버 턴(Over Turn) : 규정된 회전량보다 많이 회전하는 것.

● 오픈 턴(Open Turn) : 제1스텝에서 전진하고 CBM에 의해 회전하며, 제2스텝에서 옆으로 벌리고 회전 계속, 제3스텝에서 후퇴 또는 옆으로 벌리는 회전 방식.
● 오픈 피니시(Open Finish) : 피규어의 후반에서 양발을 가지런히하고 끝낼 수 있는 경우의 마지막 스텝을 가지런히 하지 않고 전진 또는 후퇴하는 경우.
● 오픈 포지션(Open Position) : 숄더 리드를 수반하여 스텝했을 때의 위치이며 폭스트로트의 페이더 스텝의 제2스텝, 탱고의 오른발의 전진 워크 또는 왼발의 후퇴 워크가 오픈 포지션이다.
● CBM(Contray Body Movement의 약호) : 전진 또는 후퇴할 때 그 스텝하는 다리와 반대쪽 절반 즉 어깨와 허리를 다리가 움직이는 방향으로 스윙하는 것을 말하며 회전 또는 커브하는 피규어의 제1스텝에서 사용된다.
● 체이스(Chasse) : 제1스텝에서 옆으로 벌리고, 제2스텝에서 가지런히 하여 제3스텝에서 다시 옆 또는 앞뒤쪽으로 보내고 QQS 또는 이와 유사한 리듬을 사용하는 움직임.
● 숄더 리딩(Shoulder Leading) : 움직이는 발과 같은 쪽의 어깨를 선행시켜 스텝하는 것을 말하며 이 경우는 어깨뿐 아니라 어깨와 허리를 모두 선행시킨다.
● 스웨이(Sway) : 댄스 중 온몸이 일직선으로 오른쪽 또는 왼쪽으로 약간 기울어지는 것을 말하며 보디 스웨이라고도 한다.
● 스위블(Swivel) : 체중을 지탱하고 있는 쪽의 한쪽 발의 앞뿌리로 회전하는 것.
● 스핀(Spin) : 통상적으로 피보트를 춤춘 뒤 체중을 지탱하고 있는 다리의 앞뿌리로 다시 회전을 계속하는 것을 말한다.
● 타임(Time) : 음악의 각 소절을 구성하는 비트의 수를 타임이라 한다. 예컨대 왈츠는 3/4, 폭스트로트와 퀵 스텝은 4/4, 탱고는 2/4이다.
● 체크(Check) : 어느 방향으로 스텝한 발을 멈추고 다른 발로 체중을 옮기며 행동 방향을 바꾸는 것을 말한다.
● 템포(Tempo) : 음악이 연주되는 빠르기를 말하며 댄스에서는 1분 동안에 연주되는 소절수로서 표시한다.
● 트위스트(Twist) : 양발을 교차시키면서 양발을 사용하여 그 자리에서 회전하는 것을 말하며 탱고에서 내츄럴 트위스트 턴의 남자의 제5,6스텝이 그 대표적인 것이다.
● 보디 라이즈(Body Rise) : 보디 라이즈란 발꿈치를 바닥에서 떼지 않고 상체와 다리 부분을 위족으로 뻗치는 것을 말하며 일반적인 라이즈의 경우에는 보디 라이즈 이외에 발꿈치를 바닥에서 떼는 푸트 라이즈가 사용된다.
● 라이즈 앤드 폴(Rise and Fall) : 신체의 완만한 상하 파동 운동
● 호버(Hover) : 상체를 충분히 일으켜 거의 정지 상태를 유지하고 있는 동안에 상체를 오버 턴하는 어느 피규어의 일부를 말한다. 왈츠 또는 퀵 스텝의 호버 코르테, 폭스트로트의 호버 페이더 또는 내츄럴 트위스트 턴의 제5,6스텝 등에서 사용된다.
● 러닝 피니시(Running Finish) : 어느 피규어를 러닝으로 끝내는 것을 말하며 퀵 스텝의 [지그재그, 백 록, 러닝 피니시] 또는 러닝 라이트 턴의 후반에서 사용된다.
● 루틴(Routine) : 주로 공연, 경기, 메탈 테스트 등을 위해 많은 피규어를 혼합시킨 것을 말한다.

- 로어(Lower) : 라이즈로 바닥에서 뗀 발꿈치를 서서히 내렸다가 다시 바닥에 붙여 정상적인 위치로 복귀시키는 것을 말한다.

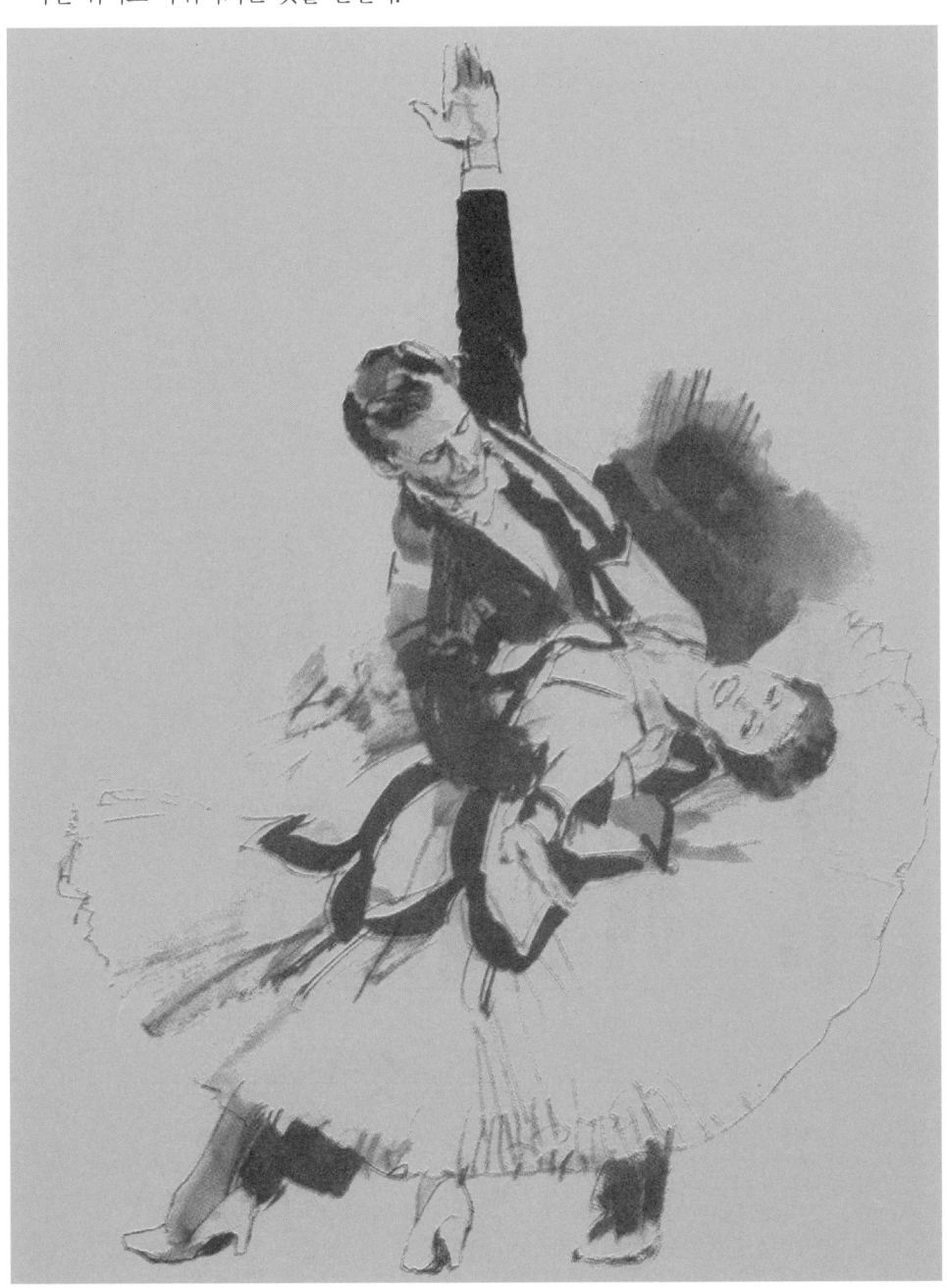

1 BASIC STEP
기본 스텝

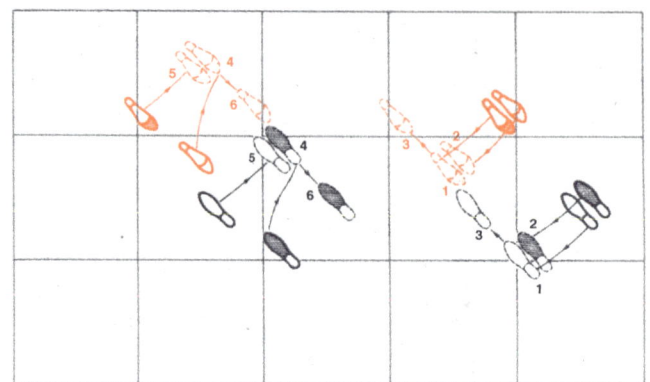
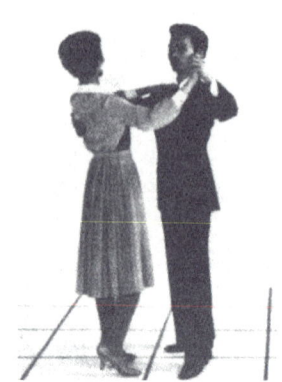

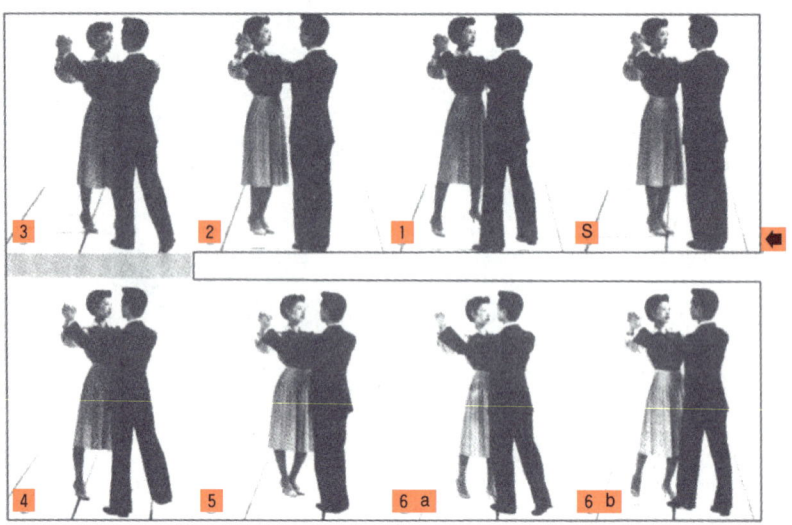

■ 남자			■ 여자	
스텝	발의 위치	리듬(카운트)	스텝	발의 위치
1	왼 발 옆으로 벌린다	Q(1)	1	오른발 옆으로 벌린다
2	오른발 왼발에 모은다	Q(2)	2	왼 발 오른발에 모은다
3	왼 발 앞으로	S(3, 4)	3	오른발 뒤로
4	오른발 옆으로 벌린다	Q(1)	4	왼 발 옆으로 벌린다
5	왼 발 오른발에 모은다	Q(2)	5	오른발 왼발에 모은다
6	오른발 뒤로	S(3, 4)	6	왼 발 앞으로

2 CHASE TO L & R   Square Rumba
왼쪽, 오른쪽으로 체이스

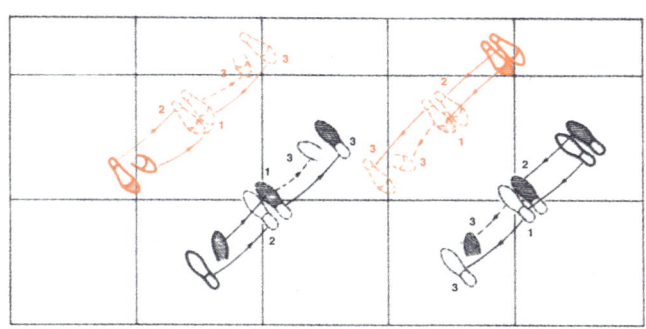

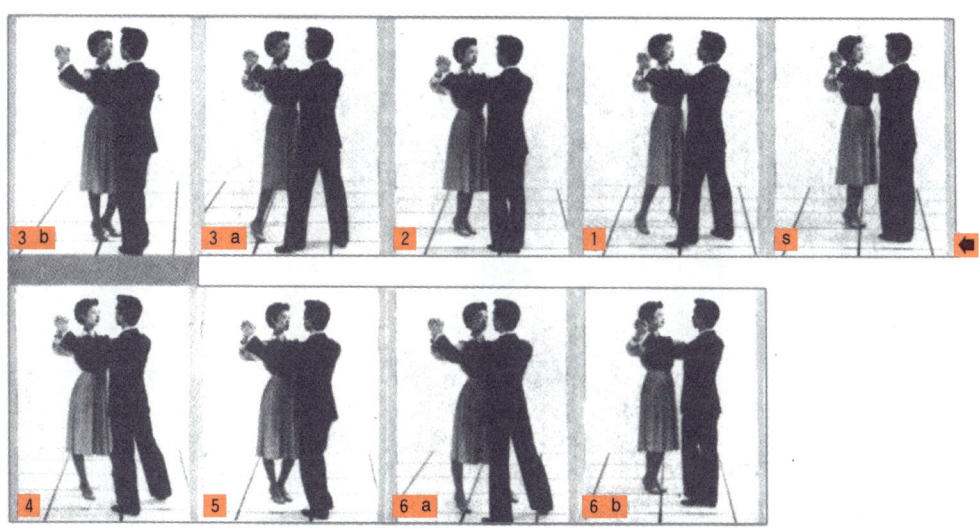

■ 남자

스텝	발의 위치	리듬(카운트)
1	왼 발 옆으로 벌린다	Q(1)
2	오른발 왼발에 모은다	Q(2)
3	왼 발 옆으로 모은다 마지막 오른발, 왼발 쪽에는 체중을 얹지 않는다 (왼쪽으로의 체이스)	S(3, 4)
4	오른발 옆으로 벌린다	Q(1)
5	왼 발 오른발에 모은다	Q(2)
6	오른발 옆으로 벌린다 마지막 왼발, 오른발 쪽에는 체중을 얹지 않는다 (오른쪽으로의 체이스)	S(3, 4)

■ 여자

스텝	발의 위치
1	남자의 4~6스텝을 추고
2	
3	
4	남자의 1~3스텝을 춘다
5	
6	

3 LADIES SOLO TURN
여성 단독 회전
(A) 오른쪽에서부터 왼쪽 , (B) 왼쪽에서부터 오른쪽

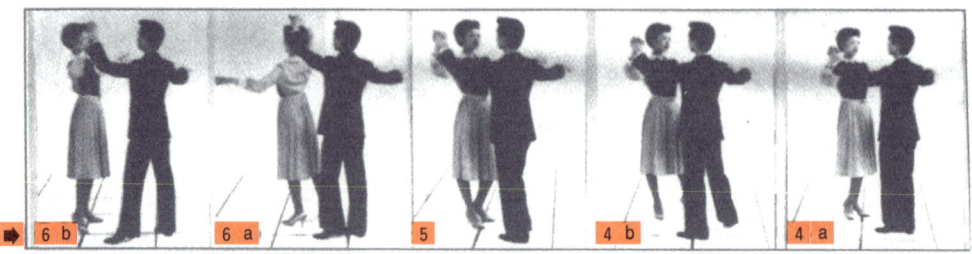

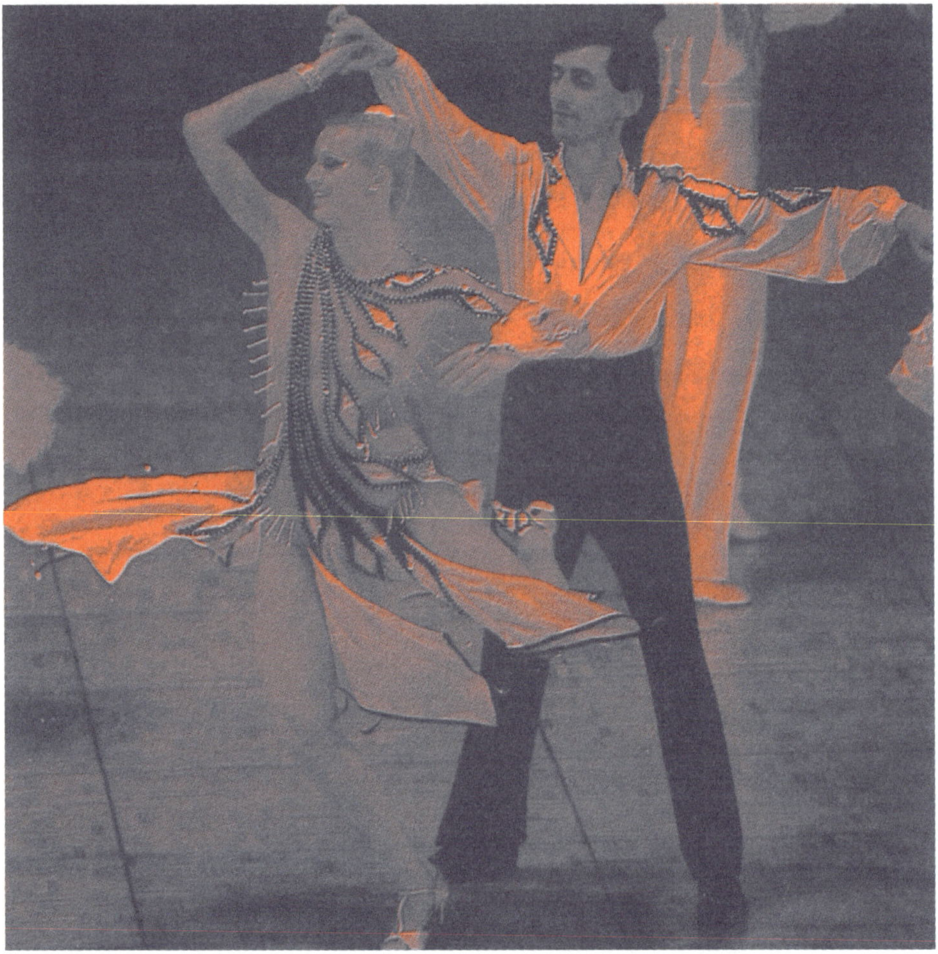

Spuare Rumba

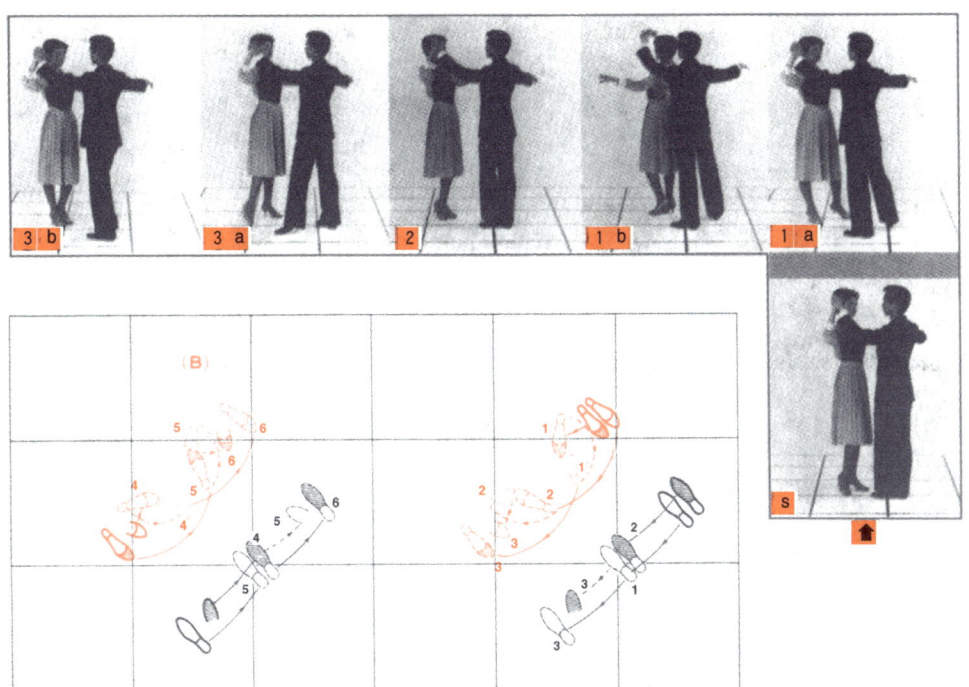

남자			여자	
스텝	발의 위치	리듬(카운트)	스텝	발의 위치
1		Q(1)	1	오른발 옆으로, 발끝은 밖으로 향하며 오른쪽으로 회전하기 시작한다
2	왼쪽으로 체이스의 1~3걸음을 추고 잡았던 오른손을 놓고 왼손을 들어 왼팔 밑으로 여자를 우회전시킨다	Q(2)	2	왼 발 옆으로 우회전을 계속하고
3		S(3, 4)	3	오른발 옆으로 우회전을 계속하며 남자와 마주본다. 마지막에 왼발, 오른발 쪽에 체중을 얹지 않고
4		Q(1)	4	왼 발 옆으로, 발끝을 밖으로 향하고 왼쪽으로 회전하기 시작한다
5	오른쪽으로 체이스의 4~6스텝을 추고 왼팔 밑으로 여자를 좌회전시킨다	Q(2)	5	오른발 옆으로 좌회전을 계속하고
6		S(3, 4)	6	왼 발 옆으로 좌회전을 계속하며 남자와 마주본다. 마지막에 오른발, 왼발 쪽에 체중을 얹지 않고 탭

• 회전량 : (여자) 1~3에서 오른쪽으로 1회전, 4~6에서 왼쪽으로 1회전.

4 SQUARE TURN
사각 회전

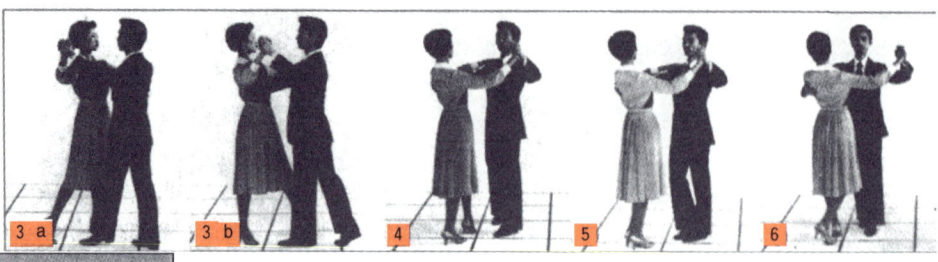

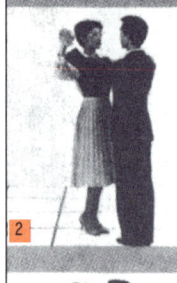

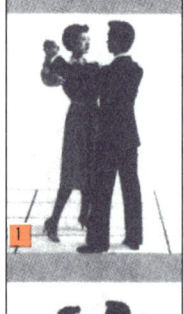

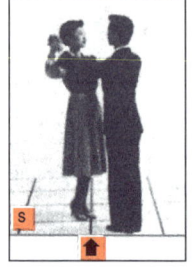

■ 남자		리듬(카운트)	■ 여자	
스텝	발의 위치		스텝	발의 위치
1	왼 발 옆으로	Q(1)	1	오른발 옆으로
2	오른발 왼발에 모은다.	Q(2)	2	왼 발 오른발에 모은다
3	왼 발 전진, 오른쪽으로 회전하기 시작	S(3, 4)	3	오른발 후퇴, 왼쪽으로 회전하기 시작
4	오른발 옆으로 회전을 계속	Q(1)	4	왼 발 옆으로 회전을 계속
5	왼 발 오른발에 모은다	Q(2)	5	오른발 왼발에 모은다
6	오른발 후퇴, 회전을 계속	S(3, 4)	6	왼 발 전진 회전을 계속
7	왼 발 옆으로 회전을 계속	Q(1)	7	오른발 옆으로 회전을 계속
8	오른발 왼발에 모은다.	Q(2)	8	왼 발 오른발에 모은다
9	왼 발 전진	S(3, 4)	9	오른발 후퇴
10	오른발 옆으로 회전을 계속	Q(1)	10	왼 발 옆으로 회전을 계속
11	왼 발 오른발에 모은다	Q(2)	11	오른발 왼발에 모은다
12	오른발 후퇴, 회전을 계속	S(3, 4)	12	왼 발 전진, 회전을 계속
다음			다음	
1	오른발 옆으로 회전을 계속	Q(1)	1	오른발 옆으로 회전을 계속 오른발에 모은다
2	오른발 왼발에 모은다	Q(2)	2	왼 발

• 회전량 : (남녀 모두) 1~3에서 1/8, 4~6에서 1/4, 7~9에서 1/4, 10~12에서 1/4, 다 음의 1~2에서 1/8

Square Eumba

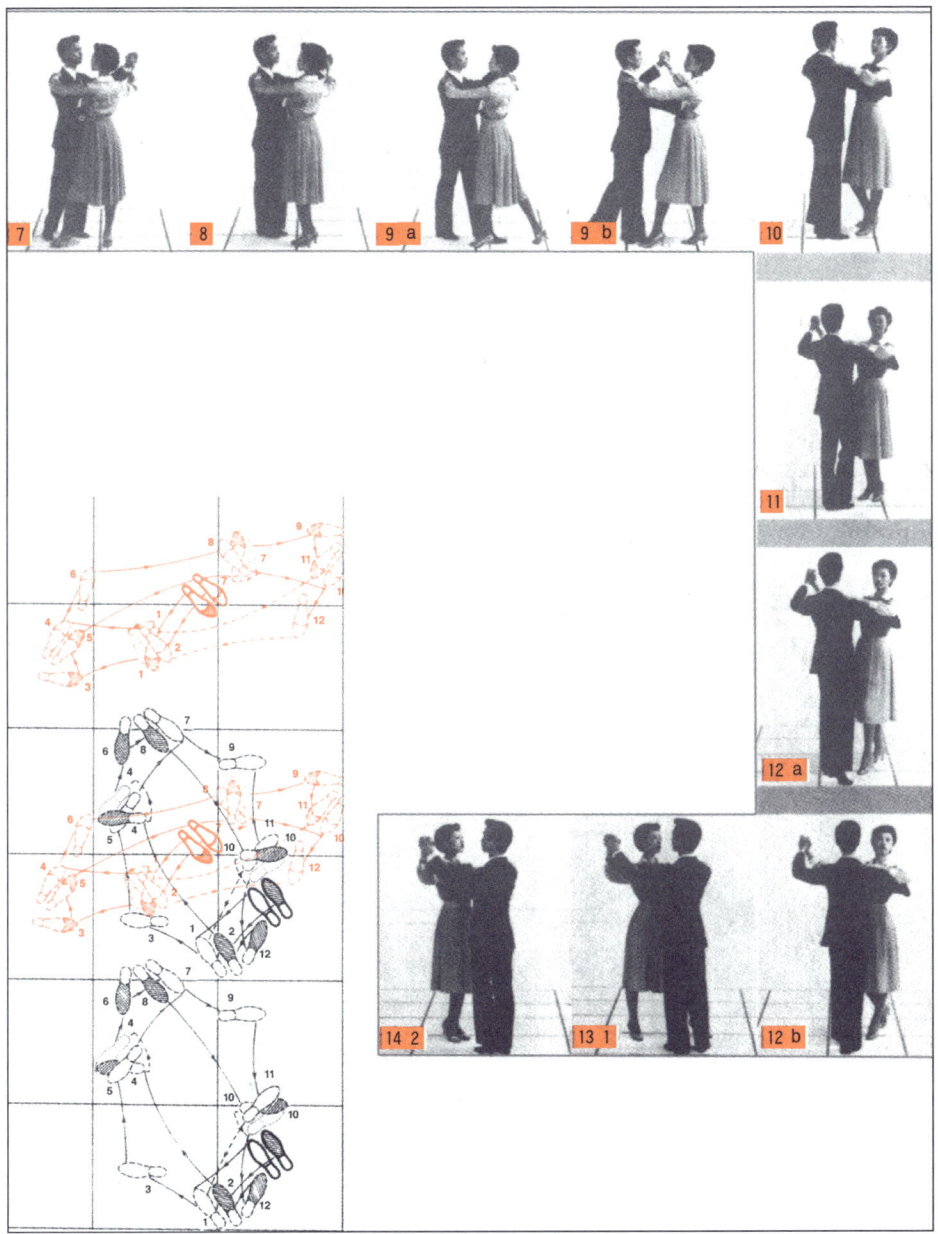

1 BASIC STEP
기본 스텝

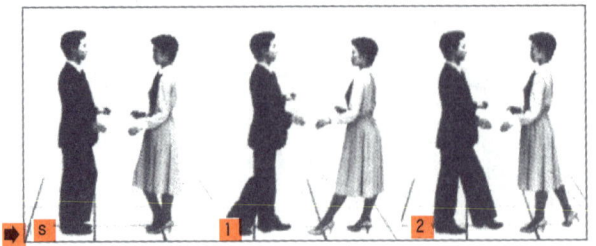

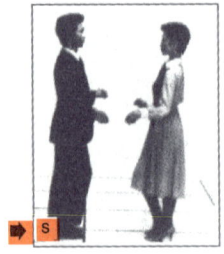

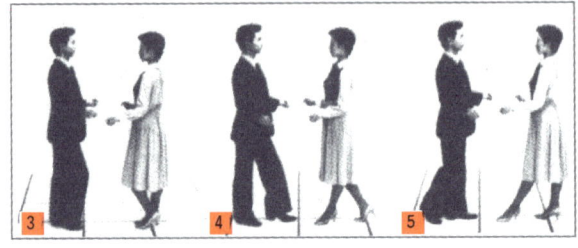

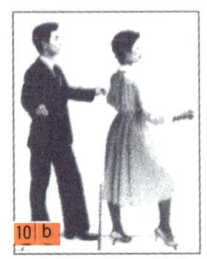

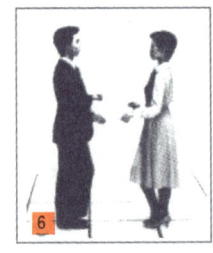
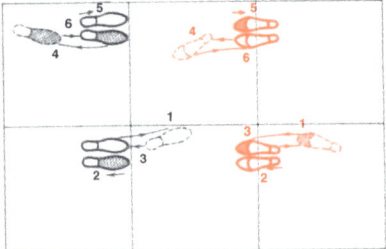

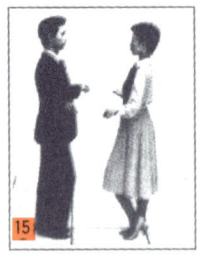

■ 남자			■ 여자	
스텝	발의 위치	리듬(카운트)	스텝	발의 위치
1	왼 발 전진	Q(1)	1	오른발 후퇴
2	오른발 체중을 되돌린다	Q(2)	2	왼 발 체중을 되돌린다
3	왼 발 오른발에 모은다	S(3, 4)	3	오른발 왼발에 모은다
4	오른발 후퇴	Q(1)	4	왼 발 전진
5	왼 발 체중을 되돌린다	Q(2)	5	오른발 체중을 되돌린다
6	오른발 왼발에 모은다	S(3, 4)	6	왼 발 오른발에 모은다

2 HALF TURN   Mambo
반회전
（남녀 모두） 기본 스텝의 1~6스텝을 맞춘다.

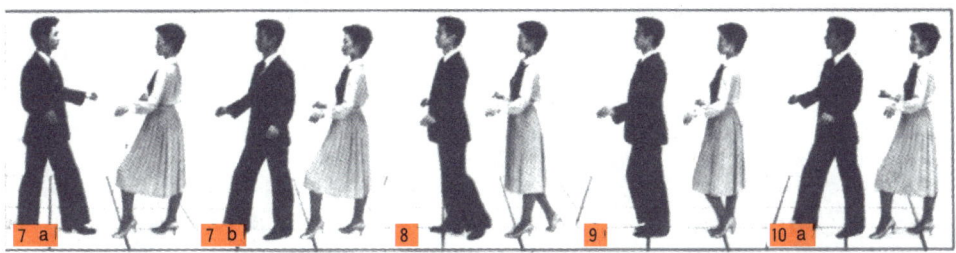

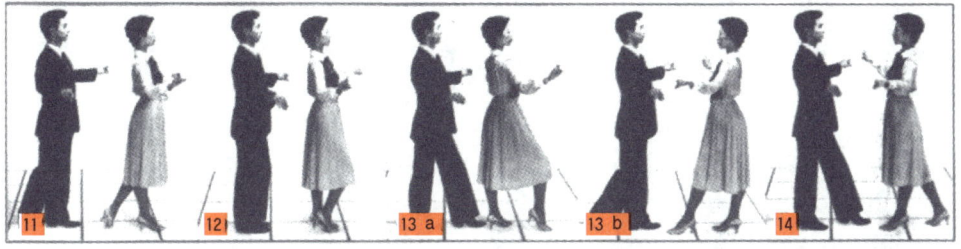

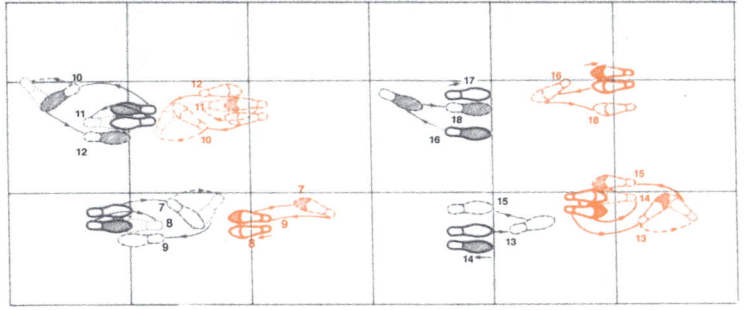

■ 남자

스텝	발의 위치	리듬(카운트)	스텝	발의 위치
7	왼 발 전진, 즉시 오른쪽으로 1/2회전	Q(1)	7	
8	오른발 체중을 되돌린다	Q(2)	8	베이직 스텝의 1~3을 춘다
9	왼 발 오른발에 모은다	S(3, 4)	9	
10	오른발 전진, 즉시 왼쪽으로 1/2회전	Q(1)	10	
11	왼 발 체중을 되돌린다	Q(2)	11	남자의 7~9 스텝을 춘다
12	오른발 왼발에 모은다	S(3, 4)	12	
13~18	베이직 스텝의 1~6 스텝을 춘다.	,QQS, (1, 2, 3, 4) ,QQS, (1, 2, 3, 4)	13~15	남자의 10~12 스텝을 춘다
			16~18	베이직 스텝의 4~6스텝을 춘다

67

3 **FULL TURN**
완전 회전
(남녀 모두) 기본 스텝의 1~6 스텝을 춘다.

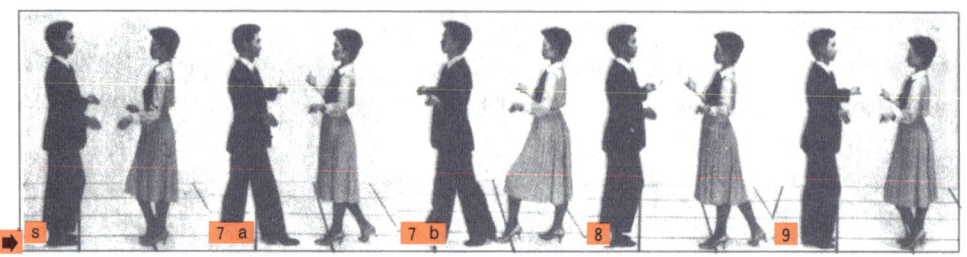

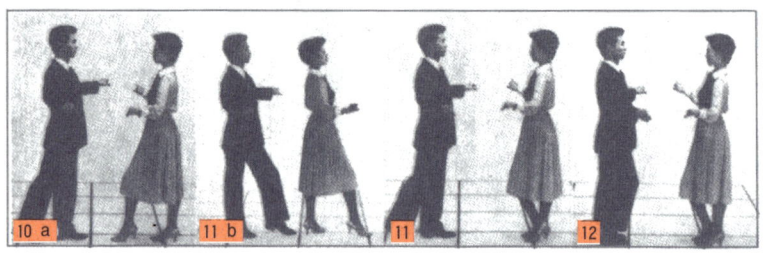

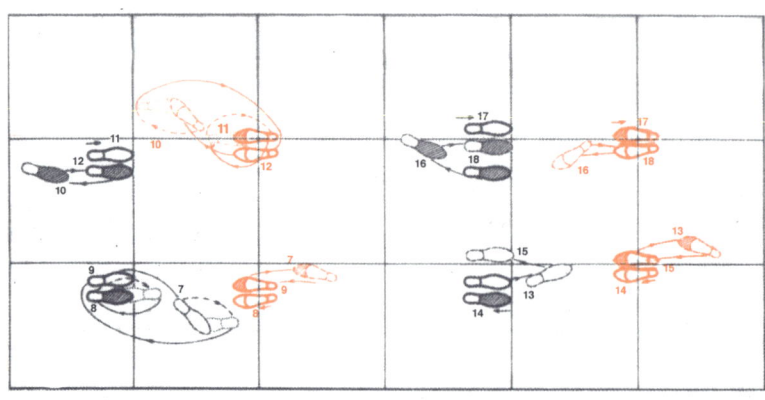

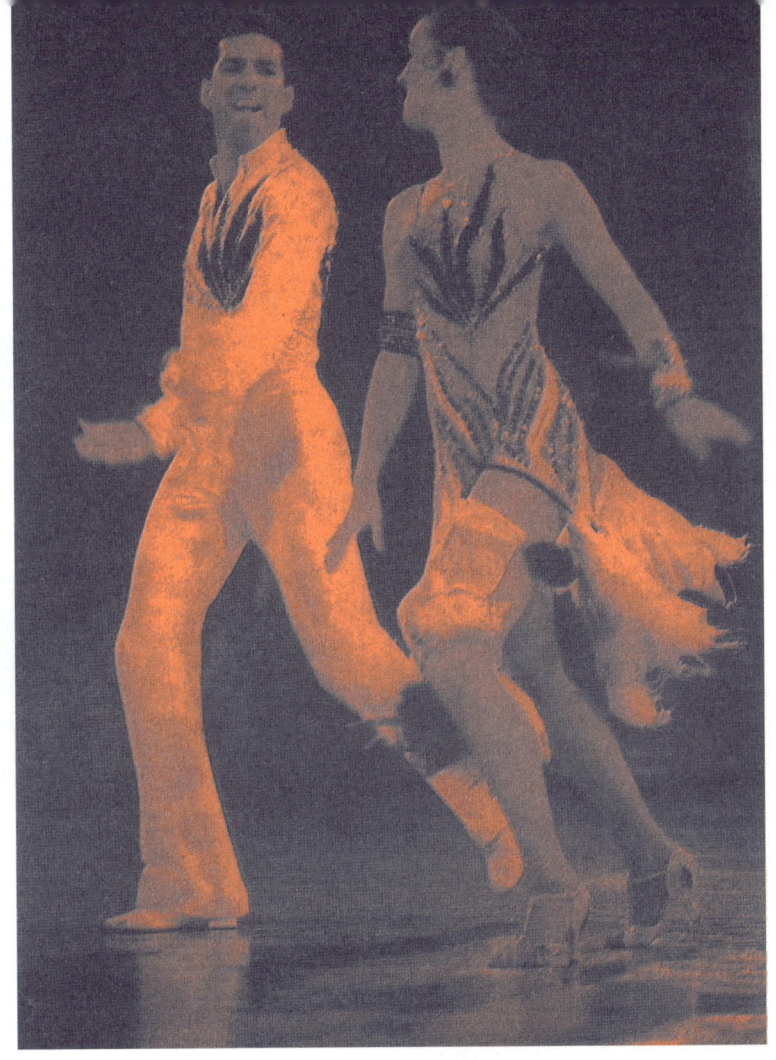

■ 남자		리듬(카운트)	■ 여자	
스텝	발의 위치		스텝	발의 위치
7	왼 발 전진, 즉시 오른쪽으로 1/2회전	Q(1)	7	
8	오른발 체중을 되돌리면서 우회전을 계속하고	Q(2)	~	기본 스텝의 1~3 스텝을 춘다
9	역시 오른발로 회전을 계속하며 왼발을 오른발에 모은다(8~9 스텝에서 역시 오른쪽으로 1/2회전)	S(3, 4)	9	
10~12	베이직 스텝의 1~3을 춘다		10~12	기본 스텝의 7~9 스텝을 춘다
13~18	기본 스텝의 1~6스텝을 춘다		13~18	기본 스텝의 1~6스텝을 춘다

1 QUARTER TURNS
1/4회전

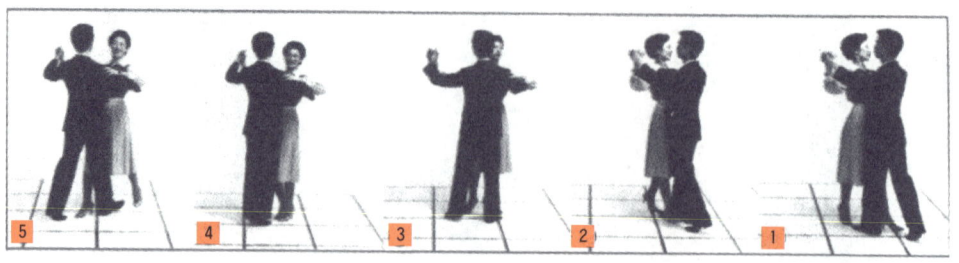

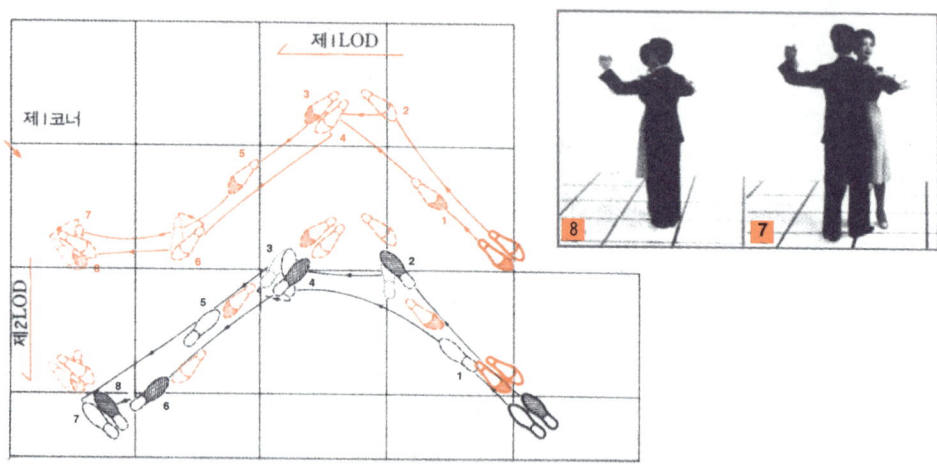

■ 남자			■ 여자	
스텝	발의 위치	리듬(카운트)	스텝	발의 위치
1	왼 발 전진	S	1	오른발 후퇴
2	오른발 전진, 오른쪽으로 회전시작	S	2	왼 발 후퇴, 오른쪽으로 회전 시작
3	왼 발 옆으로 회전을 계속	Q	3	오른발 옆으로 회전을 계속
4	오른발 왼발에 모으고	Q	4	왼 발 오른발에 모으고
5	왼 발 후퇴	S	5	오른발 전진
6	오른발 후퇴, 왼쪽으로 회전 시작	S	6	왼 발 전진, 왼쪽으로 회전 시작
7	왼 발 옆으로 회전을 계속	Q	7	오른발 옆으로 회전을 계속
8	오른발 왼발에 모은다	Q	8	왼 발 오른발에 모은다

- 남자 : 벽을 비스듬히 마주보기 시작하여 벽을 비스듬히 마주보며 끝난다.
- 여자 : 벽을 비스듬히 등지고 시작하여 벽을 비스듬히 등지며 끝난다.

2 CORNER STEP
모서리 스텝

Blues

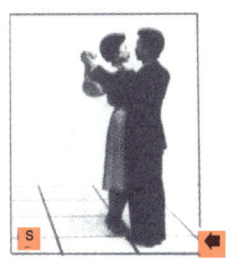

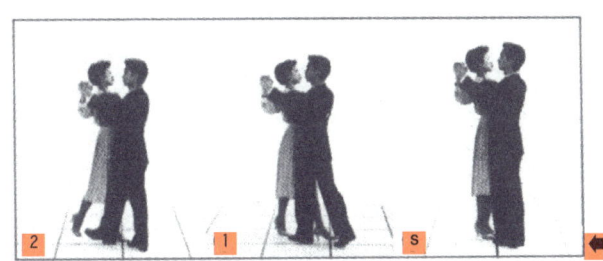

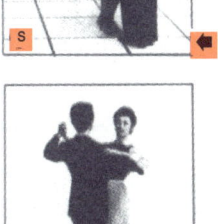

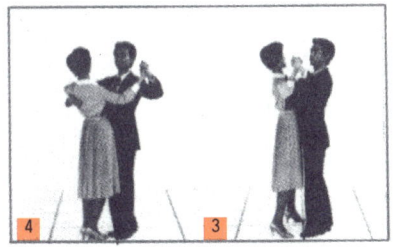

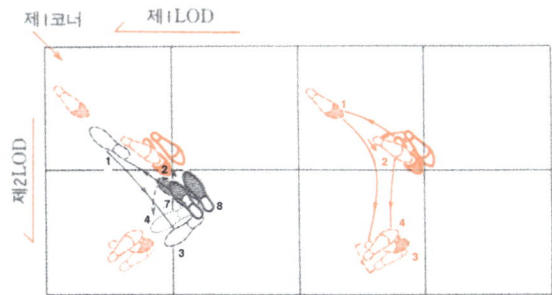

- 남자 : 벽을 비스듬히 마주보며 시작하고 새 Line of Dance(댄스의 스텝에 의한 진행 방향, 이하 LOD로 표시한다)의 벽을 등지고 비스듬히 마주보며 끝난다.
- 여자 : 벽을 비스듬히 등지고 시작하며 새 LOD의 벽을 비스듬히 끝난다.

■ 남자			■ 여자	
스텝	발의 위치	리듬(카운트)	스텝	발의 위치
1	왼 발 전진	S	1	오른발 후퇴
2	오른발 체중을 되돌린다, 회전하기 시작하고	S	2	왼 발 체중을 되돌린다
3	왼 발 옆으로 회전을 계속 하며	Q	3	오른발 옆으로 회전하기 시작하고
4	오른발 왼발에 모은다	Q	4	왼 발 오른발에 모은다

3 NATURAL TURN
자연 회전

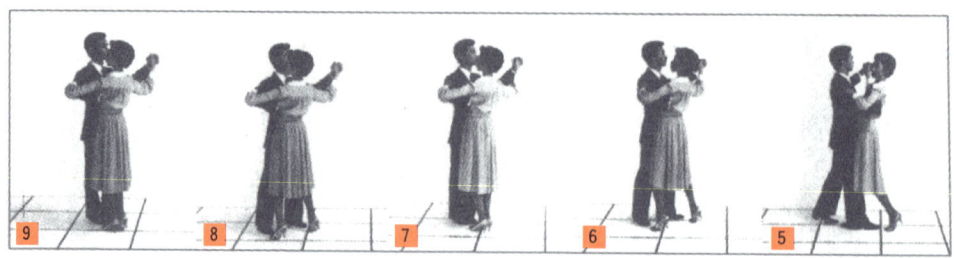

■ 남자			■ 여자	
스텝	발의 위치	리듬(카운트)	스텝	발의 위치
1	왼 발 전진	S	1	오른발 후퇴
2	오른발 전진, 오른쪽으로 회전하기 시작하고	S	2	왼 발 후퇴, 오른쪽으로 회전하기 시작하고
3	왼 발 옆으로	Q	3	오른발 옆으로
4	오른발 왼발에 모은다	Q	4	왼 발 오른발에 모은다
5	왼 발 후퇴, 오른쪽으로 회전하기 시작하고	S	5	오른발 전진, 오른쪽으로 회전하기 시작하고
6	오른발 옆으로, 오른쪽으로 회전을 계속하며	Q	6	왼 발 옆으로, 오른쪽으로 회전을 계속하며
7	왼 발 오른발에 모은다	Q	7	오른발 왼발에 모은다
8	오른발 옆으로, 마지막에 왼발에 체중을 얹지 않으며 오른발 옆으로	S	8	왼 발 옆으로, 마지막에 오른발에 체중을 얹지 않으며 왼발 옆으로

- 남자 : 벽을 비스듬히 마주보며 시작하고 새 LOD의 중앙을 비스듬히 마주보며 끝난다.
- 여자 : 벽을 비스듬히 등지고 새 LOD의중앙을 비스듬히 등지고 끝난다.
- 회전량 : (남녀모두) 2~4에서 3/8, 5~6에서 1/8.

Blues

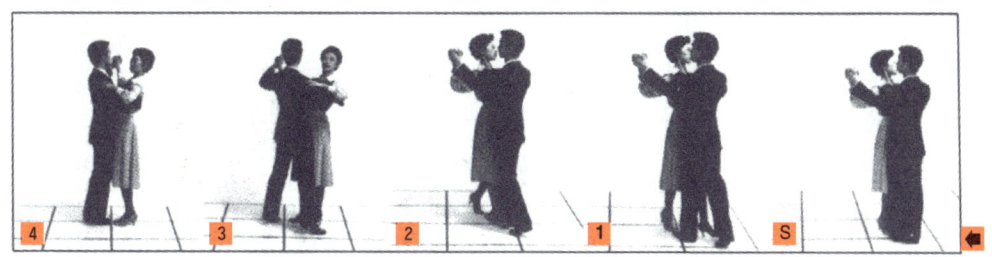

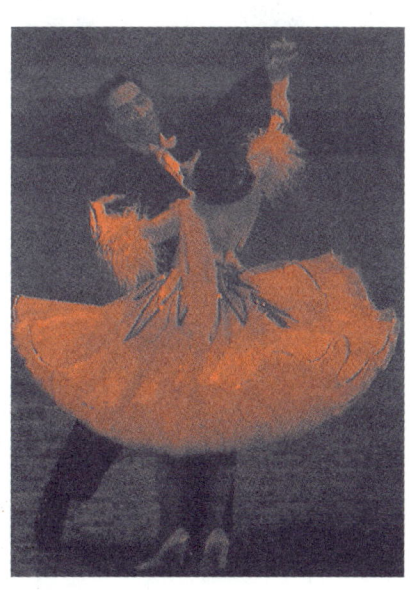

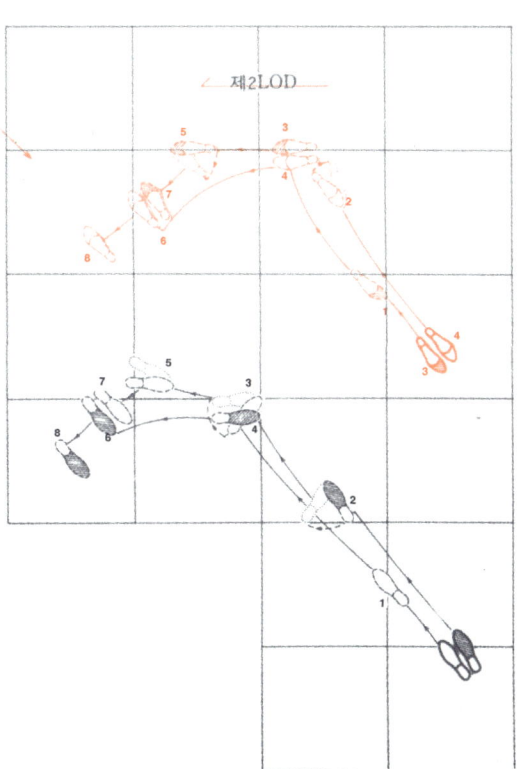

4 REVERSE TURN
반대 회전

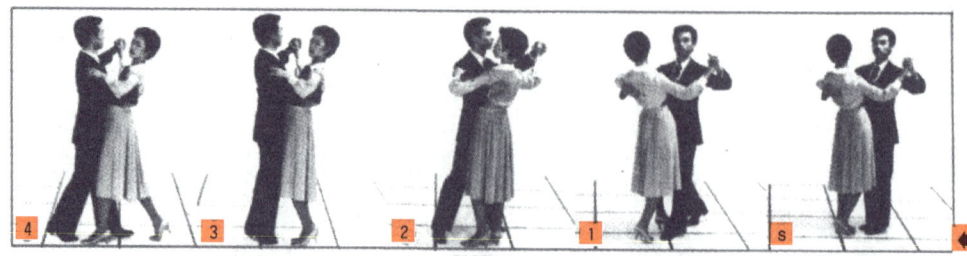

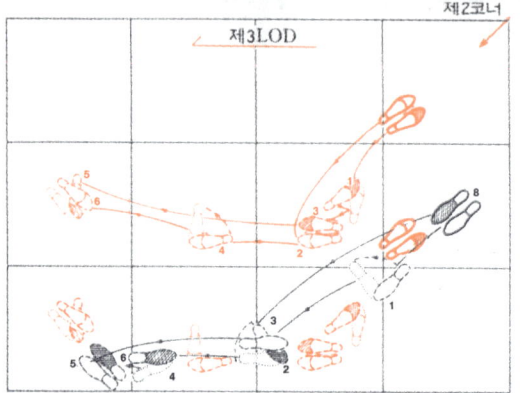

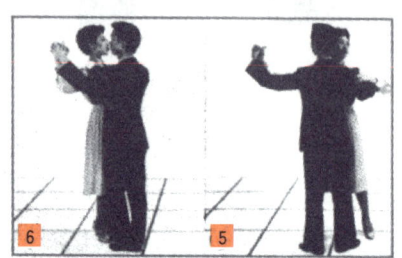

■ 남자			■ 여자	
스텝	발의 위치	리듬(카운트)	스텝	발의 위치
1	왼 발 전진, 왼쪽으로 회전을 시작하고	S	1	오른발 후퇴, 왼쪽으로 회전하기 시작하고
2	오른발 옆으로, 왼쪽으로 회전을 계속하며	Q	2	왼 발 옆으로, 왼쪽으로 회전을 계속하며
3	왼 발 오른발에 모은다	Q	3	오른발 왼발에 모은다
4	오른발 후퇴, 왼쪽으로 회전하기 시작하고	S	4	왼 발 전진, 왼쪽으로 회전하기 시작하며
5	왼 발 옆으로, 회전을 계속하며	Q	5	오른발 옆으로, 왼쪽으로 회전을 계속하며
6	오른발 왼발에 모은다	Q	6	왼 발 오른발에 모은다

- 남자: 중앙을 비스듬히 마주보고 시작하며 벽을 비스듬히 마주보며 끝난다.
- 여자: 중앙을 비스듬히 등지고 시작하며 벽을 비스듬히 등지고 끝난다.
- 회전량:(남녀 모두) 1~3에서 3/8, 4~6에서 3/8

5. NATURAL PIVOT TURN
자연 피보트 회전

Blues

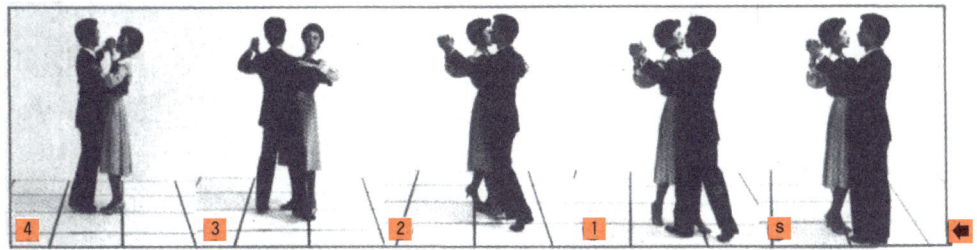

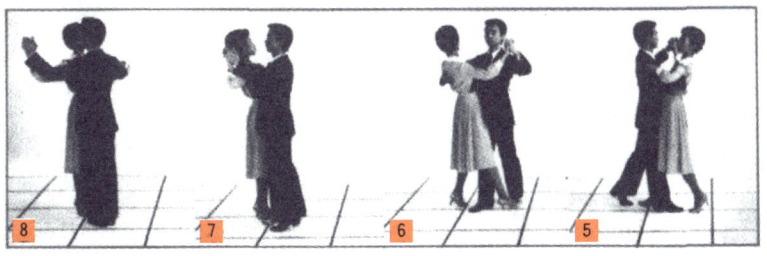

- 남자 : 벽을 비스듬히 마주보며 시작하고 새 LOD의 벽을 비스듬히 마주보며 끝난다.
- 여자 : 벽을 비스듬히 등지고 시작하며 새 LOD의 벽을 비스듬히 등지고 끝난다.
- 회전량 : (남녀 모두) 2~4에서 3/8, 5에서 3/8, 6~8에서 1/4

■ 남자			■ 여자	
스텝	발의 위치	리듬(카운트)	스텝	발의 위치
1	왼 발 전진	S	1	오른발 후퇴
2	오른발 전진, 오른쪽으로 회전하기 시작하고	S	2	왼 발 후퇴, 오른쪽으로 회전하기 시작하고
3	왼 발 옆으로	Q	3	오른발 옆으로
4	오른발 왼발에 모은다	Q	4	왼 발 오른발에 모은다
5	왼 발 후퇴, 즉시 왼발의 앞뿌리로 오른쪽으로 회전	S	5	오른발 전진, 즉시 오른발의 앞뿌리로 오른쪽으로 회전
6	오른발 전진, 회전을 계속 하고	S	6	왼 발 후퇴, 회전을 계속하고
7	왼 발 옆으로, 회전을 계속하며	Q	7	오른발 옆으로, 회전을 계속하여
8	오른발 왼쪽으로 모은다	Q	8	왼 발 오른발에 모은다
9~12	1/4회전의 5~8스텝을 춘다 (SSQQ)		9~12	1/4회전의 5~8스텝을 춘다 (SSQQ)

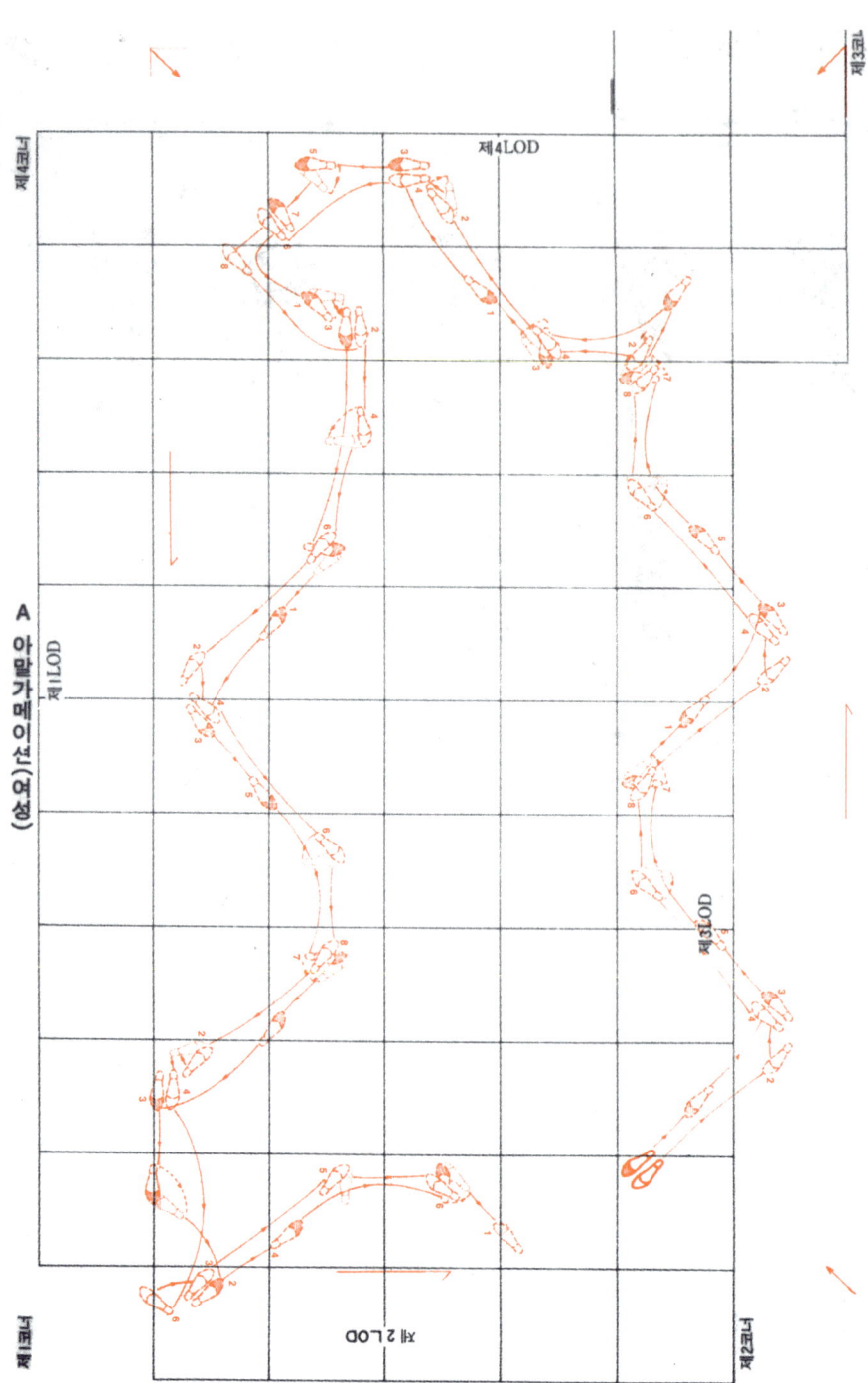

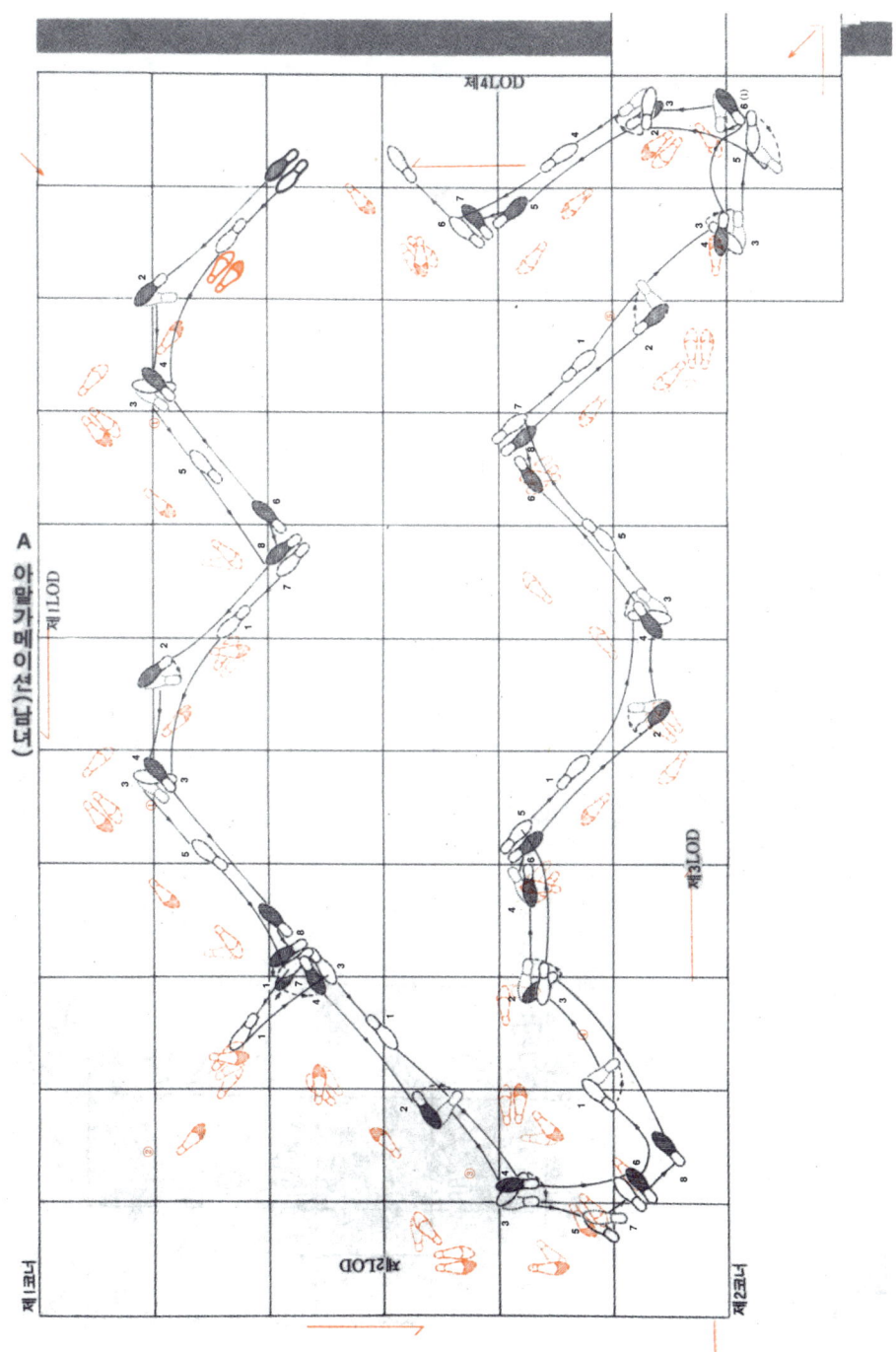

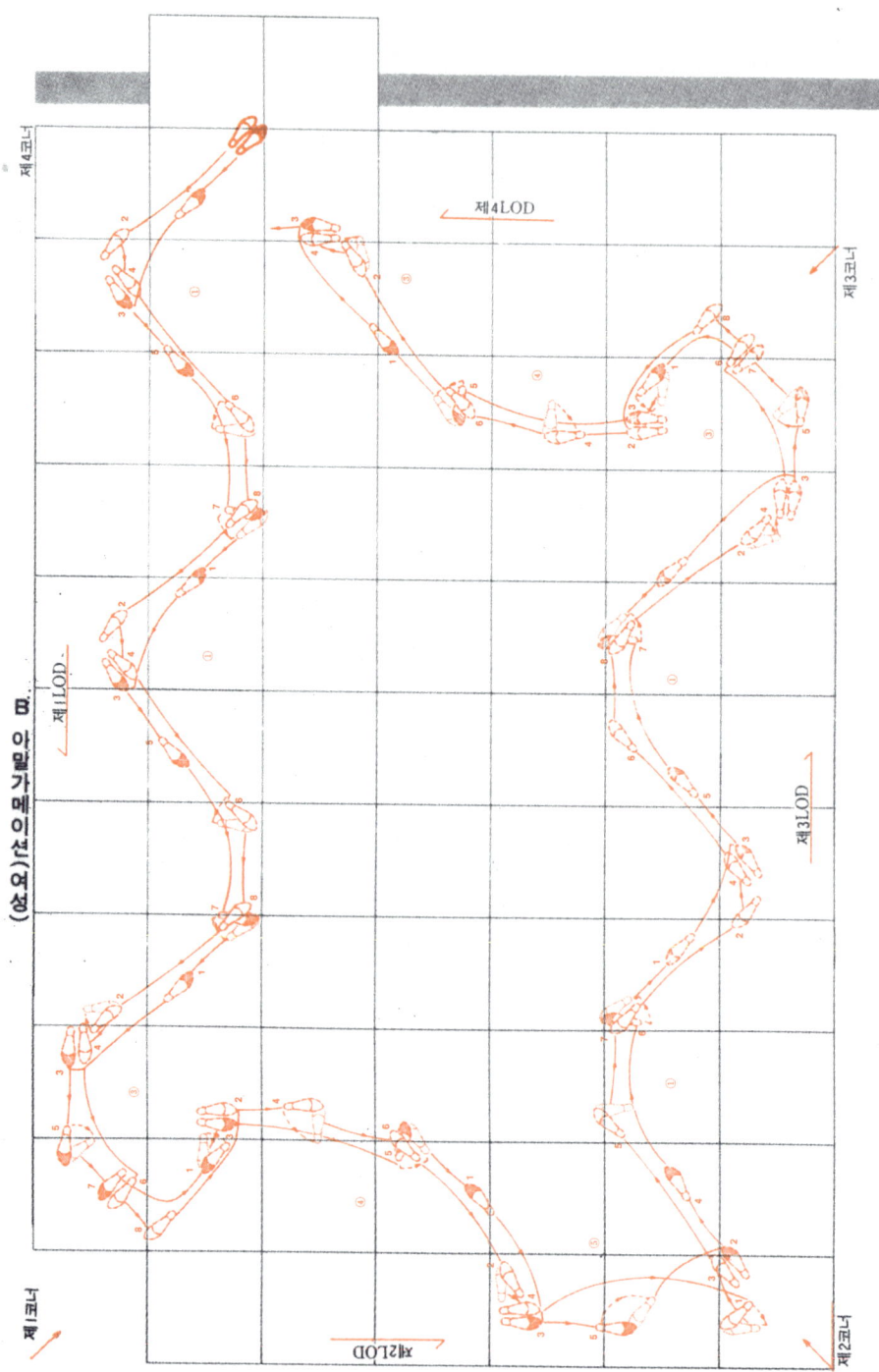

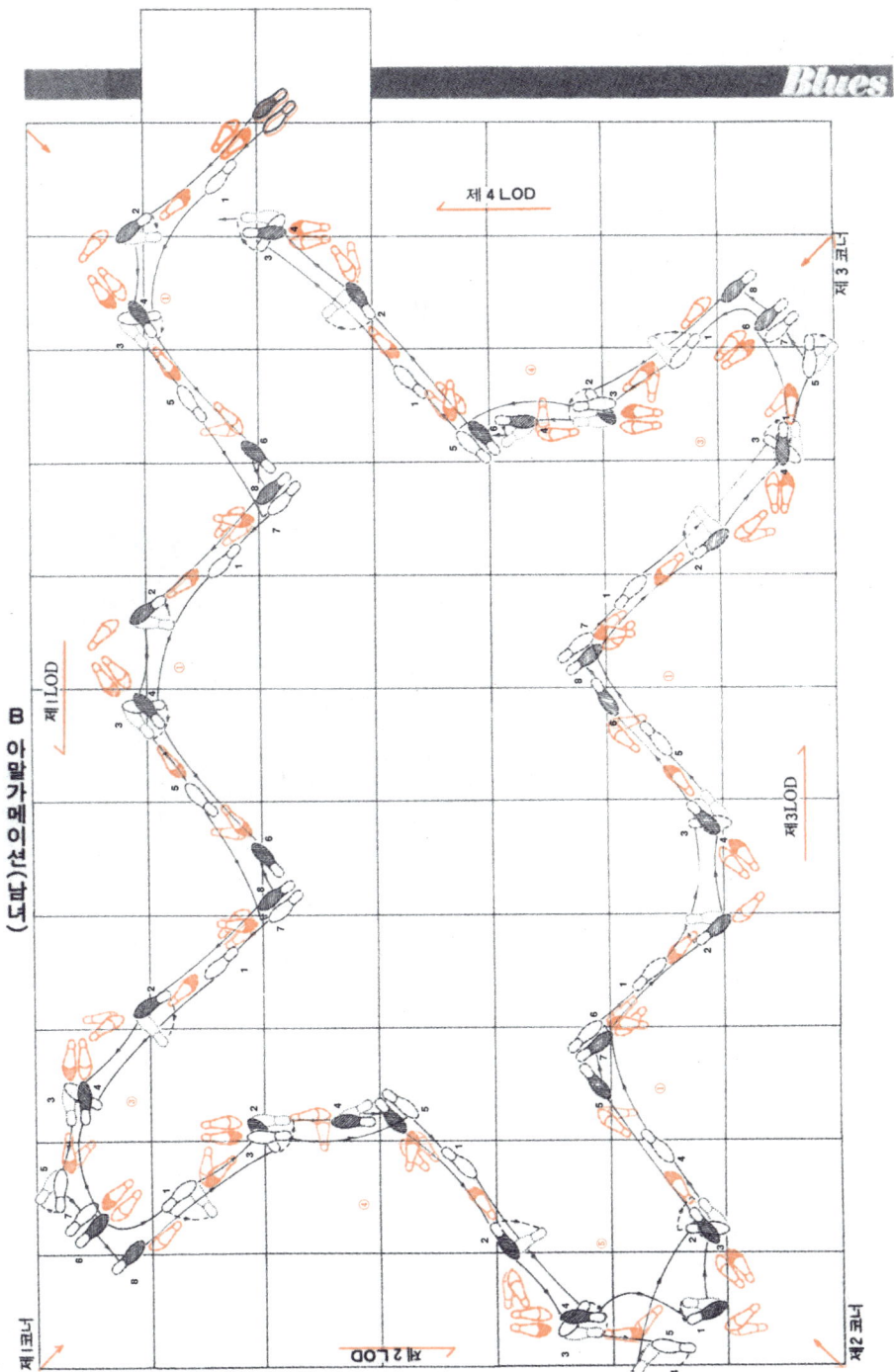

왈츠

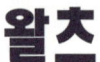

1a CLOSED CHANGE
클로즈드 체인지
리버스로부터 내츄럴

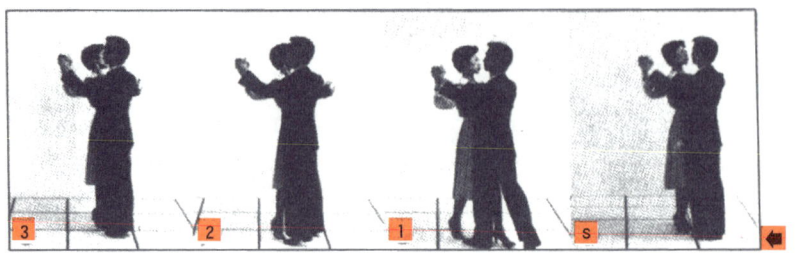

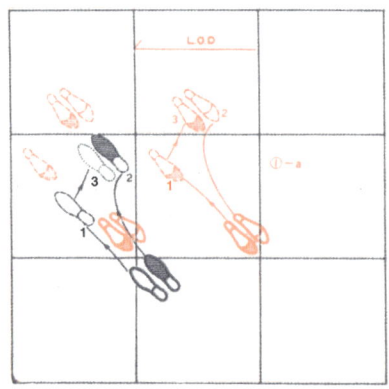

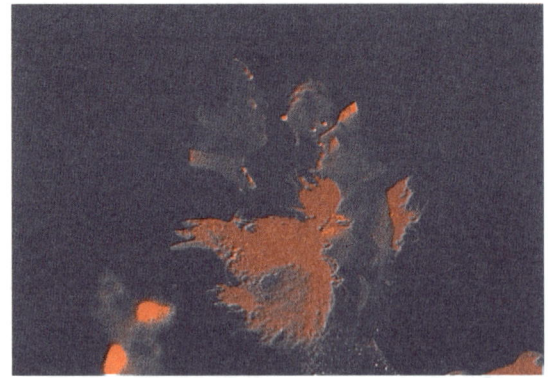

■ 남자		리듬(카운트)	■ 여자	
스텝	발의 위치		스텝	발의 위치
1	왼 발 전진	(1)	1	오른발 후퇴
2	오른발 옆으로, 약간 앞으로	(2)	2	왼 발 옆으로, 약간 뒤 오른발 로
3	왼 발 오른발에 모은다	(3)	3	왼발에 모은다

- 남자 : 처음과 마지막은 벽을 비스듬히 마주보고
- 여자 : 처음과 마지막은 벽을 비스듬히 등지고
- 라이즈 & 폴 : (남녀 모두) 1의 마지막에서 올리기 시작하여 2~3까지 라이즈를 계속하다 3의 마지막에 내린다.

1b CLOSED CHANGE   Waltz
클로즈드 체인지
내츄럴로 부터 리버스

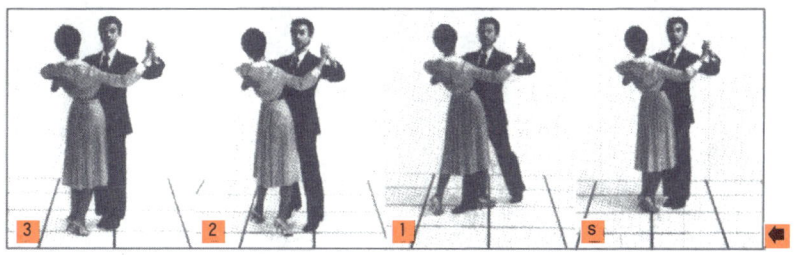

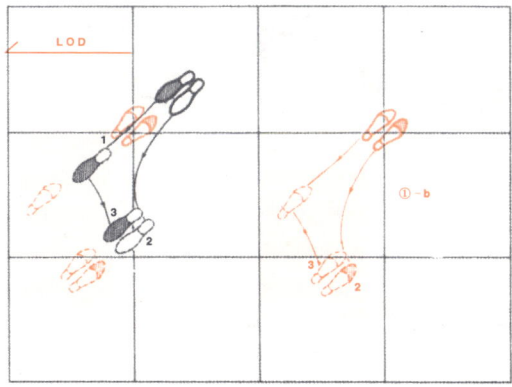

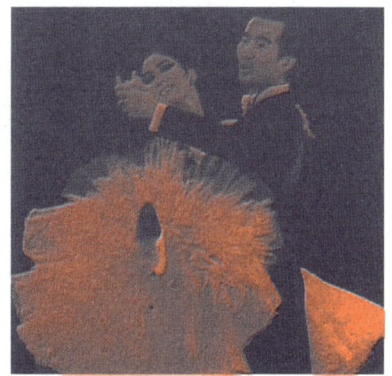

■ 남자			■ 여자	
스텝	발의 위치	리듬(카운트)	스텝	발의 위치
1	오른발 전진	(1)	1	왼 발 후퇴
2	왼 발 옆으로, 약간 앞으로	(2)	2	오른발 옆으로, 약간 뒤로
3	오른발 왼쪽 앞으로 모은다	(3)	3	왼 발 오른발에 모은다

- 남자 : 처음과 마지막은 중앙을 비스듬히 마주보고
- 여자 : 처음과 마지막은 중앙을 비스듬히 등지고
- 라이즈 & 펠 : (남녀 모두) 1의 마지막에서 올리기 시작하고 3의 마지막에서 내린다.

2 NATURAL TURN
자연 회전

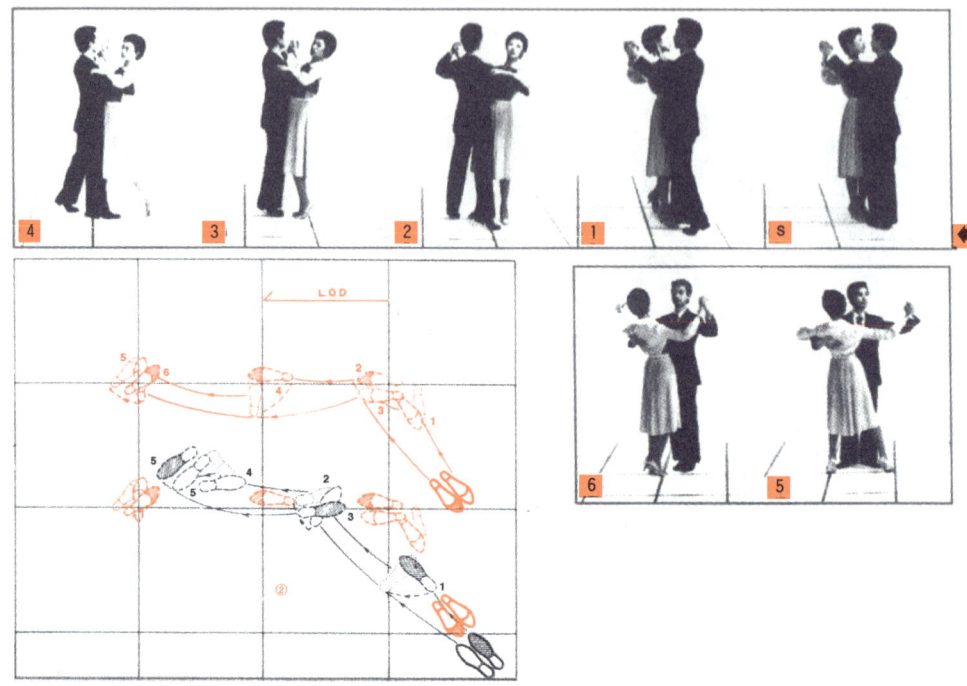

남자			여자	
스텝	발의 위치	리듬(카운트)	스텝	발의 위치
1	오른발 전진, 오른쪽으로 회전하기 시작하고	(1)	1	왼 발 후퇴, 오른쪽으로 회전하기 시작하고
2	왼 발 옆으로, 오른쪽으로 회전을 계속하며	(2)	2	오른발 옆으로, 오른쪽으로 회전을 계속하며
3	오른발 왼발에 모은다	(3)	3	왼 발 오른발에 모은다
4	왼 발 후퇴, 오른쪽으로 회전하기 시작하고	(1)	4	오른발 전진, 오른쪽으로 회전하기 시작하고
5	오른발 옆으로, 오른쪽으로 회전을 계속하며	(2)	5	왼 발 옆으로, 오른쪽으로 회전을 계속하며
6	왼 발 오른발에 모은다	(3)	6	오른발 왼발에 모은다

3 REVERSE TURN
역회전
Waltz

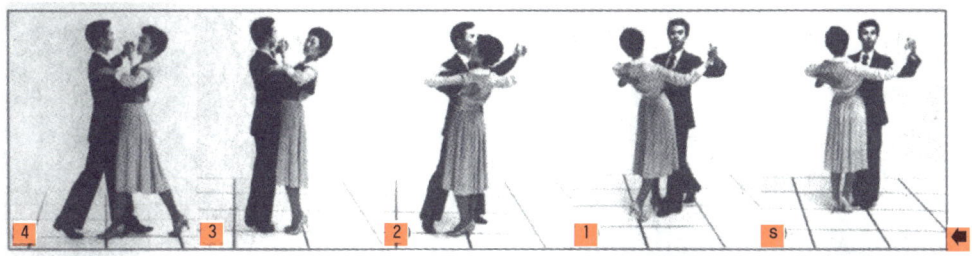

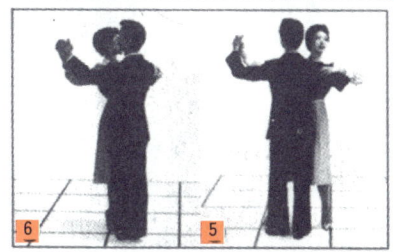

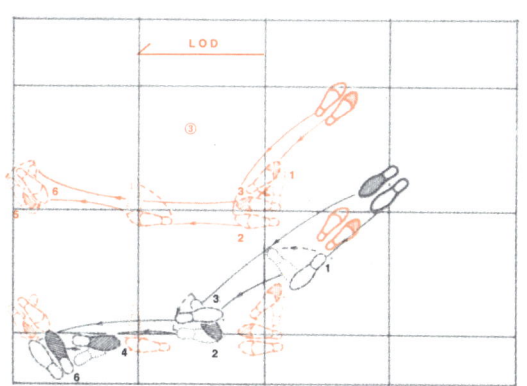

■ 남자			■ 여자	
스텝	발의 위치	리듬(카운트)	스텝	발의 위치
1	왼 발 전진, 왼쪽으로 회전하기 시작하고	(1)	1	오른발 후퇴, 왼쪽으로 회전하기 시작하고
2	오른발 옆으로, 왼쪽으로 회전을 계속하며	(2)	2	왼 발 옆으로, 왼쪽으로 회전을 계속하며
3	왼 발 오른쪽으로 모으고	(3)	3	오른발 왼발에 모은다
4	오른발 후퇴, 왼쪽으로 회전하기 시작하고	(1)	4	왼 발 전진, 왼쪽으로 회전하기 시작하고
5	왼 발 옆으로, 왼쪽으로 회전을 계속하며	(2)	5	오른발 옆으로, 왼쪽으로 회전을 계속하며
6	오른발 왼발에 모은다	(3)	6	왼 발 오른발에 모은다

4 CORNER CHANGE
모서리 체인지

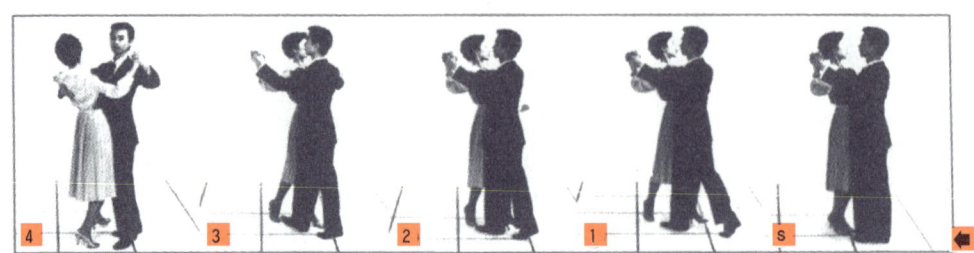

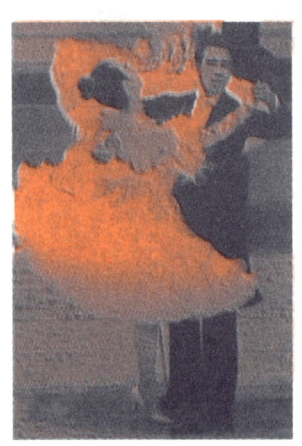

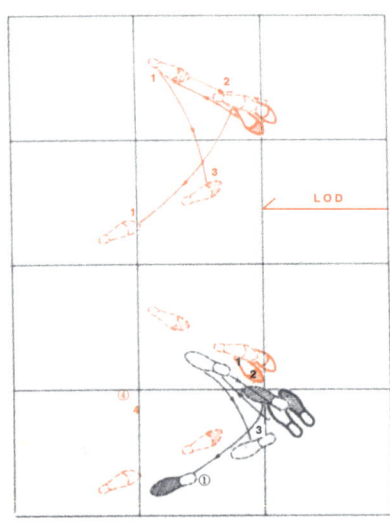

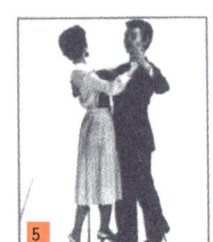

■ 남자

스텝	발의 위치	리듬(카운트)
1	왼 발 전진	(1)
2	오른발 체중을 되돌린다. 왼쪽으로 회전하기 시작하며	(2)
3	왼 발 옆으로, 왼쪽으로 회전을 계속하며	(3)
4	오른발 전진, 여자의 바깥쪽으로	(1)

■ 여자

스텝	발의 위치
1	오른발 후퇴
2	왼 발 체중을 되돌린다 왼쪽으로 회전하기 시작하며
3	오른발 옆으로, 왼쪽으로 회전을 계속하고
4	왼 발 후퇴

- 남자 : 벽을 비스듬히 바라보며 시작하고 새 LOD의 벽을 비스듬히 마주보며 끝난다.
- 여자 : 벽을 비스듬히 등지고 시작하며 새 LOD의 벽을 비스듬히 등지고 끝난다.
- 회전량 : (남녀 모두) 2~3에서 1/4   • 주 : 제 4스텝은 내츄럴 회전의 제1스텝이 된다.
- 라이즈 & 폴 : (남녀 모두) 2의 마지막에서 라이즈, 3에서 완전히 들었다가 3의 마지막에서 내린다.

5. NATURAL SPIN TURN　　　　　　　　　　　　　　　　　　Waltz
자연 스핀 회전

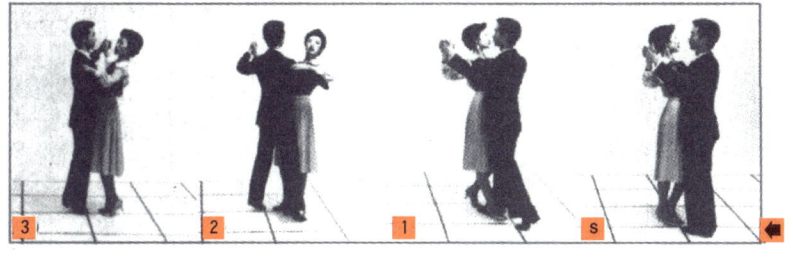

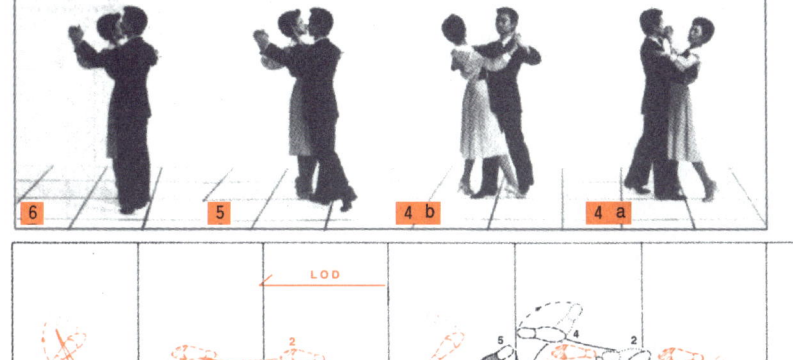

■ 남자				■ 여자	
스텝	발의 위치	리듬(카운트)	스텝	발의 위치	
1	오른발 전진, 오른쪽으로 회전하기 시작하고	(1)	1	왼 발 후퇴, 오른쪽으로 회전하기 시작하고	
2	왼 발 옆으로, 오른쪽으로 회전을 계속하며	(2)	2	오른발 옆으로, 오른쪽으로 회전을 계속하며	
3	오른발 왼발에 모은다	(3)	3	왼 발 오른발에 모은다	
4	왼 발 후퇴, 즉시 왼발의 발끝으로 오른쪽으로 회전	(1)	4	오른발 전진, 즉시 오른발의 발끝으로 오른쪽으로 회전	
5	오른발 CBMP로 전진, 우회전을 계속한다	(2)	5	왼 발 뒤 약간 옆, 우회전을 계속하여 오른발에 체중을	
6	왼 발 옆으로, 약간 위로	(3)	6	오른발 비슴듬히 전진	

- 남자 : 벽을 비슴듬히 마주보며 시작하고 새 LOD의 중앙을 비슴듬히 등지고 끝난다.
- 여자 : 벽을 비슴듬히 등지고 시작하여 새 LOD의 중앙을 비슴듬히 등지고 끝난다.
- 회전량 : (남녀 모두) 1~3에서 3/8, 4에서 3/8, 4~5에서 1/4.
- 라이즈 & 펠 : (남녀 모두) 1의 마지막에서 라이즈하기 시작하고, 2~3라이즈를 계속하며 3의 마지막에서 내리고, 5의 마지막에서 라이즈, 6업, 마지막에 내린다(여자의 제1스텝은 NFR).

6 WHISK
휘스크

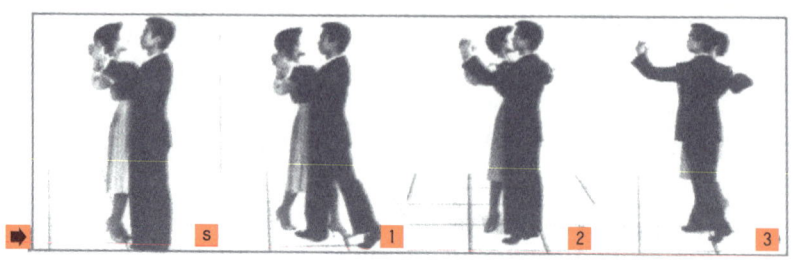

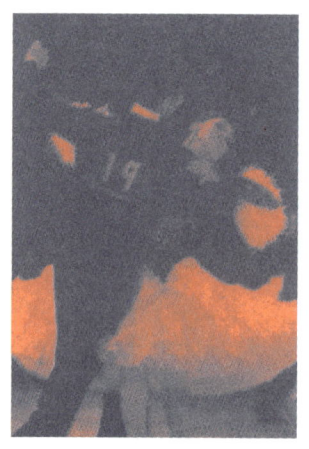

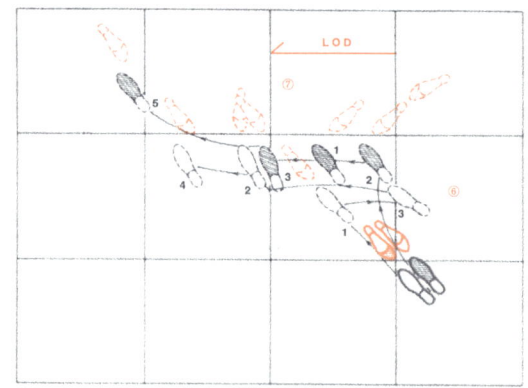

■ 남자		리듬(카운트)	■ 여자	
스텝	발의 위치		스텝	발의 위치
1	왼 발 전진	(1)	1	오른발 후퇴
2	오른발 옆으로, 약간 앞으로	(2)	2	왼 발 비스듬히 뒤로
3	왼 발 오른발 뒤로 교차 PP	(3)	3	오른발 왼발 뒤로 교차 PP

- 남자 : 처음과 마지막은 벽을 비스듬히 마주보고
- 여자 : 벽을 비스듬히 등지고 시작하며, 중앙을 비스듬히 마주보고 끝난다.
- 회전량 : 남자 없음. 여자만 1~3에서 1/4(신체의 회전은 작게).

7. CHASSE FROM PP   Waltz
피피로부터의 체이스
휘스크 뒤에

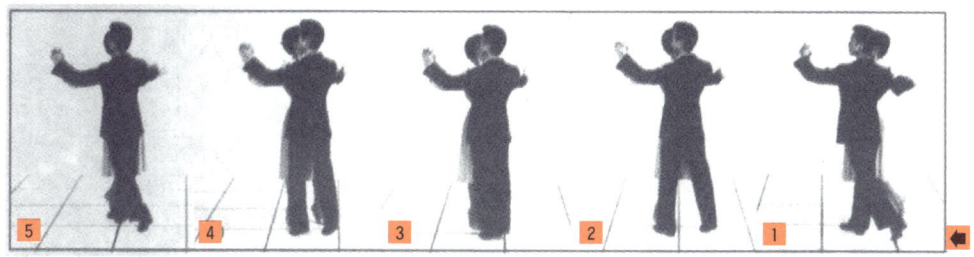

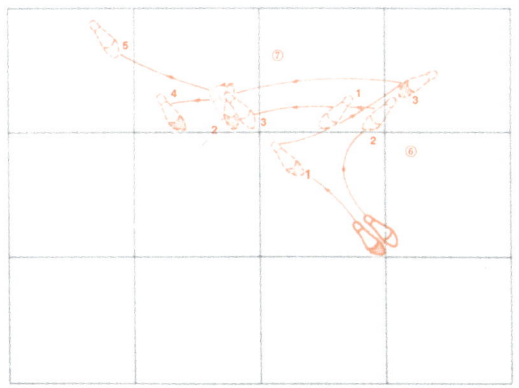

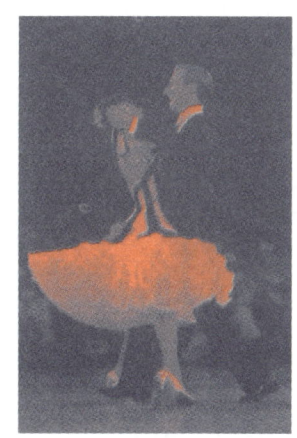

■ 남자			■ 여자	
스텝	발의 위치	리듬(카운트)	스텝	발의 위치
1	오른발 전진, PP에서 교차 상태 CBMP로	(1)	1	왼 발 전진, PP에서 교차상태 CBMP로
2	왼 발 옆으로, 약간 앞으로	(2)	2	오른발 옆으로
3	오른발 왼발에 모은다	&	3	왼 발 오른발에 모은다
4	왼 발 옆으로, 약간 앞으로	(3)	4	오른발 옆으로, 약간 뒤로
5	오른발 전진, OP에서 CBMP로	(1)	5	왼 발 후퇴, CBMP로

- 남자 : 벽을 비스듬히 바라보며 시작하고 새 LOD를 따라 시작하고, 벽을 비스듬히 마주보며 끝난다.
- 여자 : 중앙을 비스듬히 마주보며 LOD를 따라 시작하고, 벽을 비스듬히 등지고 끝난다.
- 라이즈 & 펠 : (남녀 모두) 1의 마지막에서 라이즈하기 시작하고, 2~3까지 라이즈를 계속하며 4에서 업, 마지막에 내린다.
- 회전량 : 남자 없음. 여자는 1~2에서 1/8, 2~3(몸의 회전은 작게.)

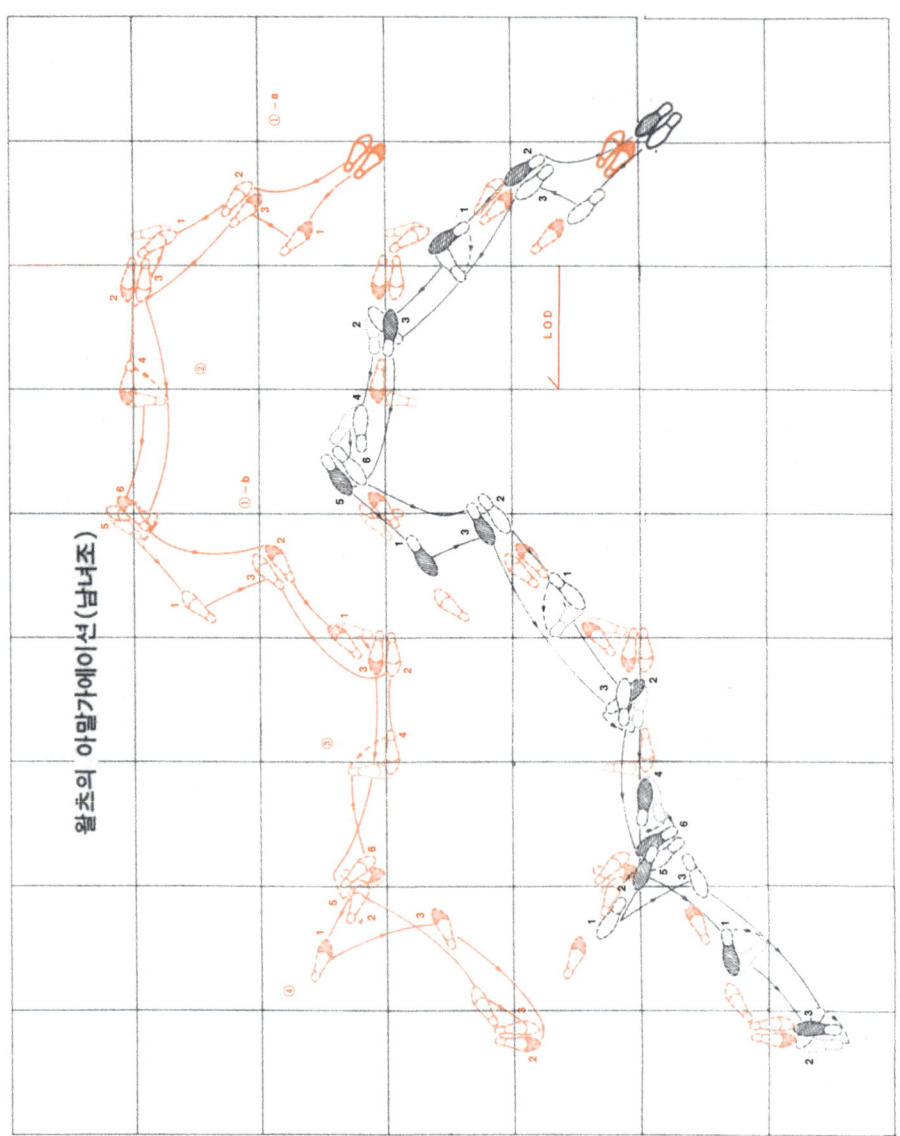

지르박

Jiruba

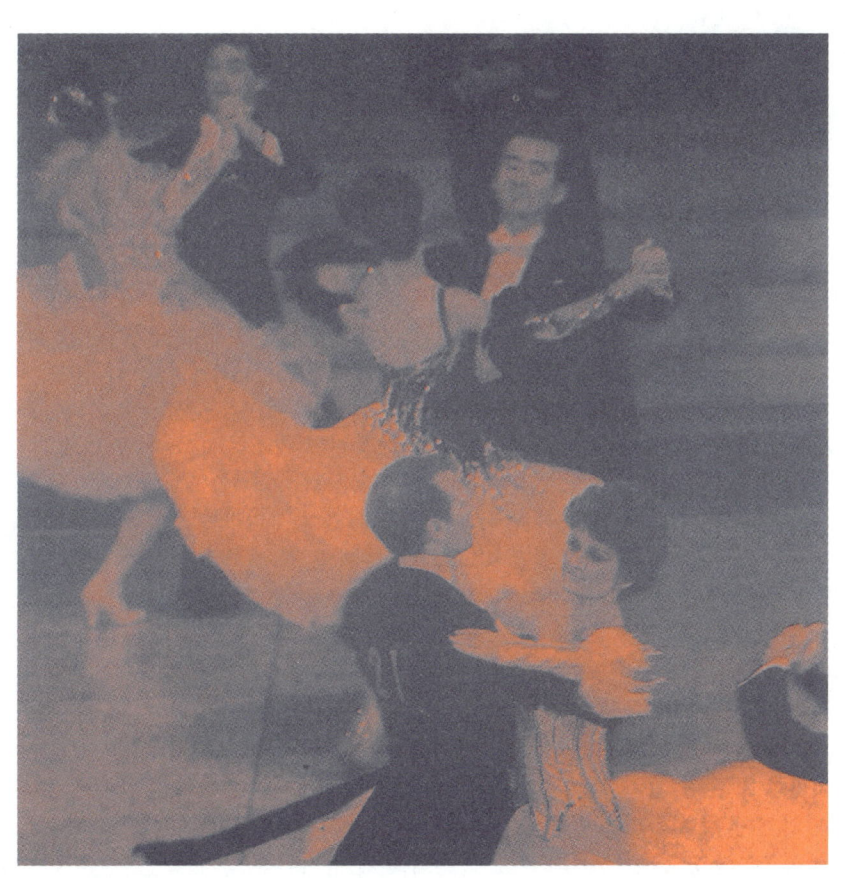

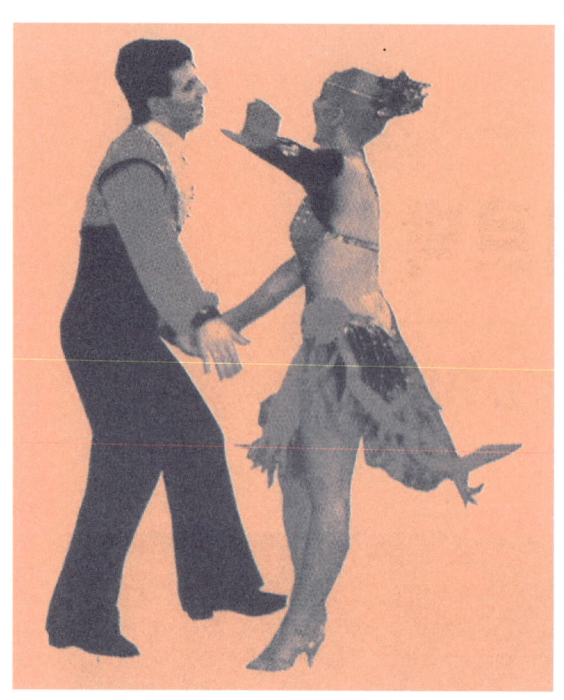

1 지르박의 기원

지르박은 해방 후 미군에 의해 처음으로 우리 나라에 도입되었다. 린디호프(지르박의 뿌리) 미국의 지터백(Jitterbug)으로부터 전화된 것이라 생각된다. 우리 나라에 도입된 것은 싱글 린디 형식으로 SSQQ의 리듬에 따라 추는, 경쾌하고 리드미컬한 이 춤은 순식간에 많은 사람의 애호를 받으면서 전국적으로 퍼지게 되었다. 동시에 영국으로 건너간 이 춤은 더블 린디(Q & Q, Q & Q, QQ)의 리듬을 바탕으로 하는 쟈이브(Jive)로 완성되었으며 그뒤 우리 나라에도 도입되었다.

그러나 이 쟈이브는 고도의 테크닉이 필요하기 때문에 처음에는 싱글 린디의 리듬을 바탕으로 하는 지르박으로부터 배우는 것이 바람직하다. 음악은 4/4박자라면 빠른 것에서부터 느린것까지 폭 넓게 즐길 수가 있다. 특히 제2와 제4박자 째에 악센트가 있는 음악이라면 얼마든지 즐겁게 출 수 있다.

타임=4/4, 템포=42~44, 리듬=SSQQ

2 지르박의 짝짓기와 자세

남자와 여자는 서로 마주보고 똑바로 서되, 15~20cm 정도 떨어진다. 남자의 왼쪽 사이드와 여자의 오른쪽 사이드를 약간 열고 서로 짝짓는다. 남자의 왼손과 여자의 오른손은 가볍게 잡게 되며 허리, 또는 그 보다 다소 높은 위치에 유지한다. 남자의 오른손은 여자의 왼쪽 어깨 뒷부분에 대고, 여자의 왼손은 남자의 오른쪽 어깨 위에 가볍고 자연스럽게 얹는다.

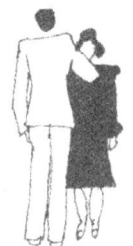 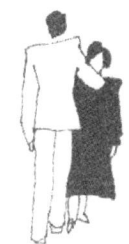 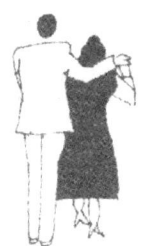

3 지르박의 발 사용법

우선 남자의 발 사용법부터 설명한다. 제1슬로우 카운트의 제1박자에서 체중을 얹지 않고 왼발 앞뿌리로 바닥을 스치며, 제2박자에서 왼발을 바닥에 대고 체중을 왼발에 얹으며 왼무릎을 편다. 제2스텝 제2카운트의 제1박자도 체중을 얹지 않고 오른발 앞뿌리로 바닥을 스치며 제2박자에서 오른발을 바닥에 대고, 체중을 그 발에 얹으며 오른무릎을 편다. 다음에 제3스텝의 퀵 카운트에서는 왼발 앞뿌리로 뒤쪽 또는 FA에서 단단히 바닥을 딛고 이 발에 체중을 얹지만 발꿈치는 바닥에 대지 않는다. 제4스텝에서 오른발에 전체 체중을 되돌리며 바닥에 댄다.

4 초보자가 음악에 맞추는 방법

우선 제1스텝의 제1카운트에서 왼발에 가볍게 체중을 얹고 다음에 제2카운트에서 단단히 왼발에 체중을 얹는다(S). 제2스텝은 제1스텝과 같은 요령으로 제3카운트에서 가볍게 오른발에 체중을 얹고 제4카운트에서 단단히 오른발에 체중을 얹는다(S).

다음에 제3스텝의 오른발로 뒤쪽 또는 FA에서 단단히 바닥을 딛지만 뒤꿈치는 바닥에 대지 않는다(Q). 제4스텝은 제6카운트에서 오른발에 체중을 되돌리며 바닥에 댄다(Q).

즉 제1스텝의 S를 1~2로 카운트하고 제2스텝의 S를 3~4로 카운트하여 모두 2박자씩을 소비하며 제3스텝의 Q를 5, 제4스텝의 Q를 6으로 카운트하기 때문에 3, 4스텝은 각기 1박자씩이 된다.

1 BASIC STEP – A
기본 스텝 A형

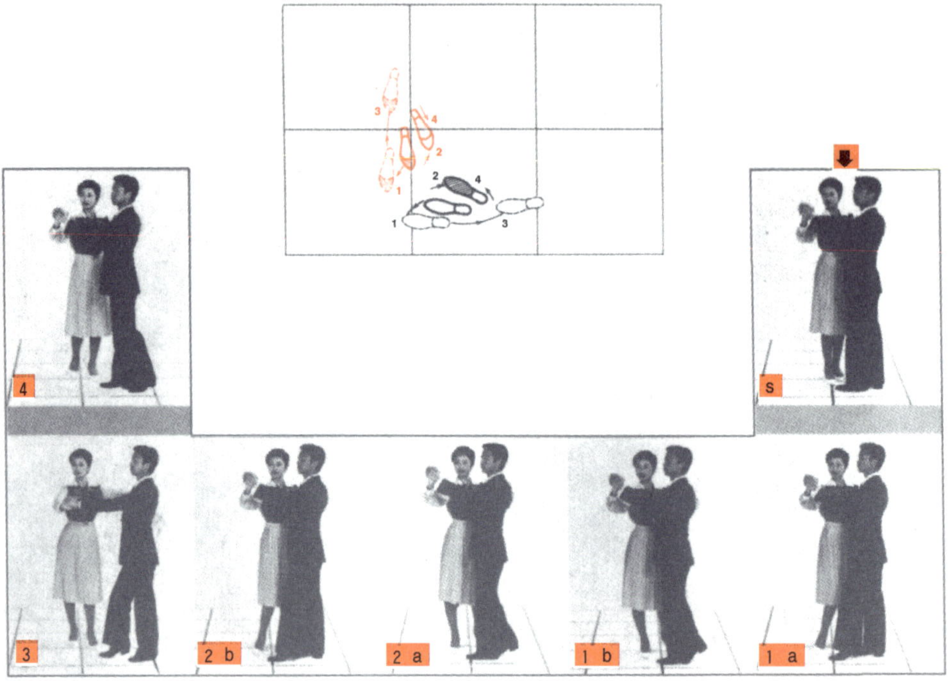

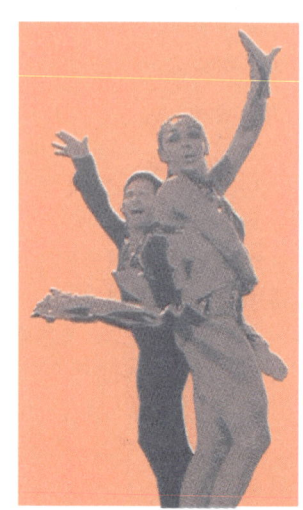

■ 남자			■ 여자	
스텝	발의 위치	리듬(카운트)	스텝	발의 위치
1	왼 발 옆으로, PP로	S(1, 2)	1	오른발 옆으로, PP로
2	오른발 체중을 되돌린다	S(3, 4)	2	왼 발 체중을 되돌린다
3	왼 발 FA로 벌리면서 후퇴	Q (5)	3	오른발 FA로 벌리면서 후퇴
4	오른발 체중을 되돌린다	Q (6)	4	왼 발 체중을 되돌린다

• 주 : 각 발의 위치는 발형을, 손을 올리고 내림은 사진을 잘 참조할 것.

CHANGE OF PLACES R TO L   Jiruba
오른쪽에서 왼쪽으로의 이동

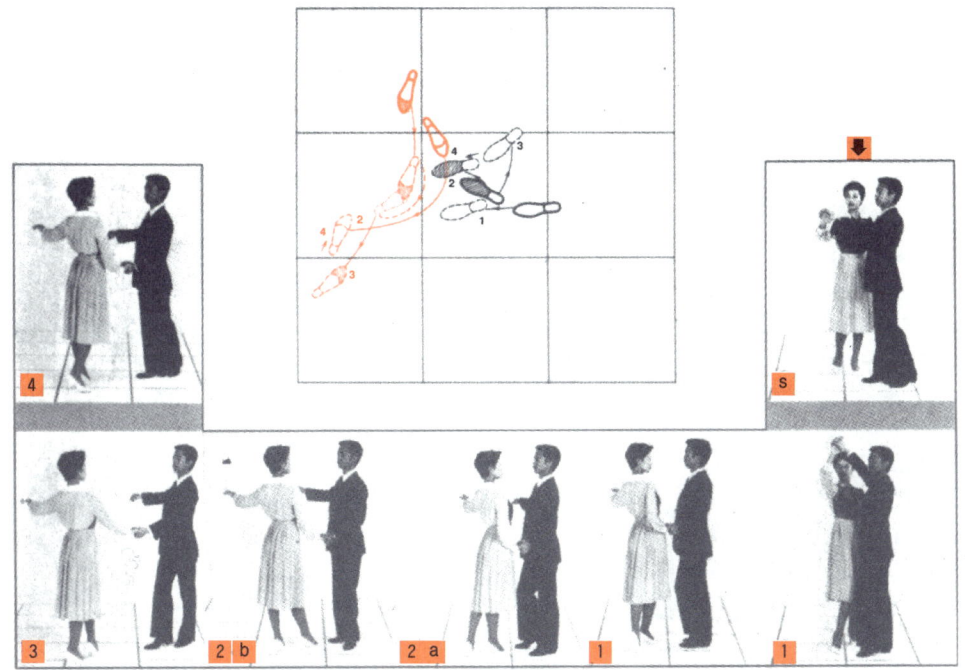

- 남자의 리드 : 카운트1에서 왼손을 올리고 카운트2에서 여자를 오른쪽으로 회전시킨다. 카운트 3~4에서 왼손을 내린다. 카운트 5에서 여자와 가볍게 서로 끌어당기듯 하며 카운트 6에서 왼손의 압력을 여자의 손에 느끼게 하여 다소 접근한다.
- 여자의 펄로우 : 카운트 1에서 남자의 리드로 오른손을 올리고, 카운트2에서 남자의 리드로 재빨리 오른쪽으로 약 5/8 회전하며 왼손을 내린다. 카운트 5에서 남자와 가볍게 서로 끌어당기는 듯하며 카운트 6에서 남자의 왼손의 압력을 느끼고 남자에게 약간 접근한다.

■ 남자			■ 여자	
스텝	발의 위치	리듬(카운트)	스텝	발의 위치
1	왼 발 약간 앞으로, PP에	S(1, 2)	1	오른발 앞으로, PP에 오른쪽으로 회전
2	오른발 왼발 옆으로	S(3, 4)	2	왼 발 오른발의 약간 뒤에
		Q (5)		
3	왼 발 후퇴		3	오른발 후퇴
4	오른발 체중을 되돌린다.	Q (6)	4	왼 발 체중을 되돌린다.

- 회전량 : 남자 1~4에서 1/8, 여자 1~4에서 오른쪽으로 5/8.
- 주 : 끌어당기고 밀어 내는 정도는 남녀가 모두 상대방의 균형을 무너뜨리지 않는 정도로 할 것.

3 CHANGE OF PLACES L TO R
왼쪽에서 오른쪽으로의 이동

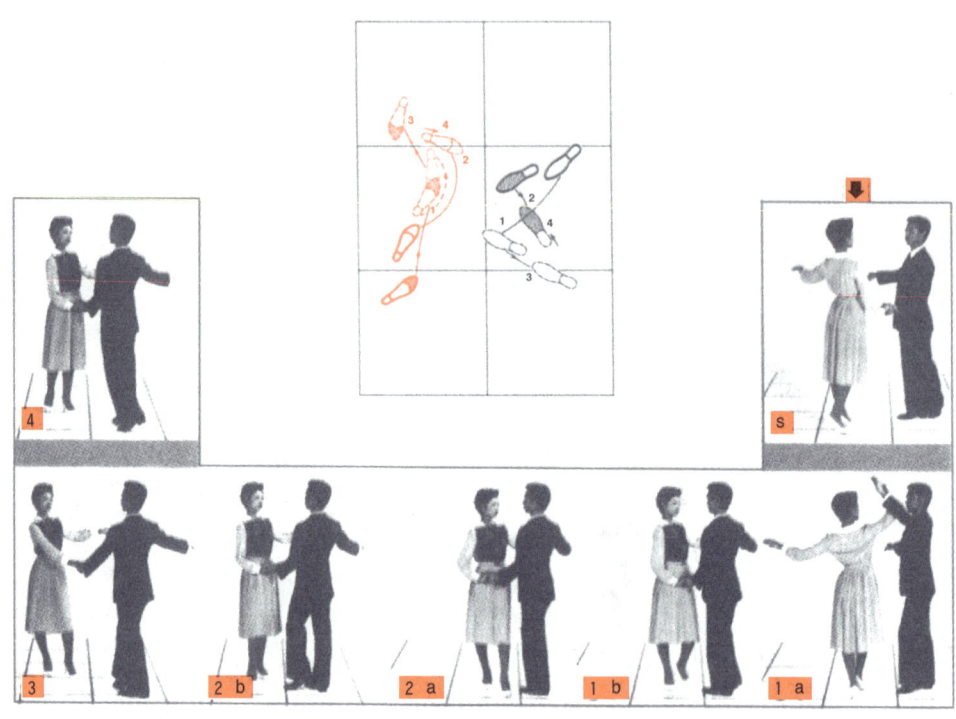

■ 남자			■ 여자	
스텝	발의 위치	리듬(카운트)	스텝	발의 위치
1	왼 발 전진(여자를 향해 왼쪽으로)	S(1, 2)	1	오른발 전진, 왼쪽으로 회전
2	오른발 후퇴	S(3, 4)	2	왼 발 오른발의 약간 뒤로
3	왼 발 후퇴	Q (5)	3	오른발 후퇴
4	오른발 체중을 되돌린다	Q (6)	4	왼 발 체중을 되돌린다

- 회전량 : 남자 1~4에서 오른쪽으로 1/4에서 왼쪽으로 5/8.

- 남자의 리드 : 카운트 1에서 왼손을 올리고 카운트 2에서 여자를 왼쪽으로 회전시킨다. 카운트 3~4에서 손을 내린다. 카운트 5에서 여자와 가볍게 서로 당기는 듯하며, 카운트 6에서 왼손의 압력을 여자가 느끼게 하고 다소 접근한다.
- 여자의 펄로우 : 카운트 1에서 남자의 리드로 오른손을 올리고 카운트 2에서 남자의 리드로 재빨리 왼쪽으로 회전하며, 카운트 5에서 남자와 가볍게 당기는 듯하고 카운트 6에서 남자의 왼손의 압력을 느끼며 남자에게 약간 접근한다.

4a CHANGE OF HANDS BEHIND BACK　　　　Jiruba
등 뒤에서 손 바꾸기

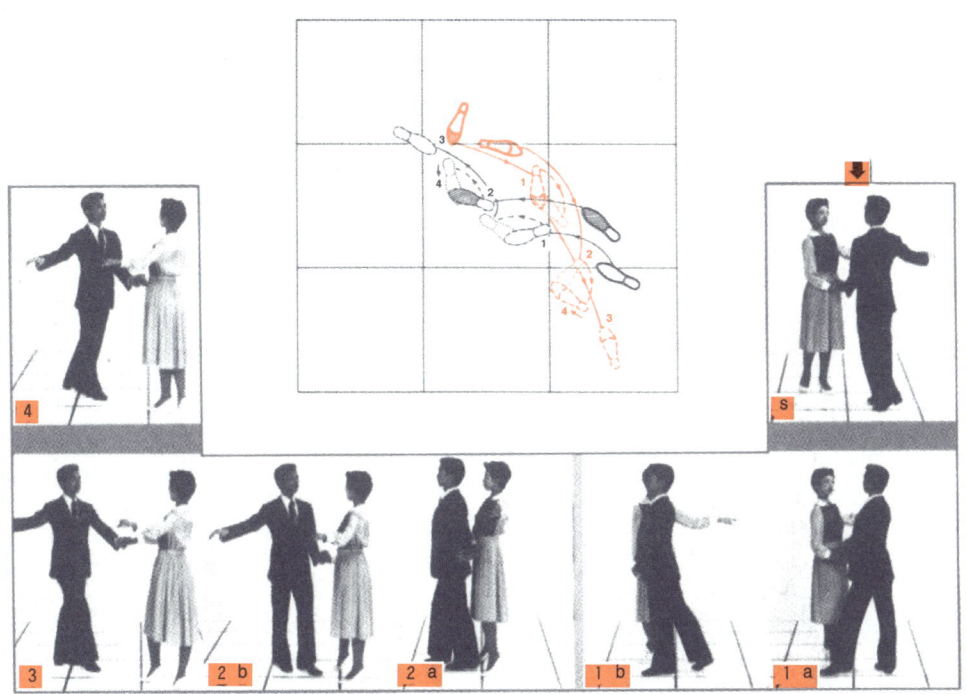

■ 남자			■ 여자	
스텝	발의 위치	리듬(카운트)	스텝	발의 위치
1	왼 발 전진(여자를 향해 왼쪽으로), 오른손을 여자의 오른손 등에 얹는다	S(1, 2)	1	오른발 전진(남자를 마주보며 왼쪽으로)
2	오른발 전진, 왼손 뒤에서 여자의 오른손을 잡는다	S(3, 4)	2	왼 발 전진, 오른쪽으로 회전하고 남자의 등뒤로 돌아간다
3	왼 발 후퇴		3	오른발 후퇴
4	오른발 체중을 되돌린다		4	왼 발 체중을 되돌린다

- 남자의 리드 : 카운트 1에서 오른손을 여자의 오른손 위로 얹고, 카운트 2에서 재빨리 왼쪽으로 회전하는 사이에 여자를 등 뒤에서 돌린다. 카운트 3에서 왼손으로 여자의 오른손을 잡고, 카운트 4에서 서로 향하며 마주본다.
- 여자의 펄로우 : 카운트 1~4까지 오른 손을 남자에게 맡기고 카운트 5~6에서의 당김과 압력을 주는 정도는 (2) (3) COP와 같다.

• 회전량 : (남녀 모두) 1~4스텝에서 왼쪽으로 약 1/2회전을 한다.

4b CHANGE OF PLACE L TO R
왼쪽에서 오른쪽으로의 이동

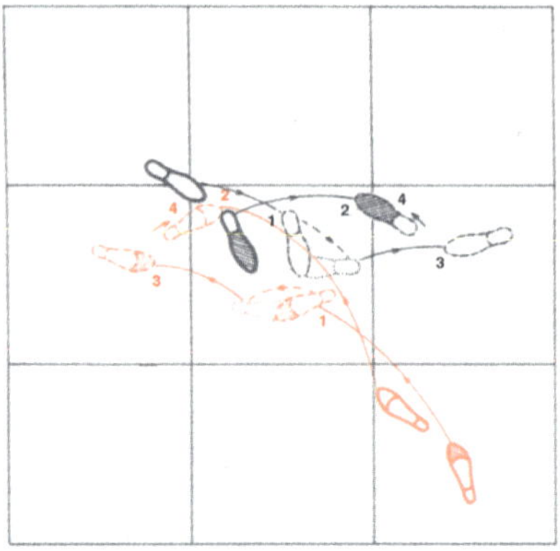

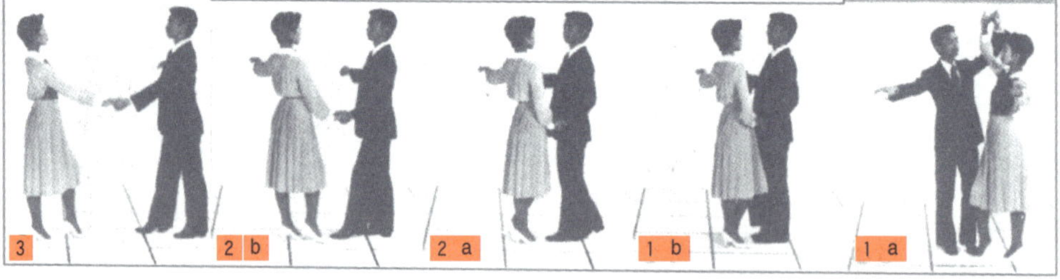

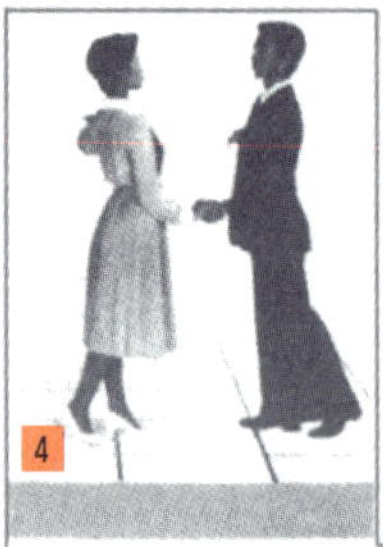

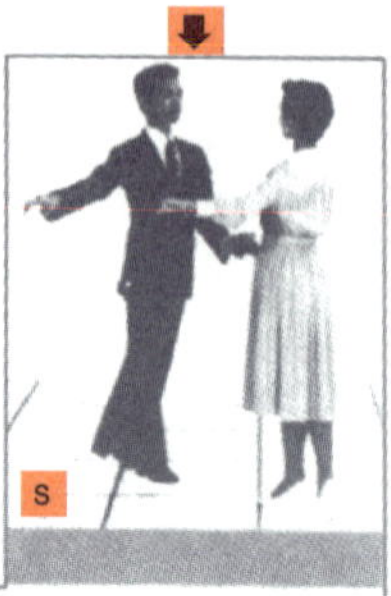

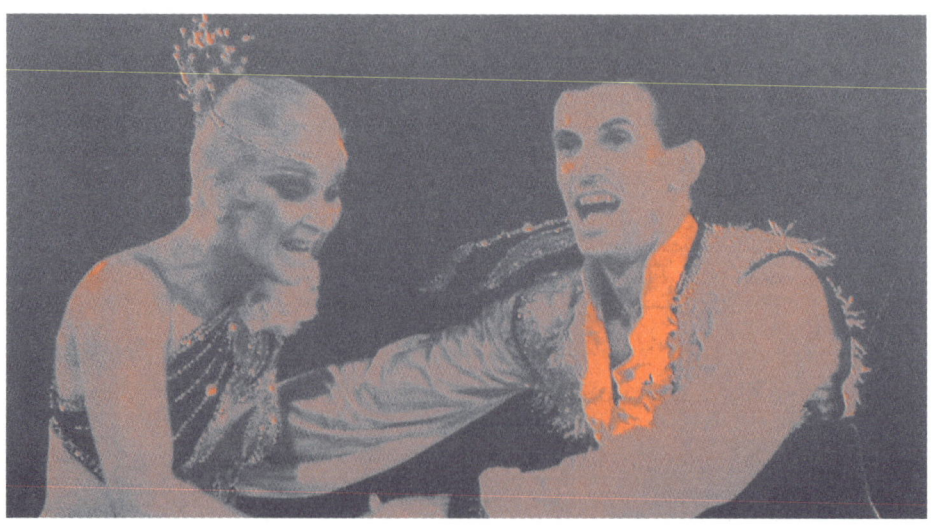

BASIC STEP – B   Jiruba

기본 B 형에서 5로의 도입 피큐어
처음에는 여기에서 피큐어 2로 되돌아가고 여기까지 를 반복 연습한다.

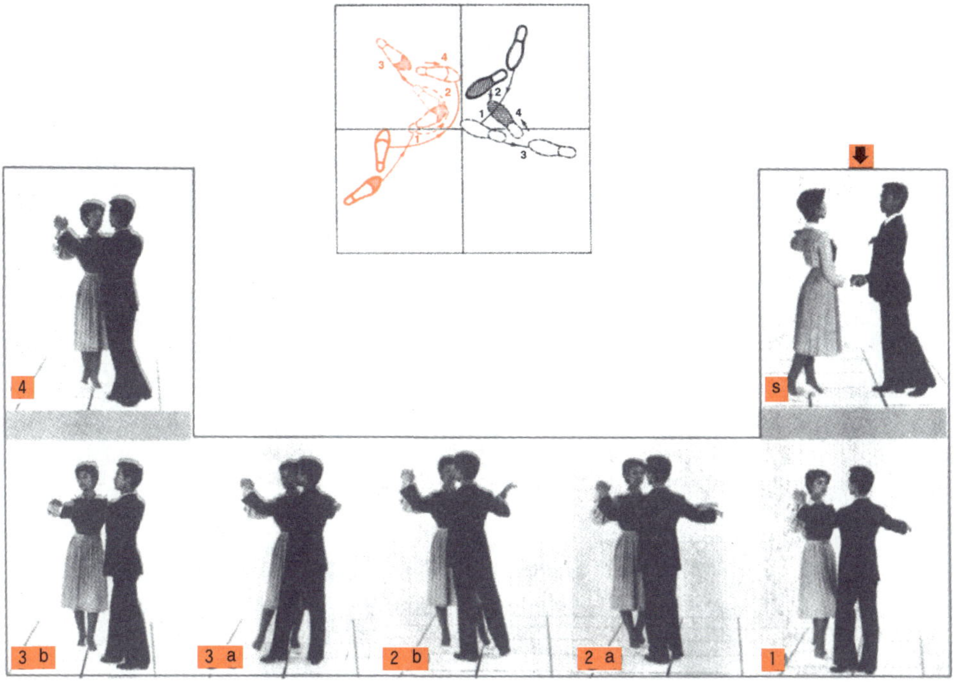

■ 남자			■ 여자	
스텝	발의 위치	리듬(카운트)	스텝	발의 위치
1	왼 발 전진	S(1, 2)	1	오른발 전진
2	오른발 옆으로, 약간 뒤로	S(3, 4)	2	왼 발 옆으로, 약간 뒤로
3	왼 발 PP로 후퇴	Q (5)	3	오른발 PP로 후퇴
4	오른발 체중을 되돌린다	Q (6)	4	왼 발 체중을 되돌린다

- 남자의 리드 : 카운트 1~2에서 보편적인 짝짓기로 되돌아가도록 왼손 으로 끌어당긴다. 카운트 3~4에서 보편적인 짝짓기로 되돌아가고 여자와 마 주본다. 카운트 5에서 PP로 짝짓기 한다.
- 여자의 펄로우 : 카운트 1~2에서 남자의 리드로 보편적인 짝짓기로 되돌아 가기 시작하여 카운트 3~4에서 남자와 마주보고 카운트 5에서 PP로 짝짓기 한다.
- 회전량 : 남자 1~4에서 왼쪽으로 1/8, 여자 1~4에서 오른쪽으로 1/4.

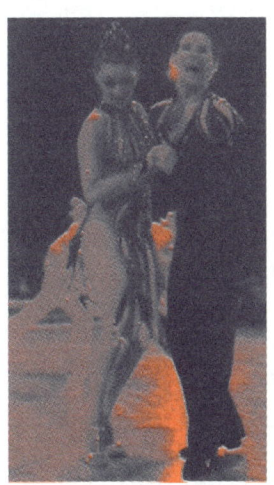

5a PROMENADE WALKS
프롬나드 워크

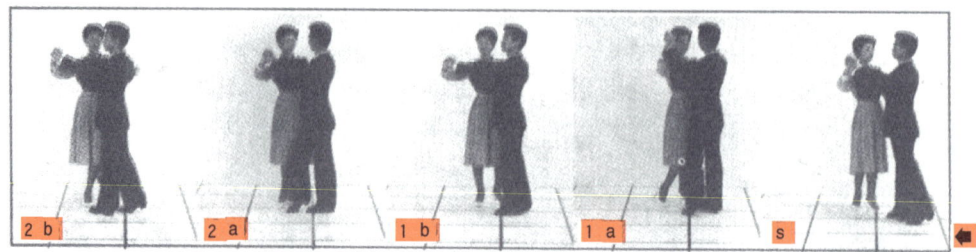

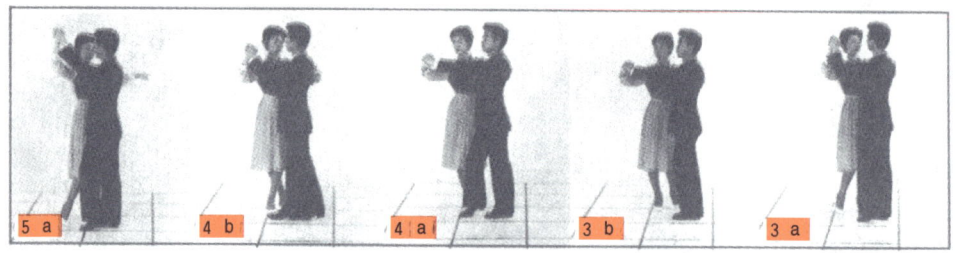

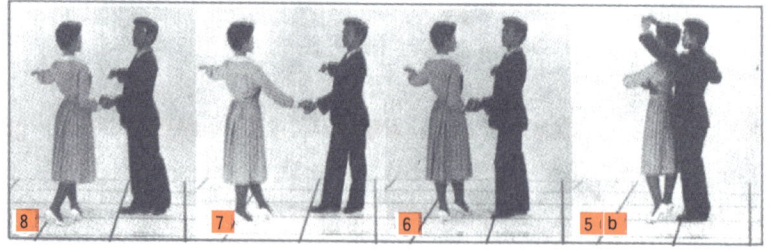

■ 남자

스텝	발의 위치	리듬(카운트)
1	왼 발 옆으로, PP로	S(1, 2)
2	오른발 전진, 오른발을 교차시키며 PP로	S(3, 4)
3	위 1~2스텝을 되풀이 한다	S(1, 2)
4		S(3, 4)
5		S(1, 2)
6	(3)의 남자와 같다	S(3, 4)
7		Q(5)
8		Q(6)

■ 여자

스텝	발의 위치
1	오른발 옆으로, PP로
2	왼 발 전진, 오른발을 교차하며 PP로 CBMP에
3	위 1~2스텝을 되풀이 한다
4	
5	
6	(3)의 여자와 같다
7	
8	

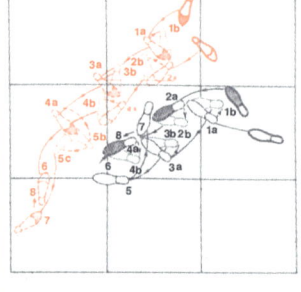

5b CHANGE OF PLACES L TO R Jiruba

왼쪽에서 오른쪽으로의 이동
3~4스텝에서 더블 홀드가 되고, (6)으로 도입

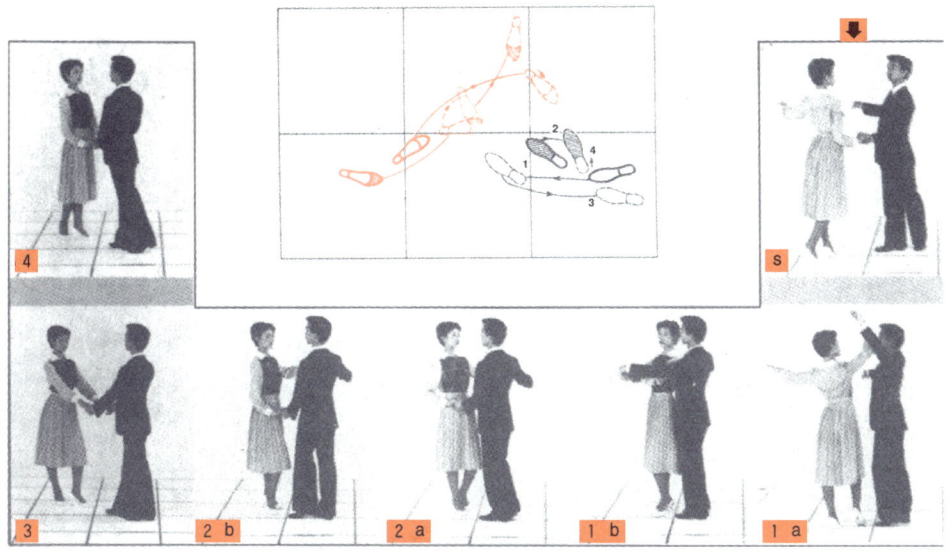

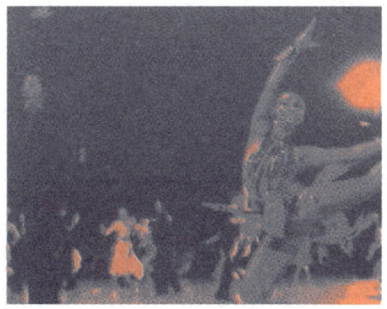

- 주 : 카운트(4, 1)에서 서로 마주보며 카운트(2, 3)에서 PP가 된다.

　　남자의 오른손 리드로 카운트 1에서 중심을 주지 않으며 마주 보게 되고 카운트2에서 PP로 열릴 때 체중을 얹는다. 1박자, 3박자, 5박자, 7박자 등 모든 홀수 박자에서 발끝이 바닥에 닿지만 체중은 얹지 않는다. 2박자, 4박자, 6박자, 8박자 등 모든 짝수 박자에서는 가볍게 바닥에 뒤꿈치를 대고 또한 5스텝째의 마지막에 남자(왼발), 여자(오른발), 6스텝 마지막에 남자(오른발), 여자(왼발) 모두 짝수 박자에 악센트를 주면 된다. 8스텝째에서는 남자(오른발), 여자(왼발)모두 짝수 박자에 악센트를 주면 된다. 8스텝째에서는 남자(오른발), 여자(왼발) 모두 바닥에 강한 압력을 준다.

6a WINDMILL 윈드밀

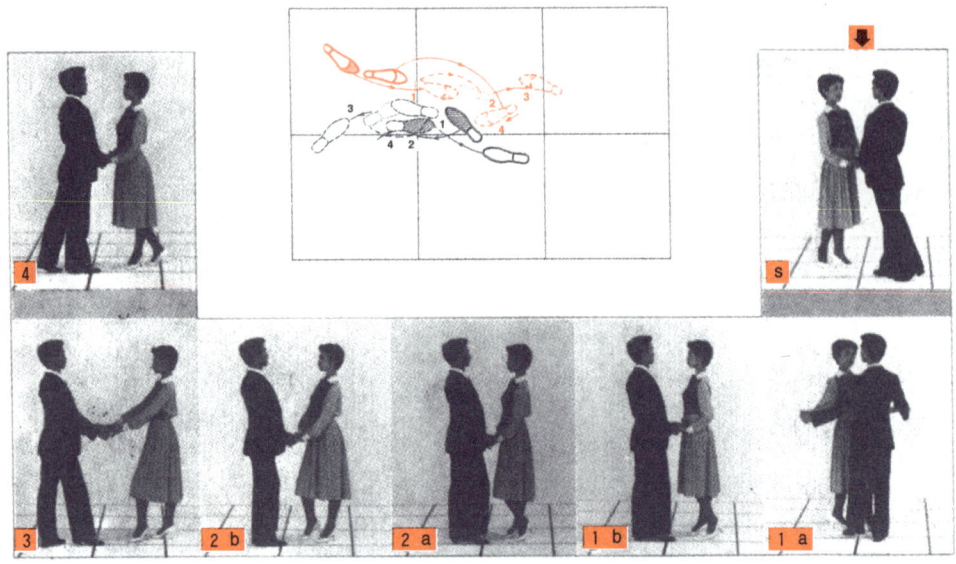

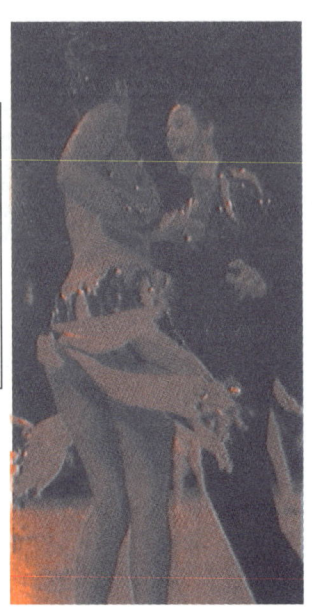

■ 남자			■ 여자	
스텝	발의 위치	리듬(카운트)	스텝	발의 위치
1	왼 발 PP로 전진(왼쪽으로)	S(1, 2)	1	오른발 PP로 전진(오른쪽으로)
2	오른발 작게 옆으로 벌린다	S(3, 4)	2	왼 발 작게 옆으로 벌린다
3	왼 발 후퇴	Q(5)	3	오른발 후퇴
4	오른발 체중을 되돌린다	Q(6)	4	왼 발 체중을 되돌린다

- 남자의 리드 : 선행 피규어의 왼쪽에서 오른쪽으로의 이동의 마지막 에서 오른손으로 여자의 오른손을 잡으며, 카운트 1~2에서 양손을 벌리고 카운트 3~4에서 양손을 모으며 카운트 5에서 마 주보고 팔의 길이 만큼 떨어지고 카운트 6에서 가볍게 서로 당긴다.
- 여자의 펄로우 : 남자의 리드로 남자와 같은 동작을 한다.
- 회전량 : (남녀모두) 1~4에서 왼쪽으로 3/8.
- 주 : 통상적으로 (6)은 다시 한번 되풀이한다.

6b WINDMILL 윈드밀   Jiruba

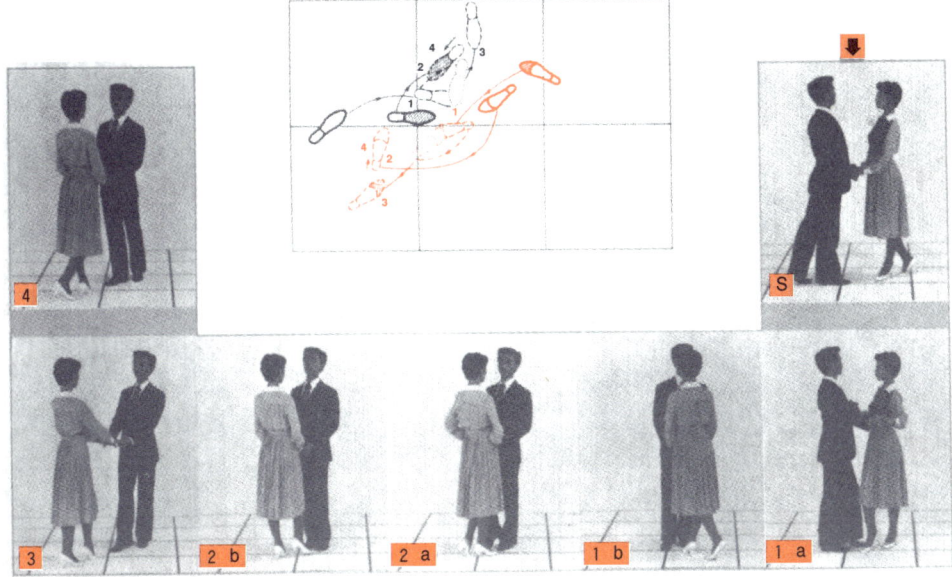

7 CARDLE IN
카르들레로의 도입 피큐어

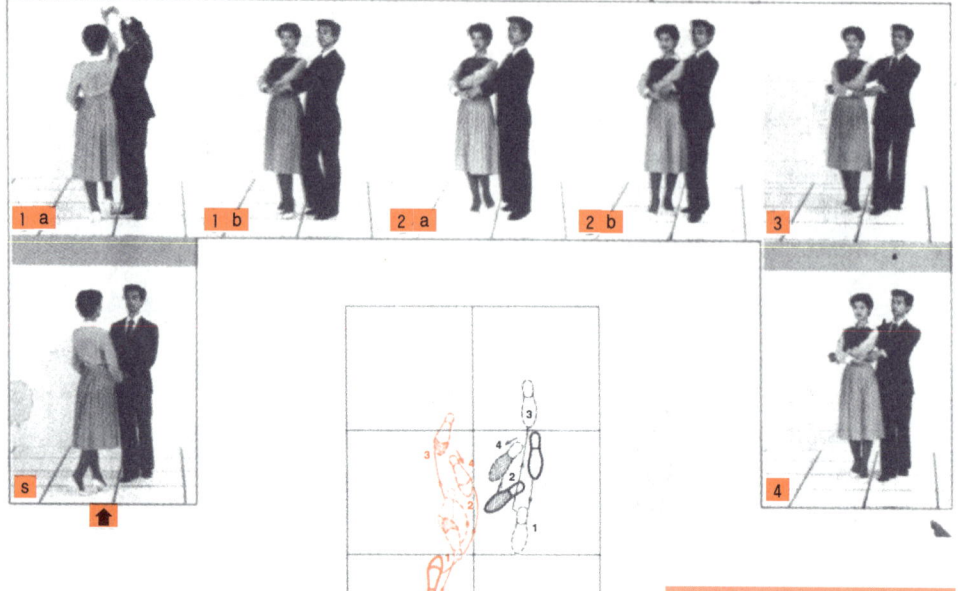

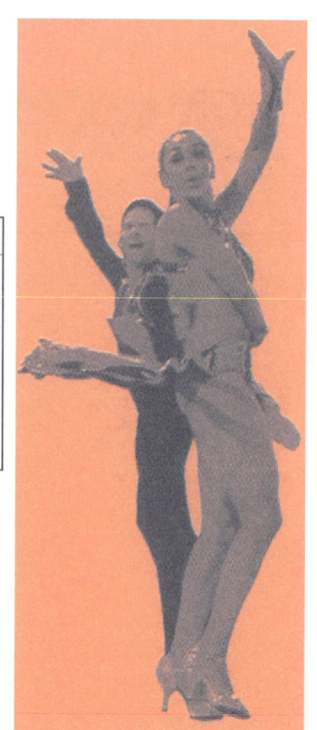

남자		리듬(카운트)	여자	
스텝	발의 위치		스텝	발의 위치
1	왼 발 전진	S(1, 2)	1	오른발 전진, 왼쪽으로 회전
2	오른발 약간 후퇴	S(3, 4)	2	왼 발 후퇴
3	왼 발 후퇴	Q(5)	3	오른발 후퇴
4	오른발 체중을 되돌린다	Q(6)	4	왼 발 체중을 되돌린다

- 남자의 리드 : 카운트 1에서 왼손을 들고 카운트 2에서 여자를 왼쪽으로 회전시키며 카운트 3~4에서 왼손을 내려 여자를 오른쪽으로 리드한다. 팔 을 잡는 방법은 사진을 참조할 것.
- 여자의 펄로우 : 남자의 리드로 카운트 1에서 오른손을 들고 카운트2에서 왼쪽으로 회전하며 카운트 3~4에서 남자의 오른쪽으로 간다. 팔을 잡는 방법은 사진을 참조할 것.
- 회전량 : 남자 없음. 여자는 1~2에서 왼쪽으로 1/2.

7a CARDLE -1
카르들레 -1
Jiruba

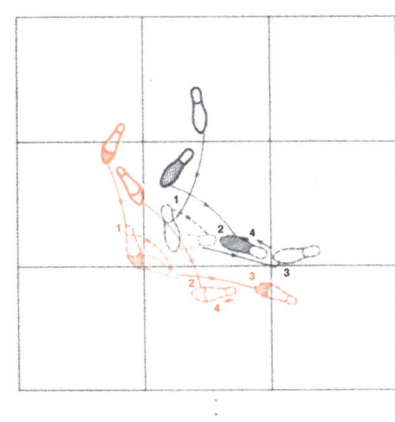

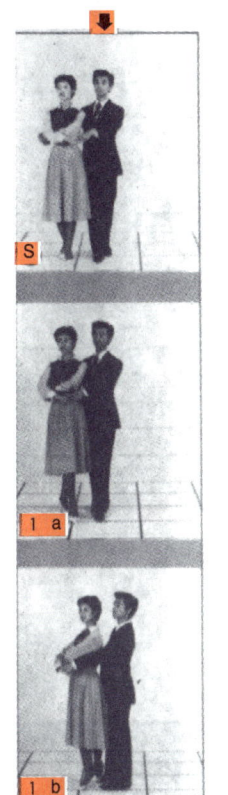

■ 남자			■ 여자	
스텝	발의 위치	리듬(카운트)	스텝	발의 위치
1	왼 발 전진, 오른쪽으로 회전	S(1, 2)	1	오른발 전진, 오른쪽으로 회전
2	오른발 후퇴	S(3, 4)	2	왼 발 후퇴
3	왼 발 후퇴	Q(5)	3	오른발 후퇴
4	오른발 체중을 되돌린다	Q(6)	4	왼 발 체중을 되돌린다

- 남자의 리드 : 카운트 1~2에서 오른손으로 여자의 왼손을 당기며 오른쪽으로 리드하기 시작하고, 카운트 3~4에서 여자를 오른쪽으로 리드한다.
- 여자의 펄로우 : 남자의 리드로 카운트 1~2에서 남자의 오른쪽으로 이동하기 시작하고 카운트 3~4에서 남자의 오른쪽으로 이동하며 도입 피규어의 3~4와 같은 위치가 된다.
- 회전량 : (남녀 모두) 1~2에서 오른쪽으로 1/4 .

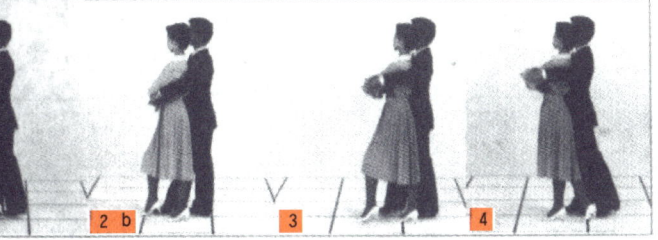

7b CARDLE – 2
카르들레 - 2

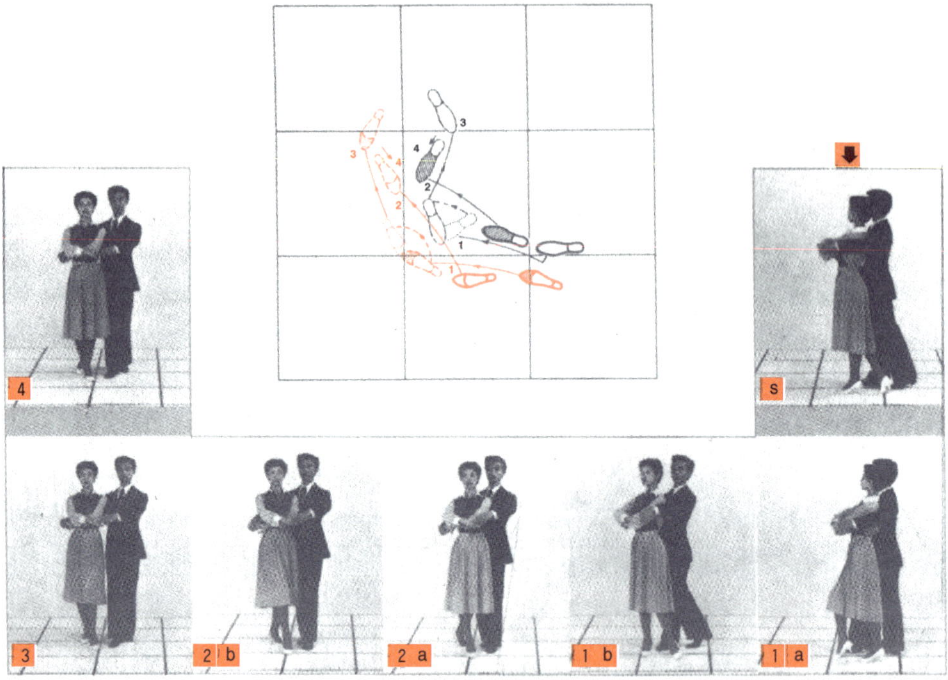

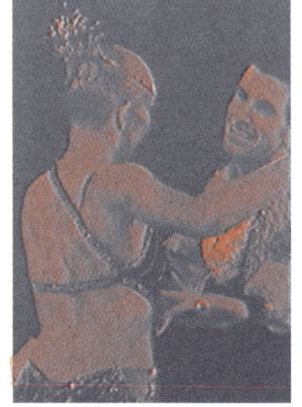

스텝	발의 위치	리듬(카운트)	스텝	발의 위치
	■ 남자			■ 여자
1	왼 발 전진, 왼쪽으로 회전	S(1, 2)	1	오른발 전진, 왼쪽으로 회전
2	오른발 후퇴	S(3, 4)	2	왼 발 후퇴
3	왼 발 후퇴	Q(5)	3	오른발 후퇴
4	오른발 체중을 되돌린다	Q(6)	4	왼 발 체중을 되돌린다

- 남자의 리드 : 카운트 1~2에서 왼손으로 여자의 오른손을 당김 여자를 왼 쪽으로 리드하기 시작하고, 카운트 3~4에서 여자를 왼쪽으로 리드한다.
- 여자의 펄로우 : 남자의 리드로 카운트 1~2에서 남자의 왼쪽으로 이동하기 시작하고 카운트 3~4에서 남자의 왼쪽으로 이동한다.
- 회전량 : (남녀 모두) 1~2에서 왼쪽으로 1/4.

7c CARDLE-3　　　　　　　　　　　　　　　　　　　　**Jiruba**

카르들레-3

[7-1] 과 같지만 회전량은 남자 1~4스텝에서 왼쪽으로 1/4, 여자는 오른쪽으로 3/4회전이 되며 이로써 보편적인 짝짓기로 되돌아간다.

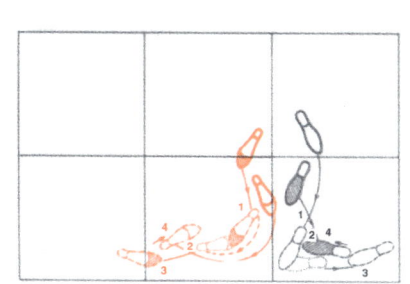
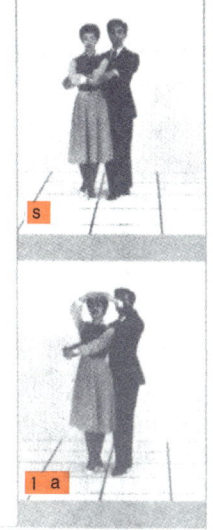
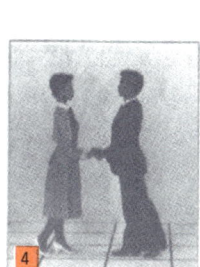
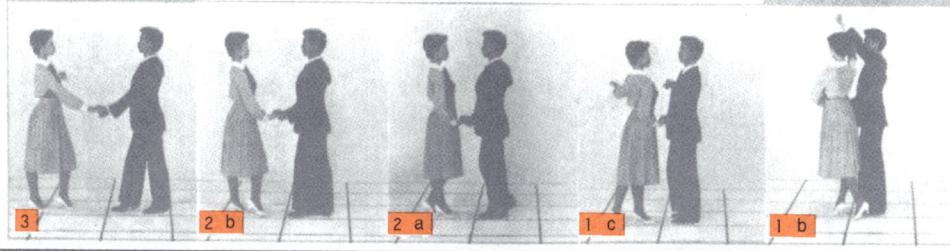
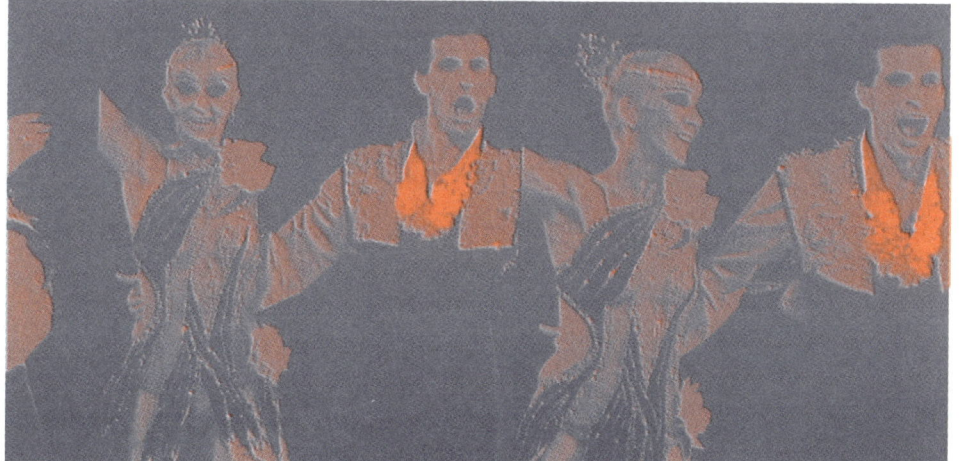

7d CARDLE-4

카르들레-4

[3]과 같지만 회전량은 남자 1~4 스텝에서 오른쪽으로 1/8, 여자는 왼쪽으로 7/8회전이 된다.

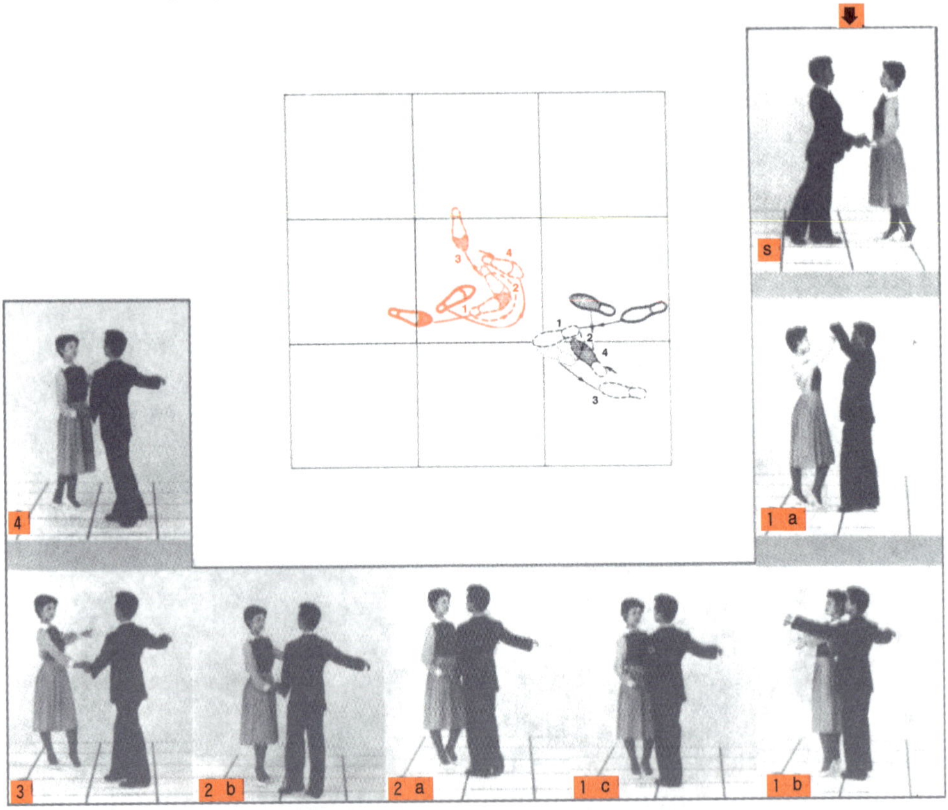

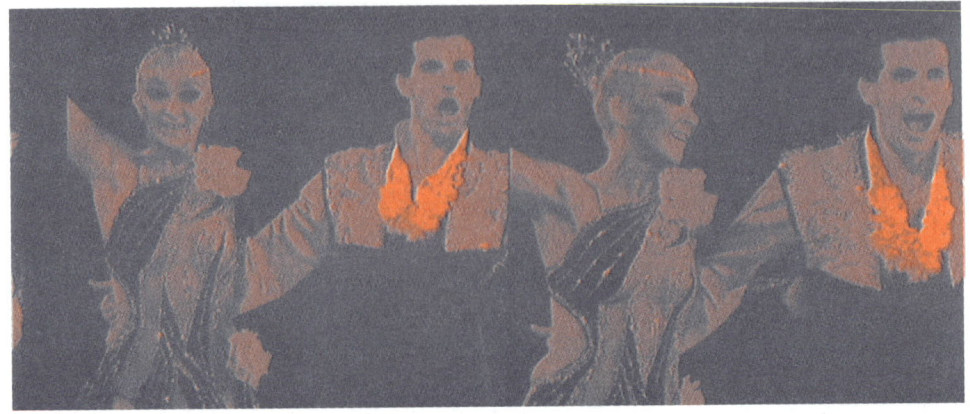

8a AMERICAN SPIN Jiruba
아메리칸 스핀

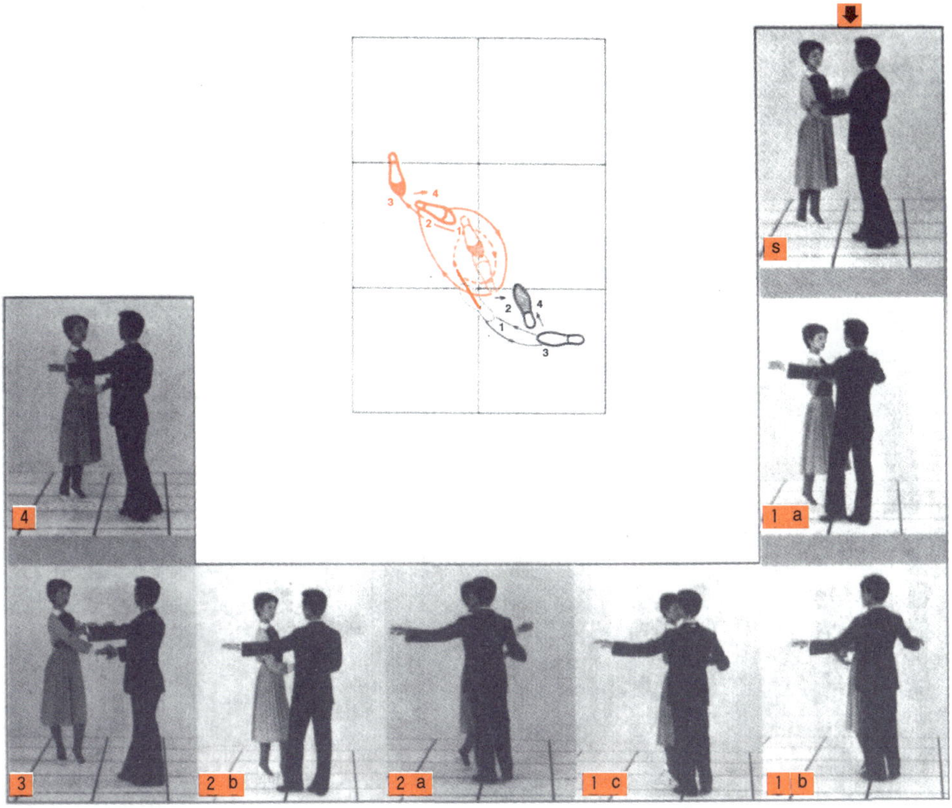

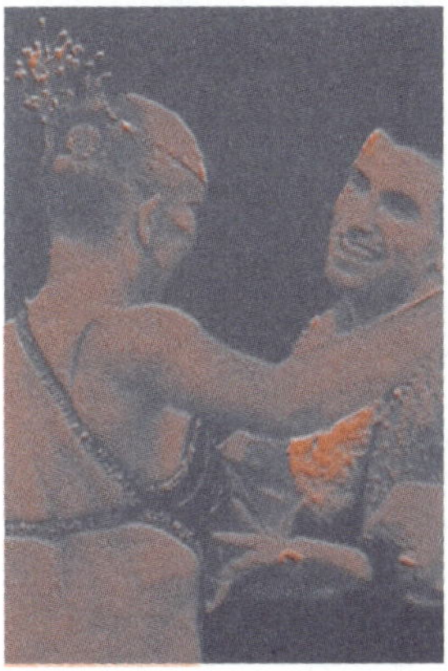

■ 남자			■ 여자	
스텝	발의 위치	리듬(카운트)	스텝	발의 위치
1	왼 발 작게 옆으로 벌린다	S(1, 2)	1	오른발 전진, 오른쪽으로 날카롭게 회전
2	오른발 체중을 되돌린다	S(3, 4)	2	왼 발 후퇴
3	왼 발 후퇴	Q(5)	3	오른발 체중을 되돌린다
4	오른발 체중을 되돌린다	Q(6)	4	왼 발

• 주 : 아메리칸 스핀으로 들어갈 때는 앞에서의 피규어 제2스텝에서 3스텝 사이에, 남자는 오른손으로 여자의 오른손을 잡는다.

107

8b AMERICAN SPIN
아메리칸 스핀을 끝내는 방법

〈왼쪽에서 오른쪽으로 이동〉에서의 (3)과 같지만 남자는 제1스텝의 회전은 오른손으로 하고 제2스텝에서는 왼손의 짝짓기로 되돌아간다.

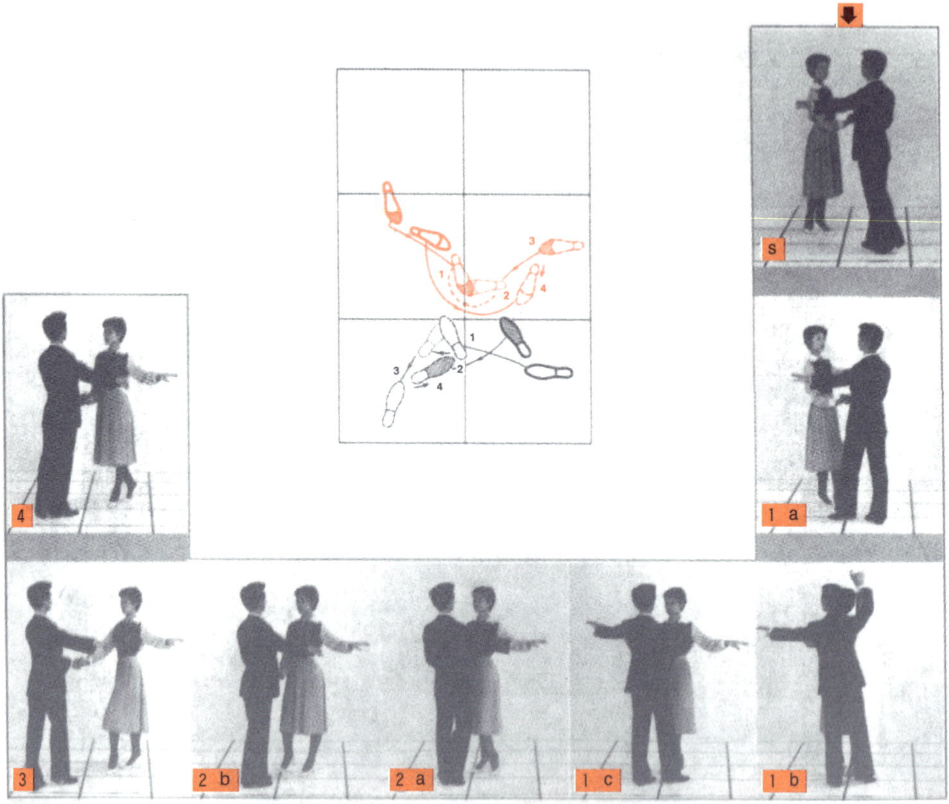

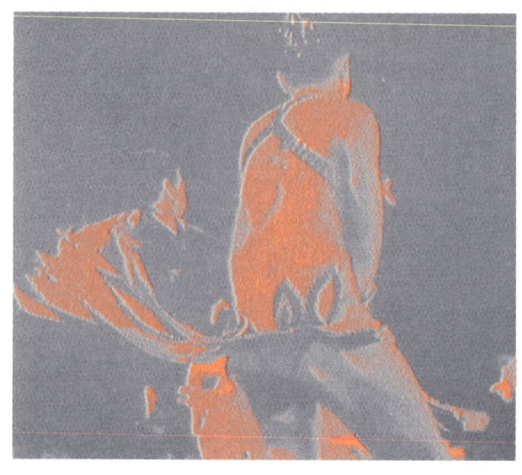

9a CHANGE OF HANDS BEHIND BACK Jiruba

등 뒤에서 손 바꾸기
(4-a)와 같다.

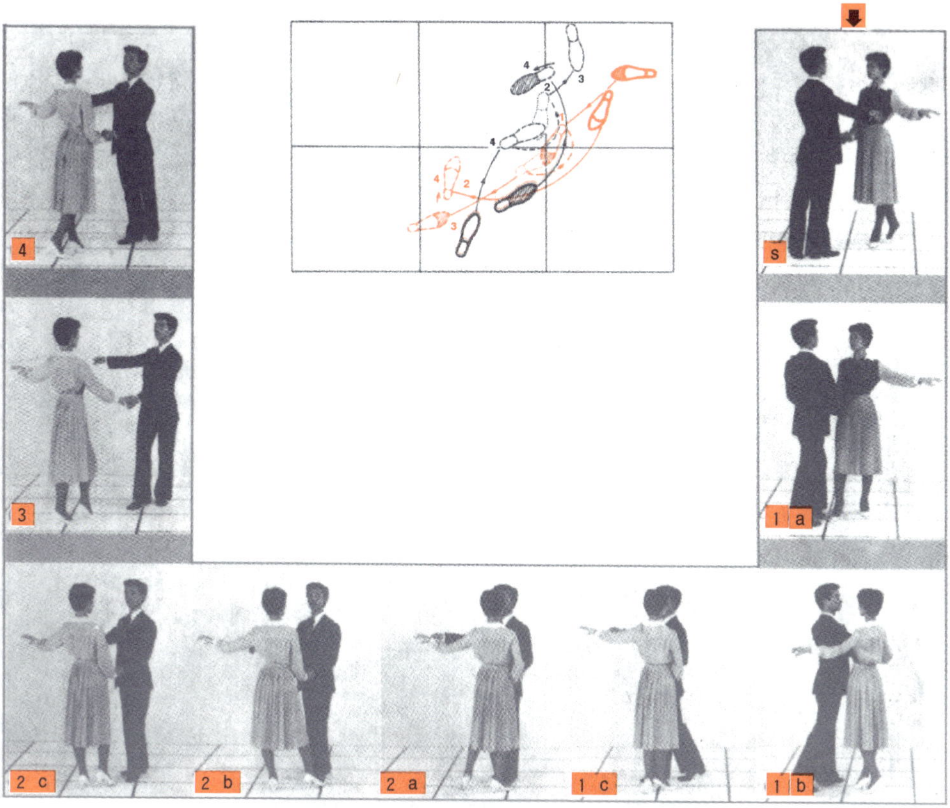

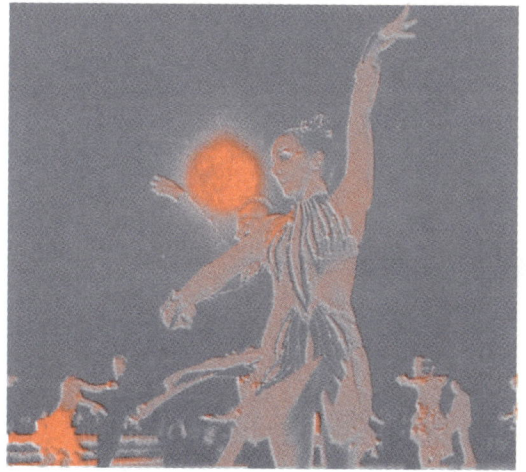

9b CHANGE OF PLACES L TO R
왼쪽에서 오른쪽으로의 이동
(3)과 같다.

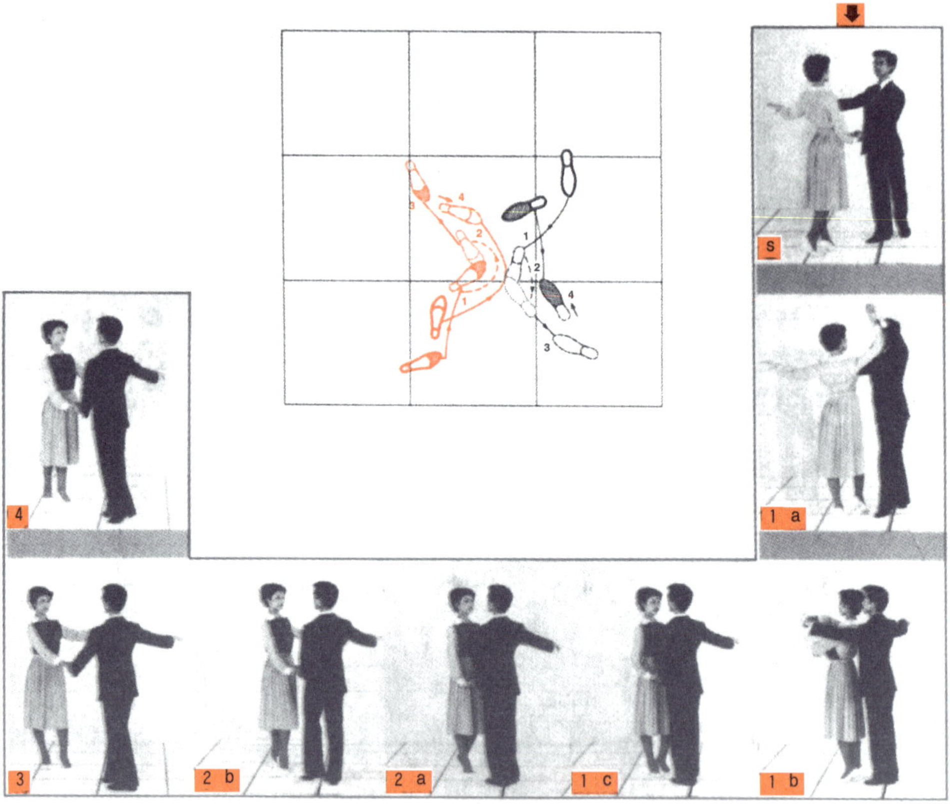

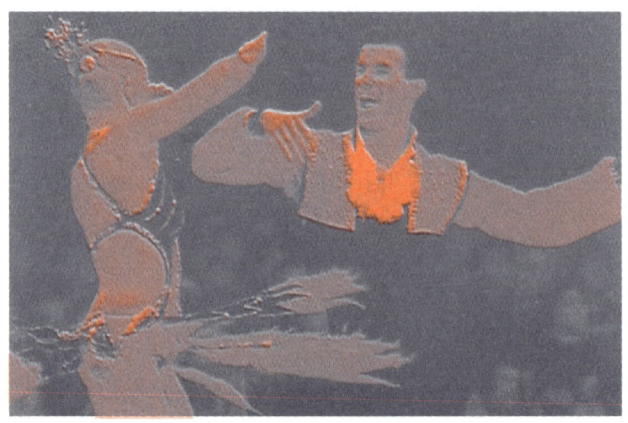

9c BASIC STEP - B Jiruba

기존 스텝B형 스타트로 되돌아간다
(4-C)와 같지만 남자는 회전하지 않고 여자의 회전량은 오른쪽으로 1/8이 된다.

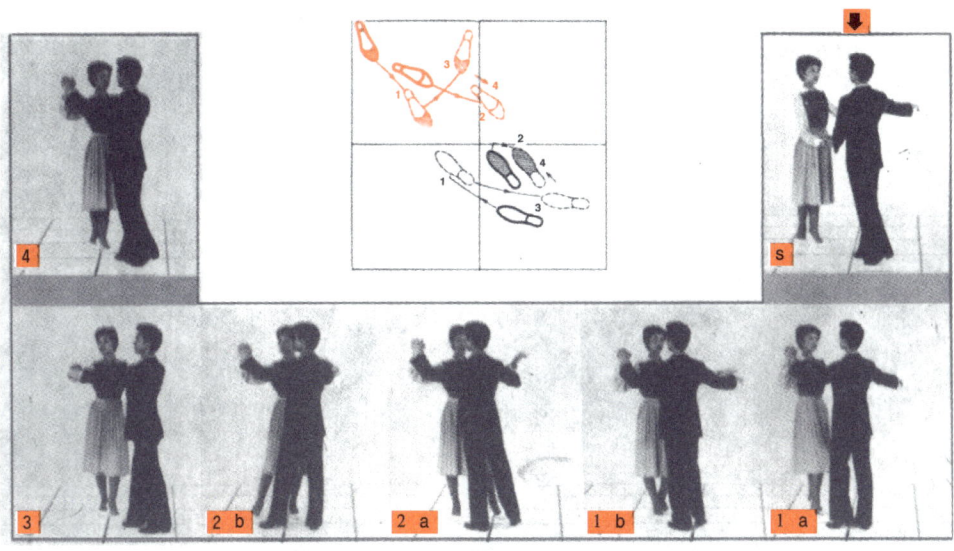

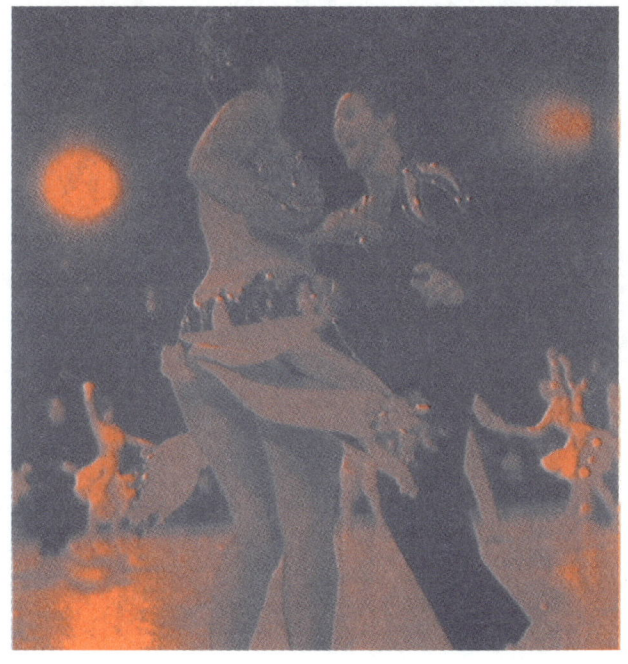

Part 2
중급교실

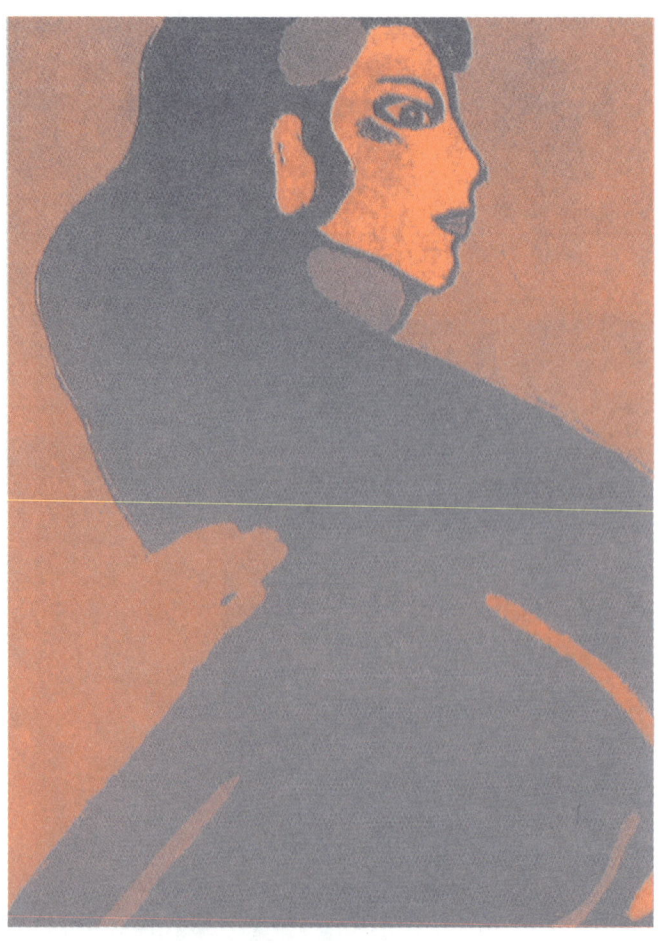

1. 도표를 보는 방법

이 중급교실은 어느 정도 댄스의 기본을 익힌 사람들을 위한 것이므로 세계적으로 통용되는 용어나 약호를 이용하여 해설했다. 그러므로 이 도표에서 사용되고 있는 주요 제목에 대해 바르게 이해하는 것이 중요하다. 단, 이들 개정 기술의 기초적인 개요를 완전히 이해만 한다면 이들 모든 도표를 그대로 암기할 필요는 없다. 또한 본문 중의 (주)를 주의깊게 읽고, 그런 다음에 여러 가지 규정 안에 있는 몇 가지 예외를 배우는 것도 중요하다.

각 종목에 사용되는 제목을 설명하기 전에 현대 사교 댄스의 기본이 되는 「워크」에 대해 설명하기로 한다.

1 워크(Walk)

워크는 현대 사교 댄스의 기초이므로, 배우는 사람은 우선 워크에서의 바른 자세와 균형에 대한 지식, 그리고 이에 대한 실제 연습 및 그것들을 간단하고도 요령있게 설명할 수가 있어야 한다. 워크의 실제 표현과 설명에 따라 그 능력을 판정할 수가 있고 그것을 바탕으로 가르치는 사람은 그 다음 단계에 대한 계획도 세울 수 있게 된다.

워크에 대한 설명은 다음과 같이 할 수 있다.

2 전진 워크(남자)

바른 자세로 서고 양무릎을 약간 헐겁게 하면서(구부리는 것은 아니다), 체중이 양발의 앞뿌리에 느껴지도록 몸 전체를 앞으로 기울인다(그러나 지나치게 기울이지 않도록 주의해야 하며 지탱하는 쪽 다리의 무릎을 헐겁게 하고 그 발꿈치가 바닥에서 떨어져서는 안된다). 워크는 어느 발부터 시작해도 무방하지만 여기에서는 설명의 편의상 오른발에 체중을 얹고 왼발부터 시작하기로 한다.

우선 처음에 지탱하는 발(오른발)의 무릎은 몸을 앞으로 보내는 느낌으로 헐겁게 하고, 왼발의 앞뿌리로 바닥을 스치듯 하면서 이어서 왼발끝을 약간 들고 왼발 뒤꿈치로 바닥을 가볍게 스치며(이 때 왼무릎은 가볍게 펴진다), 왼다리를 허리에서 앞쪽으로 내놓는다. 왼발이 앞쪽으로 움직이기 시작함과 동시에 오른발의 발꿈치는 바닥에서 떨어지고 전진하는 왼발이 그 1걸음의 길이에 이른 시점에서 오른발의 앞뿌리와 왼발의 발꿈치가 바닥에 닿게 된다. 즉시 왼발 끝을 바닥에 내리므로 왼발은 완전히 펴지게 되고 체중을 이 발로 옮기면서 계속 몸을 앞으로 이동시킨다. 동작을 멈추지 않고 오른발의 앞뿌리에 약간 압력을 주면서 오른발을 앞으로 움직여 왼발 옆으로 이동시키며 왼발 1걸음의 전진을 끝낸다. 이어서 오른발을 앞으로 내밀면서 위의 동작을 되풀이한다.

3 체중

클로즈드 포지션으로부터 워크를 시작할 때는 체중이 지탱하는 발의 앞뿌리에 있다(다만 그 발꿈치는 바닥에서 떨어지지 않는다). 워크의 전 길이에 도달한 시점에서는 체중이 양발의 중간에 있다가, 앞쪽 발이 펴짐에 따라 체중은 그 발로 이동되고 그러면서 뒤쪽 발이 앞쪽 발 옆에 이르렀을 때 왼쪽 1걸음의 워크가 끝난다.

④ 후퇴 워크(여자)
바른 자세로 서며 몸과 머리는 다소 뒤쪽으로 치우친 듯한 자세를 유지한다. 그러나 체중은 워크가 시작되기까지 발의 앞뿌리에 남긴다. 양무릎은 약간 헐겁게 하지만 구부려서는 안된다. 왼발에 체중을 얹고 다음과 같이 계속한다.
오른발을 뒤쪽으로 내놓고 처음에는 오른발의 앞에서부터 오른발 끝까지 가볍게 바닥을 스친다. 오른발을 뒤쪽으로 이동함에 따라 왼발끝이 바닥에서 떨어지고, 오른발이 후퇴의 전체 길이에 이른 시점에서는 왼발꿈치와 오른발끝이 바닥에 닿아 있다. 이어서 오른발의 앞뿌리를 내리기 시작하고 왼발을 뒤의 오른발 쪽으로 당기며 천천히 오른발의 뒤꿈치를 바닥에 내린다. 이 때 오른발의 뒤꿈치는 왼발이 오른발과 나란히 되기까지 내려서는 안된다. 또하 왼발의 뒤꿈치는 바닥에 댄 채 뒤쪽으로 이동하다가 오른발 옆에 이르기 직전에 앞뿌리로 바꾼다.

⑤ 체중
오른발이 뒤쪽으로 이동하기 시작할 때 체중은 왼발의 뒤꿈치 위에 있다. 오른발이 후퇴의 전체 길이에 이른 시점에서 체중은 양발의 중간에 있으며, 이어서 왼발이 오른발 쪽으로 당겨지기 시작할 때 아주 약간 왼발의 뒤꿈치에 압력을 주면서 오른발의 앞뿌리 위에 체중이 놓이고 왼발이 오른발 옆에 도달했을 때 전체 체중은 오른발 위에 얹히게 된다.

2. 중급 교실의 주요 용어

이제부터 왈츠, 폭스트롯, 퀵 스텝에서 사용되는 주요 제목에 대해 설명하기로 한다.

① 발의 위치(Position of Feet)
여기에서 발의 위치란 한쪽 발이 다른 쪽 발에 대해 어떠한 위치에 있는가를 말한다. 즉, 앞쪽에 있는가, 뒤쪽에 있는가, 옆에 있는가, 비스듬히 앞(또는 뒤쪽)에 있는가, 옆으로 다소 앞(또는 뒤쪽)에 있는가 등이다. 이 「발의 위치」에는 다음과 같은 상태도 포함된다(그림 1).
- CBMP : 콘트러리 보디 무부먼트 포지션. 이는 발의 위치를 말하며 결코 몸의 회전을 의미하는 것이 아니다.
- PP : 프롬나드 포지션
- OP : 아 웃사이드 파트너. 전진하여 파트너 바깥쪽으로.

(주) PO : 파트너 아웃사이드. 후퇴하여 파트너가 바깥쪽이 되는 경우에는 발의 위치로 취급하지 않는다.
- 예
 CBMP - 크로스 체이스의 제4스텝은,

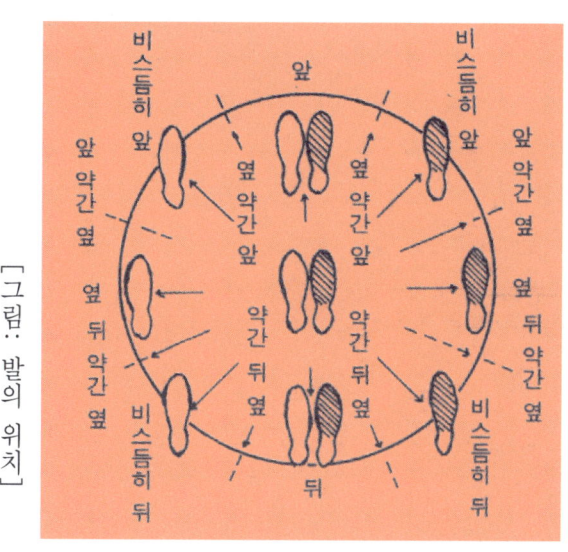

[그림: 발의 위치]

남자 오른발 전진, CBMP에서 OP로
여자 오른발 후퇴, CBMP가 된다.
이상 남자는 CBMP, 여자인 경우에는 후퇴의 스텝에 있으므로 CBMP만으로 PO는 부가되지 않는다.
이것들은 예외의 하나이며 주의해야 한다. 또한 피시 테일(Fish Tail)을 출 때의 남자의 제3스텝도 그 중 하나이다. 그밖에 CBMP라 표기되는 스텝을 들면 다음과 같은 것이 있다.
① 남자의 내츄럴 피보트에 이어지는 모든 스텝은 CBMP이다. 다만 여자는 오른발로 피보팅 액션이 되지만 왼발은 CBMP로 유지되지 않는다는 점에 주의해야 한다.
② 리버스 피보트에 이어지는 스텝에서는 남자, 여자가 모두 CBMP이다.
• 슐더 리딩(Shoulder Leading) : 왼쪽(또는 오른쪽) 어깨 리드(SL)에 의해 OP로 스텝하는 준비, 이는 발의 위치를 변경할 때 사용된다. 즉 페이더(남자) 스텝의 제2스텝, 러닝 피니시의 제3스텝 및 이와 동일한 스텝은 모두 「왼발 전진, 왼어깨 리드로 파트너의 바깥쪽으로 스텝하는 준비」라고 표현될 경우, 이 스텝은 똑바로 앞쪽이 되는 것이 아니라 「오픈 포지션」이라 불리는 위치로 전진하게 된다.
그 밖에 「작게」라든가 「다소 앞으로」 등도 경우에 따라 사용된다.

2 얼라인먼트(Alignment)
얼라인먼트를 설명하기 전에 방의 각부 명칭과 LOD(춤의 진행 방향선)에 대해 설명해야 할 것이다. 간단히 말하면 이는 정해진 방향대로 이동해야 하는 것을 말한다.
그림에서와 같이 정해진 진행 방향선을 Line of Dance(LOD)라 하며 방의 벽면과 평행으로, 시계 바늘의 진행 방향과는 반대로, 즉 왼쪽으로 왼쪽으로 추어 나가게 되어 있다.

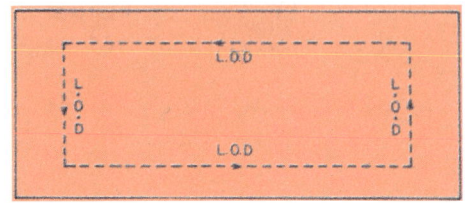

그림 2-a

그림 2-b

  LOD를 향해 오른쪽을 모두 벽쪽이라 하며 왼쪽을 중앙쪽이라 한다. 이들 방향에 대해 몸 및 발이 어느 방향으로 향하고 있는가에 따라 그 때의 얼라인먼트가 결정된다(그림 2-a).

  얼라인먼트란 한쪽 또는 양쪽 발이 그 방 안에서 향하고 있는 방향에 따라 정해지며 이에 사용되는 용어로서는 「마주보다」, 「등지다」, 「향하다」 등이 사용되며 처음 두 용어는 몸이 마주보는 방향에 대해서도 사용되는 경우가 있기는 하지만 여기에서는 어느 경우이든 발에 대한 표현이다. 몸의 위치에 대해 어느 종료의 상급 피규어 안에서는 얼라인먼트의 항에 포함하여 언급하는 때도 있지만 일반적으로 몸의 위치는 「회전량」의 항에서 설명했다.

  이들 용어들의 용법에 대해 기억해 두어야 할 법칙이 있는데 「마주보다」, 「등지다」는 한쪽 발(또는 양발)이 통상적으로 전진과 후퇴의 스텝에 있어서 몸과 발이 같은 방향을 보고 있을 때 사용한다는 점이다. 「향하다」는 옆으로의 스텝에서 발이 몸과 다른 방향을 향할 때 사용된다. 또한 이 「향하다」는 프롬나드 포지션의 전진과 옆으로의 스텝에 흔히 사용된다는 점에 주의해야 한다.

  ·예
왈츠의 내츄럴 회전(남자)
1. 벽을 비스듬히 마주보고
2. 중앙을 비스듬히 등지고
3. LOD를 등지고
4. LOD를 등지고
5. 중앙을 비스듬히 향하여
6. 중앙을 비스듬히 마주보고

  제5스텝에 「향하여」로 되어 있는 것은 이 스텝에서 중앙을 마주보고 있기 때문이다. 그리고 제6스텝에서 「마주보고」라고 되어 있는 것은 몸의 회전이 끝나고 양발과 몸이 같은 방향을 향하고 있기 때문이다. (그림 2-b)

3 회전량(Amount of Turn)

회전량은 양발의 위치를 기준으로 계산하며 몸을 기준으로 하지 않는다.

이는 각 스텝 간의 회전량을 가리키며 1/8회전을 최소의 회전량 단위로 대략 8가지의 회전량이 있게 된다.

1/8, 1/4, 3/8, 1/2, 5/8, 3/4, 7/8, 1회전

발의 회전이 몸보다 많이 회전하는 경우에는 「신체의 회전은 작고」라고 표기된다.

· 예

왈츠의 내츄럴 회전(남자)

1과 2사이에서 1/4, 2와 3사이에서 1/8, 4와 5사이에서 3/8, 신체의 회전은 작으며 신체는 5와 6사이에서 회전을 완료.

회전량에 대해 충분히 주의를 기울여야 하는 점은 항상 회전의 바깥쪽에서 스텝하는 발에는 계속적인 회전이 없다는 점이다. 이는 앞에서의 예와 다음의 예에서 볼 수 있듯이 오픈 회전에도 클로즈드 회전에도 적용된다.

· 폭스트롯의 리버스 회전

남자 : 1과 2의 사이에서 1/4, 2와 3의 사이에서 3/8, 신체의 회전은 작게

여자 : 1과 2의 사이에서 3/8, 신체의 회전은 작게, 2와 3의 사이에서 신체의 회전을 완료, 4와 5의 사이에서 1/4, 5와 6의 사이에서 1/8.

위의 예로서도 알 수 있듯이 안쪽의 회전에서는 발의 회전이 2스텝 사이에서 완료되고 만다. 그리고 바깥쪽 회전은 3스텝 사이에 걸쳐 회전량을 배분하여 회전이 완료된다. 이 법칙에는 다음과 같은 예외도 있음에 주의해야 한다.

폭스트로트에서의(퀵 스텝은 아니다) 남성의 내츄럴 회전 중 풀 스텝의 동작의 결과로서 여자는 4와 5사이에서 3/8의 회전을 끝내며, 리버스 웨이브의 여자는 7과 8의 사이에서 3/8의 회전을 완료하게 된다. 여자는 또한 같은 동작이 수반되는 왈츠의 헤지테이션 체인지의 스텝 4와 5의 사이에서 3/8의 회전을 완료하게 된다.

퀵 스텝의 내츄럴 회전에서는 이 풀 스텝의 동작 결과와는 달리 여자는 통상적인 회전량의 배분 방법(4와 5 사이에서 1/4, 5와 6 사이에서 1/8)으로 회전한다.

텔레마크에서의 회전은 통상적인 경우와 다르므로 도표를 보기 바란다.

방향 전환 및 임피터스 턴의 회전량은 남녀가 모두같다.

또한 모든 피보트에서는 남녀의 회전량은 같다.

(주) 신체의 회전을 작게, 즉 「Slight Body Turn」이라는 의미는 「신체의 회전을 완료」라는 말이 사용되고 있을 때보다 그 회전량이 작다는 의미이다.

· 예

「Q」 프로그레시브 체이스의 남자 제3스텝.

「W」 프로그레시브 체이스 라이트의 여자 제3스텝.

4 라이즈 앤드 팰(Rise & Fall)

리바이즈드 테크닉에서의 가장 큰 개정 부분은 이 라이즈 앤드 팰의 항일 것이다. 물론 다리의 「라이즈 & 팰」도 포함되지만 여기에서 설명하는 이 라이즈 앤드 팰은 신체에 느껴지는 「라이즈 & 팰」을 말한다. 전에는 주로 다리에 대한 것이었으나 이번 개정의 목적은 춤추는 사람들에게 신체를 위쪽으로 펴는 것과 양다리의 근육을 긴장시키는 것을 더욱 의식적으로 하게 하는 데에 있다.

이 새로운 「라이즈 & 팰」의 해설 안에 있는 「NFR」이라는 용어가 안쪽 회전에서는 발이 늦게 라이즈, 즉 올라가는 상태를 나타내기 위해 사용되며, 이는 이 새로운 방법을 쉽게 이해시킬 수 있는 좋은 방법이라 할 수 있다. 보디 라이즈에는 대략 3종류가 있으며 그 각 예는 다음과 같다.

이들 테크닉 중 가장 대조적인 것이 왈츠와 폭스트롯이며 퀵 스텝은 이들 양자의 테크닉이 혼합된 것이라 할 수 있다.

(1) 타입 A 주로 왈츠에 사용되는 것

A-1-a
- 왈츠의 내추럴 회전(남자)

1의 마지막에 라이즈하기 시작하고, 2~3에서 라이즈를 계속하며 3의 마지막에 로어. 4의 마지막에 R하기 시작하여 NFR

5~6까지 라이즈를 계속하여 6의 마지막에 로어.

이상은 왈츠의 기본 피규어인 체인지 스텝, 내츄럴과 리버스 회전의 라이즈 앤드 팰이며, 여자는 남자의 4~6스텝이 1~3스텝이 되고, 1~3스텝이 4~6스텝이 된다. 「라이즈를 계속한다」는 용어는 회전의 마지막에 걸쳐(즉 2~3스텝과 5~6스텝 사이에서, 그 상세한 부분에 대해서는 상급편을 참조할 것) 의식하게 된다는 의미이다. 또한 「NFR」이라는 용어는 남자의 제4스텝, 왼발(리버스 회전에서는 오른발)의 뒤꿈치가, 오른발이 제5스텝의 위치에 오기까지는 바닥에 닿아 있다는 것을 명백하게 나타낸다.

이상은 1소절이 3스텝인 경우이며 PP로부터의 체이스 및 프로그레시브 체이스 라이트와 같이 4스텝에 이르는 것은 다음의 범주에 포함된다.

A-1 - b

1에서 라이즈를 시작하고 2~3에서 라이즈를 계속하며 4에서 업, 마지막에 로어(남자). 1의 마지막에 R하기 시작하여 NFR. 2~3에서 라이즈를 계속하며 4에서 업, 마지막에 로어(여자).

이상의 기본과 다소 다른 것, 분명히 다른 것 및 그 예외 등의 두세 가지를 들어본다.

A-2

1의 마지막에 라이즈하기 시작하고 2에서도 라이즈를 계속하며 3에서 업, 마지막에 로어(남자). 1의 마지막에 R하기 시작하여 NFR. 2까지 라이즈를 계속하여 3에서 업, 마지막에 로어(여자).

이에 해당되는 것으로는 아웃사이드 체인지 백 휘스크, PP로부터의 위브 등이 있다. 이것과 1~2스텝은 마찬가지지만 3만이 다른 것(3에서 로어)으로는 팔어웨이 휘스크가 있다.

A-3

1에서는 라이즈 없음. 2의 마지막에 라이즈, 3에서 업, 마지막에 로어(3-a), 4에서는 라이즈 없음, 5의 마지막에 라이즈, 6에서 업, 마지막에 로어(3-b).

3-a에 해당되는 것으로는 드랙 헤지테이션이 있으며, 3-b에 해당되는 것으로는 스핀 턴, 임 피터스 턴이 있다.

(주) (W)의 리버스 코르테는 이상과는 달리 2에서의 라이즈가 없는 유일한 피규어임에 주의. (F)에서는 내츄럴 트위스트 회전의 제5스텝 째도 같은 타입의 라이즈이다.

(2) 타입 B - 주로 폭스트롯의 주류를 이루는 것

B - 1 - a

1의 마지막에 라이즈, 2에서 업, 3에서도 업, 마지막에 로어(남자). 1의 마지막에 약간 R, NFR 2에서 R 을 계속하여 3에서 업, 마지막에 로어(여자).

「업」이라는 용어가 남자의 스텝에서는 다소 빠르게 라이즈한다는 것을 뜻한다. 여자는 회전의 제1스텝에서(내츄럴 회전) 왼발의 근육을 다소 긴장시키게 되므로 신체에 라이즈가 생기게 되고, 이 라이즈는 제2스텝에서 두발을 충분히 긴장시키면서 오른발을 왼발과 가지런히 하여 발꿈치 회전을 완료하기까지 몸 안에서 계속되게 된다. 「NFR」은 발꿈치로 회전을 할 때 양발이 평평하게 됨을 말한다. 이것은 모든 라이즈를 수반하는 발꿈치에 의한 회전에 사용된다.

여기에서 왈츠와 폭스트롯의 제1스텝과 제2스텝에서 근본적인 테크닉의 차이에 대해 언급해 보자. 왈츠에서는 「1의 마지막에 라이즈를 시작하고」라 되어 있지만 폭스트롯에 비해 다소 늦게 라이즈로 들어감을 의미한다. 즉 왈츠에서는 제2스텝이 제1스텝을 밟은 발의 옆을 지난 뒤에 보다 라이즈로 들어가지만 폭스트롯에서는 제2스텝이 제1스텝의 발에 접근할 때 보다 라이즈를 시작하는 것이라 해석하는 것이 옳다.

또 폭스트로트에서의 「업」의 높이는 왈츠의 라이즈 완료 시의 높이에 비해 다소 낮게 해석하는 것이 자연스럽다. 또한 제3스텝, 즉 제2퀵 스텝의 높이는 제1퀵 스텝의 높이와 같거나 또는 아주 약간만 낮아져야 한다.

B - 1 - b

이 타입에 속하는 것으로는 내츄럴 위브가 있으며 처음의 3스텝은 B-1-a와 같으나 그 뒤 퀵 카운트가 4번 계속되는 차이가 있다. 따라서 B-1-a의 제2 퀵 카운트의 주의 사항을 최종 카운트에 적용시키면 된다.

B - 2

이 타입에는 위브, PP로부터의 위브 및 PP로부터의 내츄럴 지그재그가 있지만 이것들은 제2스텝에서 뒤꿈치 회전이 되지 않는다는 점을 제외하면 B-1-a나 B-1-b와 같다.

(3) 타입 C - 주로 퀵 스텝의 주류를 이루는 것

1의 마지막에 라이즈, 2에서 업, 3에서 업, 마지막에 로어(남자). 1의 마지막에 라이즈 NFR, 2에서 업, 3에서 업, 마지막에 로어(여자).

이상 남자에 있어서는 폭스트롯의 그것과 같은 형이지만 여자의 제1, 2스텝에 테크닉적으로 차이가 있으므로 실제로 춤을 추다 보면 남자의 스텝에도 차이가 생기게 된다.

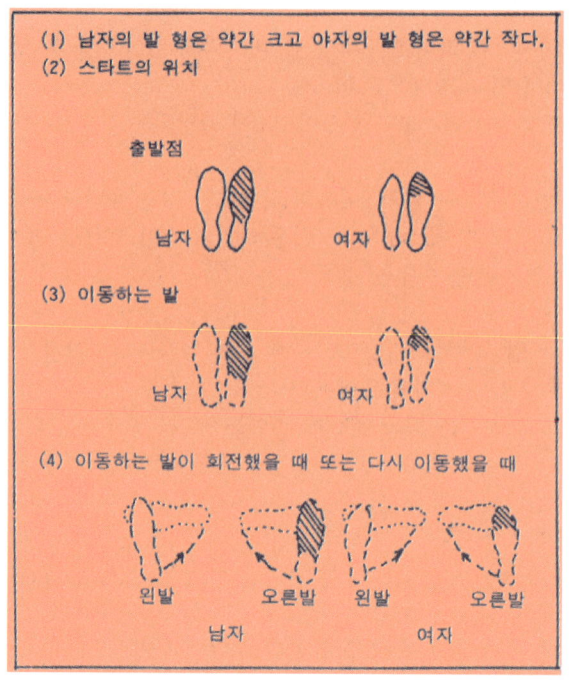

그림3

즉 퀵 스텝에서는 제1Q과 제2Q의 업의 상태는 그 음악의 속도에 맞추어 대략 같은 높이를 유지하는 것이 자연스럽다.

또한 폭스트롯의 음악은 완만하게 흐르는 리듬을 타도록, 즉 소프트하게 흐르는 듯한 움직임을 창출할 수 있도록 제1Q의 높이보다 제2Q의 높이가 아주 약간이기는 하지만 낮아지도록 상체 및 다리 부분 근육의 긴장을 콘트롤해야 한다.

이상 탱고(이 댄스에는 원칙적으로 라이즈 & 펠은 없다)를 제외한 3종목 특유의 근간을 이루는 라이즈 & 펠에 대해 간략하게 주의 사항을 설명했다.

그러나 각 종목의 표현법이 다양해짐에 따라 해마다 그 피규어가 추가되고, 또 그 종목에 적절하지 않은 피규어까지도 도입되어 정확한 종목의 판별이 어려워지고 있는 것이 오늘날의 실정이다.

5 약호(Abbreviation)

본서에 많이 사용되는 약호에 대해서는 이미 몇 가지 설명했지만 여기에서 다시 종합해 본다.

- 방향에 대한 것

LOD   Line of Dance

L	Left(왼쪽)
R	Right(오른쪽)
DW	Diagonal Wall(벽을 향해 비스듬히)
DC	Diagonal Center(중앙을 향해 비스듬히)

• 신체의 위치 및 발에 대한 것

PP	Promenade Position
CPP	Counter Promenade Position
LF	Left Foot(왼발)
RF	Right Foot(오른발)
CBMP	Contra Body Movement Position
OP	Outside Partner
T	Toe
B	Ball
H	Heel
F	Flat
BF	Ball Flat
HF	Heel Flat
WF	Whole Foot
IE	Inside Edge
OE	Outside Edge

• 음악에 대한 것

S	Slow
Q	Quick

• 기타

A	Associate
M	Member
F	Fellow

- **초보자에 대한 주의**
  초보자는 우선 발의 위치에 대한 해설, 발 형에 대한 그림을 보고 대강을 터득한 뒤 차례로 세부 사항에 대해 공부해 나가는 것이 좋다.

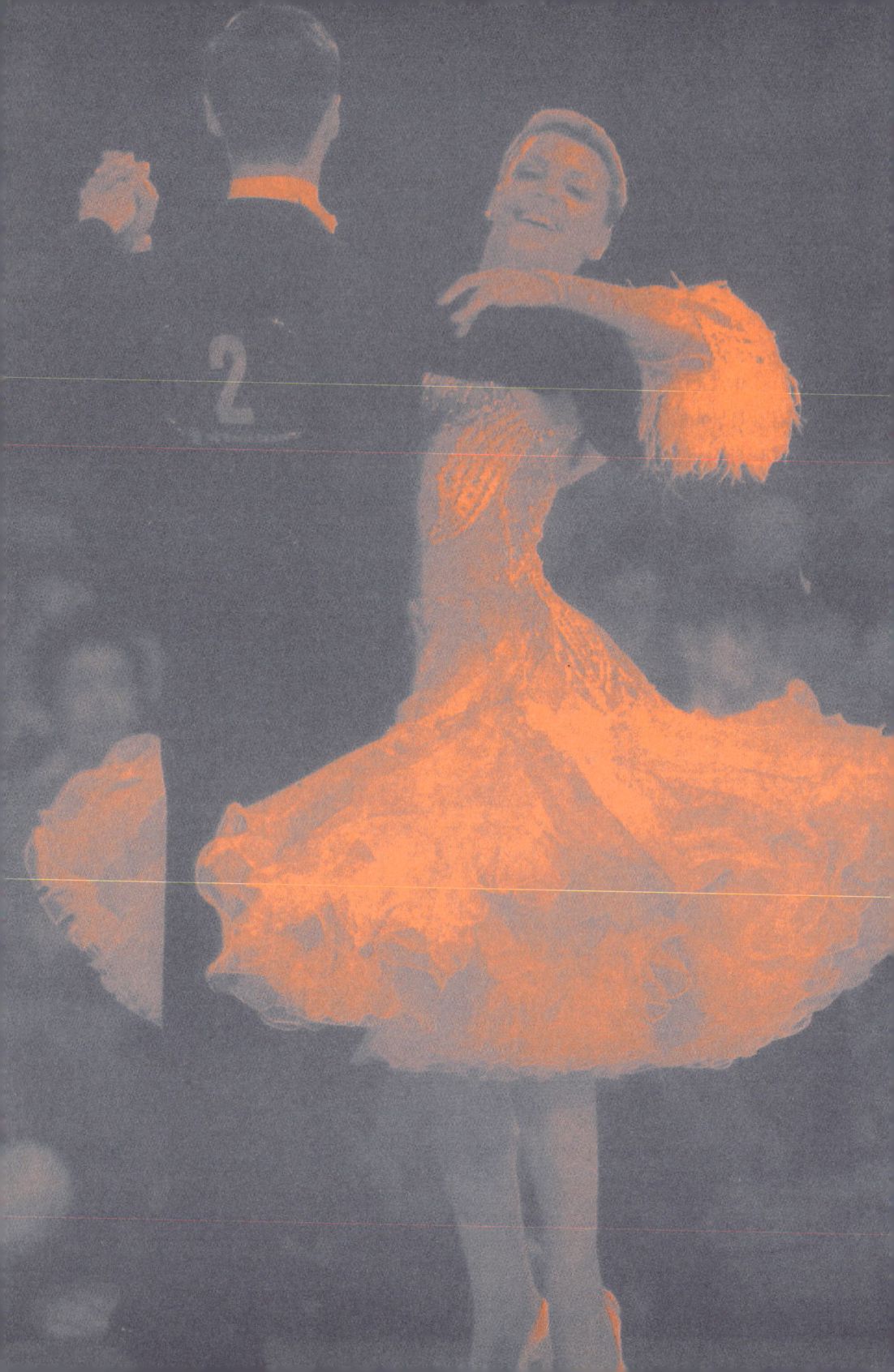

왈츠
Waltz

- 타임 = 3 / 4
- 템포 = 30소절
- 리듬 = 1. 2. 3
  - 1. & 2. 3
  - 1. 2. & 3
  - 1. 2. 3. &

19세기 초부터 추기 시작했다는 비인 왈츠(템포 60 소절)와 멜로디에 맞추어 추는 보스톤 에지타시온(템포 45소절) 등이 왈츠의 기원이라 할 수 있으며 현재의 왈츠는 이를 개량 발전시킨 것이다.

현재 많이 추고 있는 비교적 완만한 춤은 1922년에 시작되었다. 전 ISTD(대영제국댄스교사협회)의 회장이며 현재 스트릭트 템포의 댄스 전용 밴드 리더로도 활약 중인 빅터 실베스터 부부가 왈츠 경기 대회에서 이 슬로우 왈츠를 추기 시작했으며, 이 때의 우승 이래로 유행되고 있는 아름다운 댄스이다. 기초는 매우 간단하지만 라이즈 & 펠이 어려운 댄스이다.

왈츠는 우아하고 우미한 느낌으로 추어야 한다.

1a CLOSED CHANGE
클로즈드 체인지
리버스로부터 내츄럴로

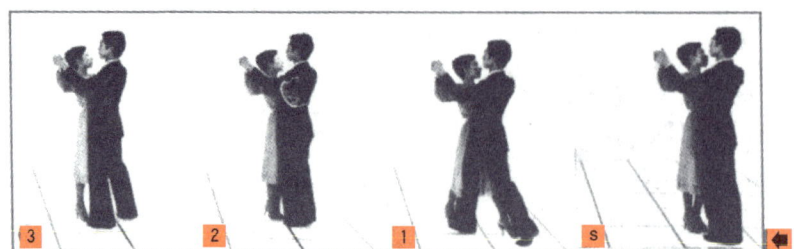

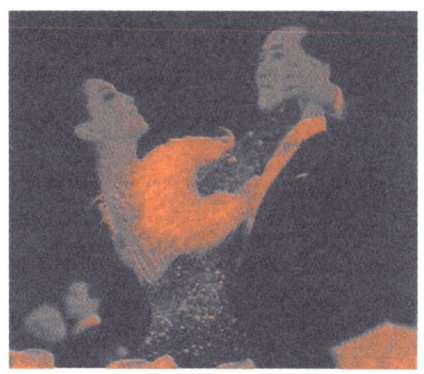

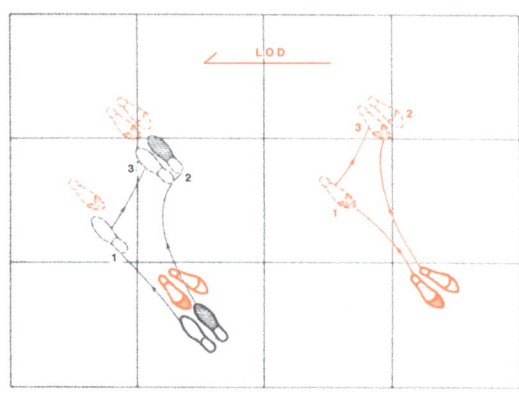

■ 남자

스텝	발의 위치	얼라인먼트	회전량	라이즈 앤드 폴	CBM	스웨이	리듬
1	왼 발 전진	벽을 비스듬히 마주보고	없 음	1의 마지막에 라이즈하기 시작하고	약간	똑바로	1
2	오른발 옆으로, 약간 앞으로	벽을 비스듬히 마주보고	없 음	2~3에서 라이즈를 계속하며	—	왼 쪽	2
3	왼 발 오른발에 모은다	벽을 비스듬히 마주보고	없 음	3의 마지막에 로어	—	왼 쪽	3

• 풋워크 : 1.HT 2.T 3. TH

■ 여자

스텝	발의 위치	얼라인먼트	회전량	라이즈 앤드 폴	CBM	스웨이	리듬
1	오른발 후퇴	벽을 비스듬히 등지고	없 음	1의 마지막에 R하기 시작하여 NFR	약간	똑바로	1
2	왼 발 옆으로, 약간 뒤로	벽을 비스듬히 등지고	없 음	위와 같음	—	오른쪽	2
3	오른발 왼발에 모은다	벽을 비스듬히 등지고	없 음	위와 같음	—	오른쪽	3

• 풋워크 : 1.TH 2.T 3.TH

1b CLOSED CHANGE   Waltz
클로즈드 체인지
내츄럴로부터 리버스로

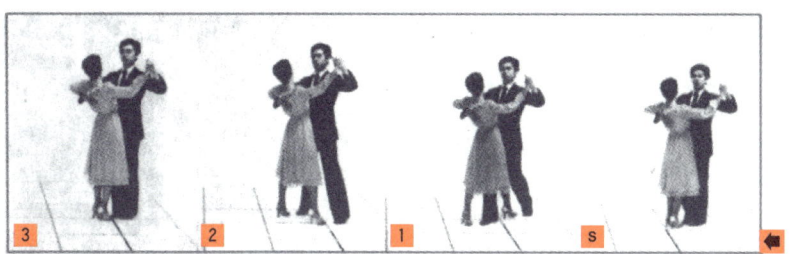

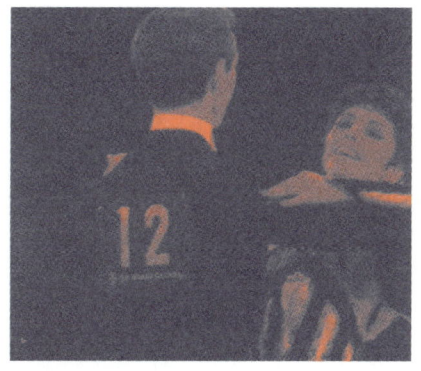

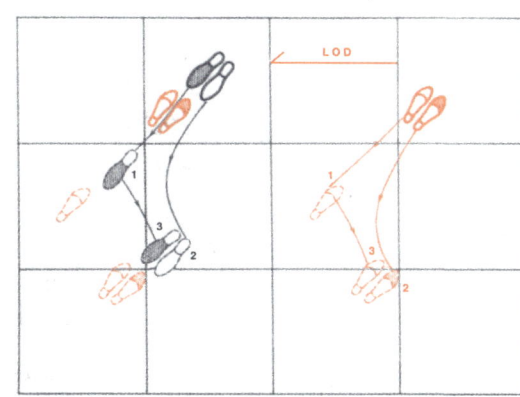

■ 남자

스텝	발의 위치	얼라인먼트	회전량	라이즈 앤드 팰	CBM	스웨이	리듬
1	오른발 전진	중앙을 비스듬히 마주보고	없음	1의 마지막에 라이즈하기 시작하고	약간	똑바로	1
2	왼 발 옆으로, 약간 앞으로	위와 같음	없음	2~3에서 라이즈를 계속하며	—	오른쪽	2
3	오른발 왼발에 모은다	위와 같음	없음	3의 마지막에 로어	—	왼 쪽	3

• 풋워크 : 1.HT 2.T 3.TH

■ 여자

스텝	발의 위치	얼라인먼트	회전량	라이즈 앤드 팰	CBM	스웨이	리듬
1	왼 발 후퇴	중앙을 비스듬히 등지고	없음	1의 마지막에 R하기 시작하여 NFR	약간	똑바로	1
2	오른발 옆으로, 약간 뒤로	위와 같음	없음	2~3에서 라이즈를 계속하여	—	왼 쪽	2
3	왼 발 오른발에 모은다	위와 같음	없음	3의 마지막에 로어	—	왼 쪽	3

• 풋워크 : 1.TH 2.T 3.TH

2 NATURAL TURN
내츄럴 회전

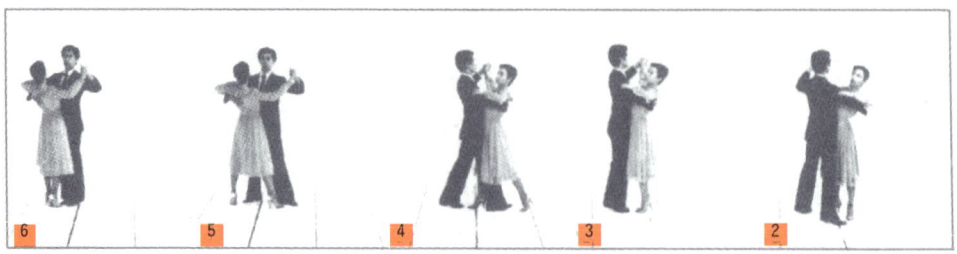

■ 남자

스텝	발의 위치	얼라인먼트	회전량	라이즈 앤드 폴	CBM	스웨이	리듬
1	오른발 전진	벽을 비스듬히 마주보고	오른쪽으로 회전하기 시작	1의 마지막에 라이즈하기 시작하고	있음	똑바로	1
2	왼 발 옆으로 벌린다	중앙을 비스듬히 등지고	1~2 사이에서 1/4	2~3에서 라이즈를 계속하여	—	오른쪽	2
3	오른발 왼발에 모은다	LOD를 등지고	2~3 사이에서 1/8	3의 마지막에 로어	—	오른쪽	3
4	왼 발 후퇴	LOD를 등지고	오른쪽으로 회전하기 시작	4의 마지막에 R하기 시작하여 NFR	있음	똑바로	1
5	오른발 옆으로 벌린다	중앙을 비스듬히 향하여	4~5 사이에서 3/8. 몸의 회전은 적게	5~6에서 라이즈를 계속하며	—	왼 쪽	2
6	왼 발 오른발에 모은다	중앙을 비스듬히 마주보고	몸의 회전을 완료	6의 마지막에 로어	—	왼 쪽	3

• 풋워크 : 1.HT 2.T 3.TH 4.TH 5.T 6.TH

■ 여자

스텝	발의 위치	얼라인먼트	회전량	라이즈 앤드 폴	CBM	스웨이	리듬
1	오른발 후퇴	벽을 비스듬히 등지고	오른쪽으로 회전하기 시작	1의 마지막에 R하기 시작하여 NFR	있음	똑바로	1
2	왼 발 옆으로 벌린다	LOD를 향하여	1~2 사이에서 3/8 · 몸의 회전을 적게	2~3에서 라이즈를 계속하고	—	왼 쪽	2
3	왼 발 오른쪽에 모은다	LOD를 마주보고	몸의 회전은 완료	3의 마지막에 로어	—	왼 쪽	3
4	오른발 전진	LOD를 마주보고	오른쪽으로 회전하기 시작	4의 마지막에 라이즈하기 시작하고	있음	똑바로	1
5	왼 발 옆으로 벌린다	중앙을 등지고	4~5 사이에서 1/4	5~6에서 라이즈를 계속하며	—	오른쪽	2
6	오른발 왼발에 모은다	중앙을 비스듬히 등지고	5~6 사이에서 1/8	6의 마지막에 로어	—	오른쪽	3

• 풋워크 : 1.TH 2.T 3.TH 4.HT 5.T 6.TH

Waltz

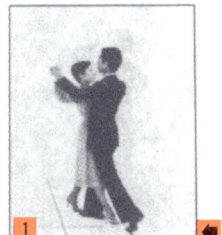

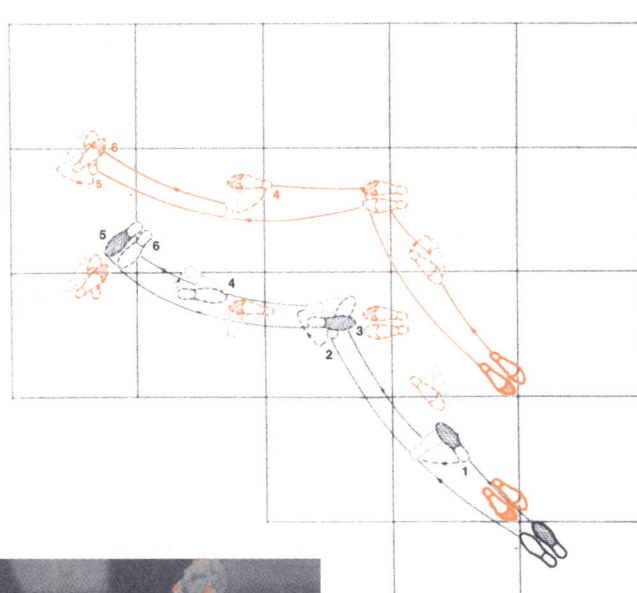

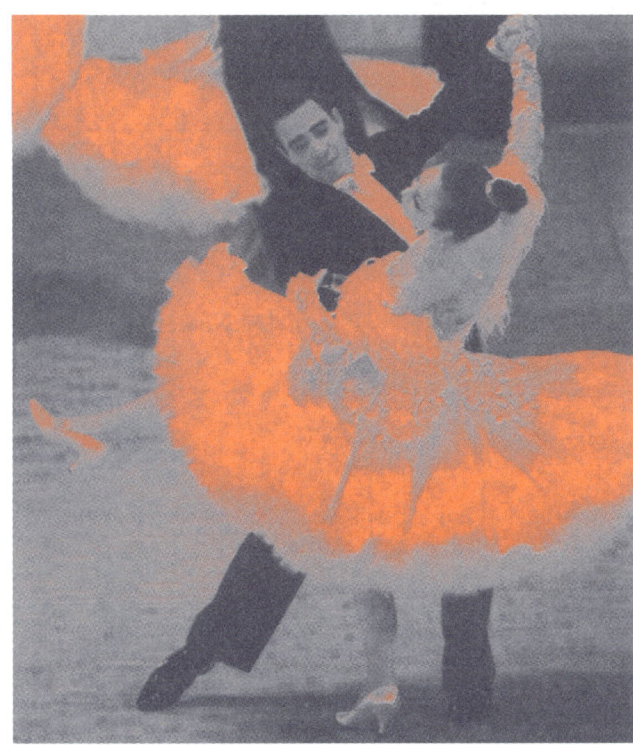

3 REVERSE TURN
리버스 회전

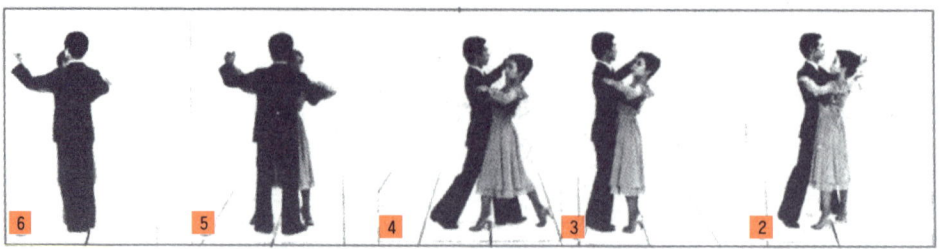

■ 남자

스텝	발의 위치	얼라인먼트	회전량	라이즈 앤드 폴	CBM	스웨이	리듬
1	왼 발 전진	중앙 비스듬히 마주보고	왼쪽으로 회전하기 시작	1의 마지막에 라이즈하기 시작하고	있음	똑바로	1
2	오른발 옆으로 벌린다	벽을 비스듬히 마주보고	1~2 사이에서 1/4	2~3에서 라이즈를 계속하며	—	왼 쪽	2
3	왼 발 오른발에 모은다	LOD를 등지고	2~3 사이에서 1/8	3의 마지막에 로어	—	왼 쪽	3
4	오른발 후퇴	LOD를 등지고	왼쪽으로 회전하기 시작	4의 마지막에 R하기 시작하여 NFR	있음	똑바로	1
5	왼 발 옆으로 벌린다	벽을 비스듬히 향하여	4~5 사이에서 3/8. 몸의 회전은 작게	5~6까지 라이즈를 계속하며	—	오른쪽	2
6	오른발 왼발에 모은다	벽을 비스듬히 마주보고	몸의 회전을 완료	6의 마지막에 로어	—	오른쪽	3

• 풋워크 : 1.HT 2.T 3.TH 4.TH 5.T 6.TH

■ 여자

스텝	발의 위치	얼라인먼트	회전량	라이즈 앤드 폴	CBM	스웨이	리듬
1	오른발 후퇴	중앙을 비스듬히 등지고	왼쪽으로 회전하기 시작	1의 마지막에 R하기 시작하여 NFR	있음	똑바로	1
2	왼 발 옆으로 벌린다	LOD를 향하여	1~2 사이에서 3/8. 몸의 회전은 작게	2~3에서 라이즈를 계속하고	—	오른쪽	2
3	오른발 왼발에 모은다	LOD를 마주보고	몸의 회전은 완료	3의 마지막에 로어	—	오른쪽	3
4	왼 발 전진	LOD를 마주보고	좌회전을 시작한다	4의 마지막에 라이즈하기 시작하고	있음	똑바로	1
5	오른발 옆으로 벌린다	벽을 등지고	4~5 사이에서 1/4	5~6까지 라이즈를 계속하며	—	왼 쪽	2
6	왼 발 오른발에 모은다	벽을 비스듬히 등지고	5~6 사이에서 1/8	6의 마지막에 로어	—	왼 쪽	3

• 풋워크 : 1.HT 2.T 3.TH 4.HT 5.T 6.TH
• 선행 : (A) 오른발 클로즈드 체인지, 헤지테이션 체인지, 더블 리버스 스핀을 중앙 비스듬히 끝내고, 회전이 작은 스핀 회전 또는 임피터스 회전은 중앙을 반대로 비스듬히 등지며 끝내고 리버스 회전의 4, 5, 6을 계속 하여 중앙을 비스듬히 마주보며 끝내고.
(M) 윙

Waltz

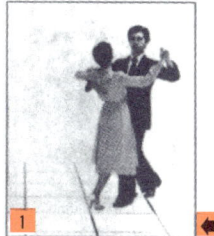

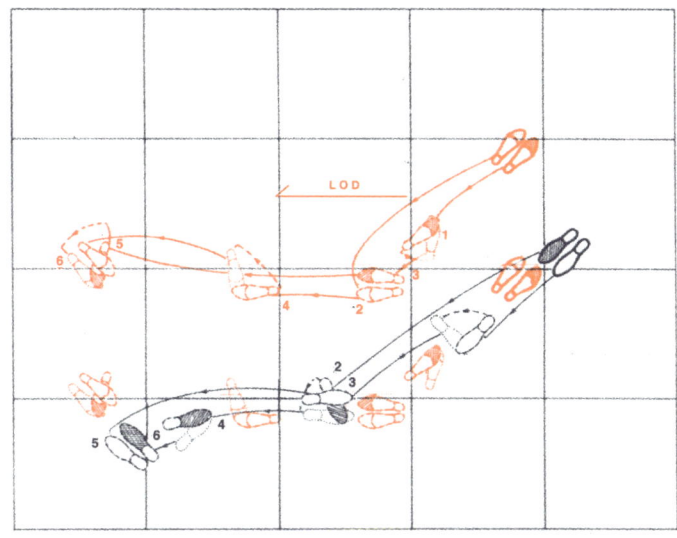

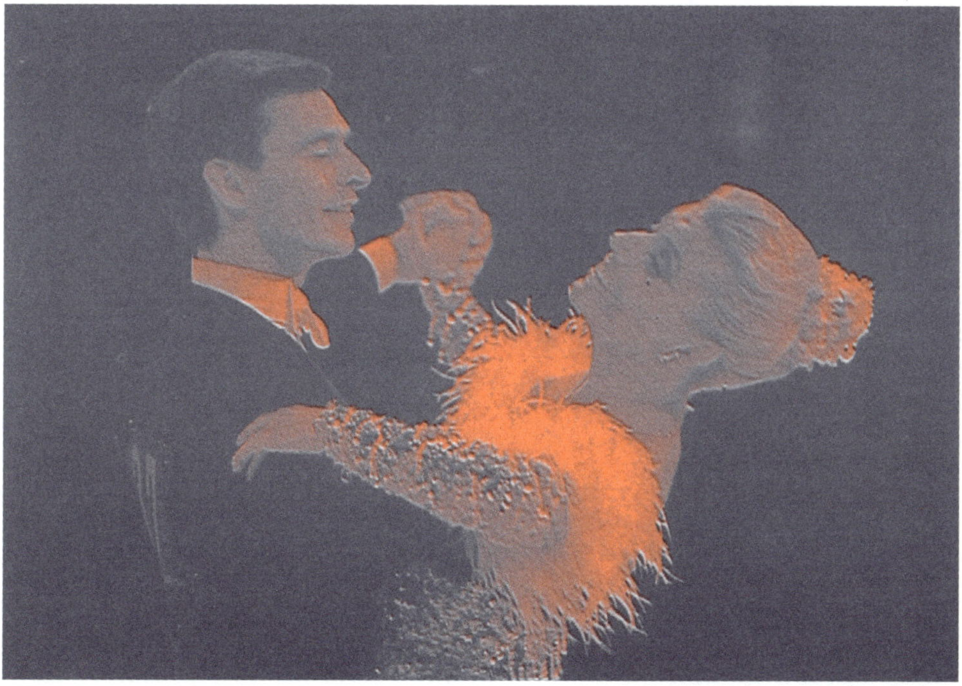

4 OUTSIDE CHANGE
아웃사이드 체인지

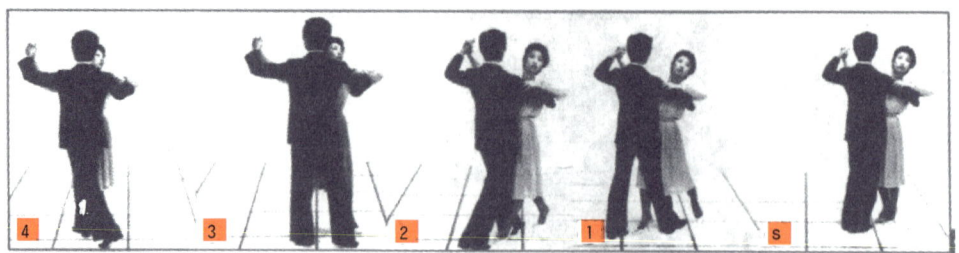

■ 남자

스텝	발의 위치	얼라인먼트	회전량	라이즈 앤드 팰	CBM	스웨이	리듬
1	왼 발 후퇴	중앙을 비스듬히 등지고	—	1의 마지막에 R 하기 시작하 NFR	—	없음	1
2	오른발 후퇴	중앙을 비스듬히 등지고	왼쪽으로 회전하기 시작 2~3 사이에서 1/4 몸의 회전은 작게	2에서 라이즈를 계속하여		있음	2
3	왼 발 옆으로, 약간 앞으로	벽을 비스듬히 등지고		3에서 업, 마지막에 로어		—	3
4	오른발 전진 CBMP로 OP에	벽을 비스듬히 마주보고	—	—		있음	1

- 풋워크 : 1.TH 2.T 3.TH 4.H
- 주: 이 피규어는 제1스텝에서 여자와 마주하는 점을 제외하고는 왈츠 타입 위브의 마지막 3스텝과 비슷하다.

■ 여자

스텝	발의 위치	얼라인먼트	회전량	라이즈 앤드 팰	CBM	스웨이	리듬
1	오른발 전진	중앙을 비스듬히 마주보고	—	1의 마지막에 라이즈하기 시작한다	—	없음	1
2	왼 발 전진	중앙을 비스듬히 마주보고	왼쪽으로 회전하기 시작 2~3 사이에서 1/4 몸의 회전은 작게	2에서 라이즈를 계속하여		있음	2
3	오른발 옆으로, 약간 뒤로	벽을 비스듬히 등지고		3에서 업, 마지막에 로어		—	3
4	왼 발 후퇴 CBMP로	벽을 비스듬히 등지고	—	—		있음	1

- 풋워크 : 1.HT 2.T 3.TH 4.H
- 주 : 이 피규어에 선행하는 내츄럴 회전의 3스텝은 LOD를 마주보며 시작하는 것이 바람직하다.
- 선행 : (A)중앙을 비스듬히 등지고 끝나는 내츄럴 회전의 1~3스텝, 코너에서는 리버스 코르테의 제3스텝 뒤의 제1스텝을 여자 바깥쪽으로 하여. (M) 크로스 헤지테이션 또는 오른쪽으로의 프로그레시브 체이스로 중앙을 비스듬히 등지고 끝나고. (제1스텝 에서 바깥쪽으로.)
- 후속 : (A) 모든 내츄럴계 피규어. (M) PP로 끝나도 무방하며 이 경우에는 PP로 부터 윙, 위브를 계속한다. 아웃사이드 체인지의 제4스텝은 다음에 이어지는 내츄럴 회전의 제1스텝이 된다.

5 HESITATION CHANGE — Waltz
헤지테이션 체인지

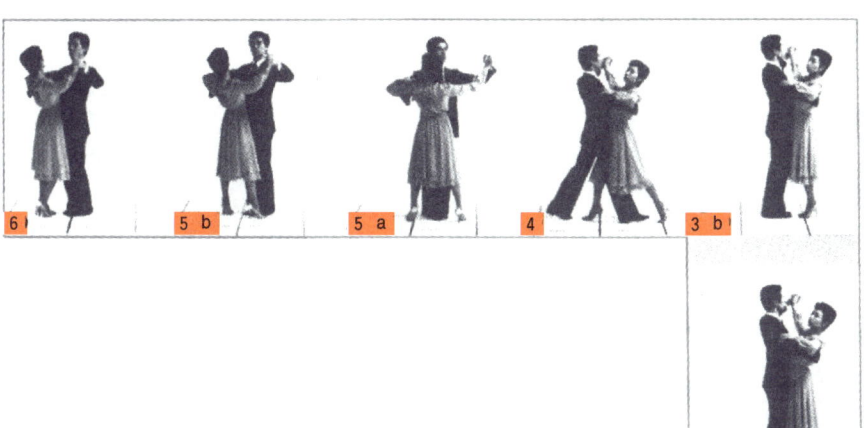

■ 남자

스텝	발의 위치	얼라인먼트	회전량	라이즈 앤드 팰	CBM	스웨이	리듬
1	오른발 전진	벽을 비스듬히 마주보고	오른쪽으로 회전하기 시작	1의 마지막에 라이즈하기 시작하고	있음	똑바로	1
2	왼 발 옆으로 벌린다	중앙을 비스듬히 등지고	1~2 사이에서 1/4	2~3에서 라이즈를 계속하며	—	오른쪽	2
3	오른발 왼발에 모은다	LOD를 등지고	2~3 사이에서 1/8	3의 마지막에 로어	—	오른쪽	3
4	왼 발 후퇴	LOD를 등지고	오른쪽으로 회전하기 시작	—	있음	똑바로	1
5	오른발 옆으로 작게	중앙을 비스듬히 마주보고	4~5 사이에서 3~8	—	—	왼 쪽	2
6	왼 발 오른발에 스친다	중앙을 비스듬히 마주보고	—	—	—	왼 쪽	3

■ 여자

스텝	발의 위치	얼라인먼트	회전량	라이즈 앤드 팰	CBM	스웨이	리듬
1	왼 발 후퇴	벽을 비스듬히 등지고	오른쪽으로 회전하기 시작	1의 마지막에 R하기 시작하여 NFR	있음	똑바로	1
2	오른발 옆으로 벌린다	LOD를 향하여	1~2 사이에서 3/8, 몸의 회전을 작게	2~3에서 라이즈를 계속하며	—	왼 쪽	2
3	왼 발 오른발에 모은다	LOD를 마주보고	몸의 회전을 완료	3의 마지막에 로어	—	왼 쪽	3
4	오른발 전진	LOD를 마주보고	우회전 시작	—	있음	똑바로	1
5	왼 발 옆으로 벌린다	중앙을 비스듬히 등지고	4~5 사이에서 3/8	—	—	오른쪽	2
6	오른발 왼발에 스친다. 체중을 걸지않고	중앙을 비스듬히 등지고	—	—	—	오른쪽	3

6 NATURAL SPIN TURN
내츄럴 스핀 회전

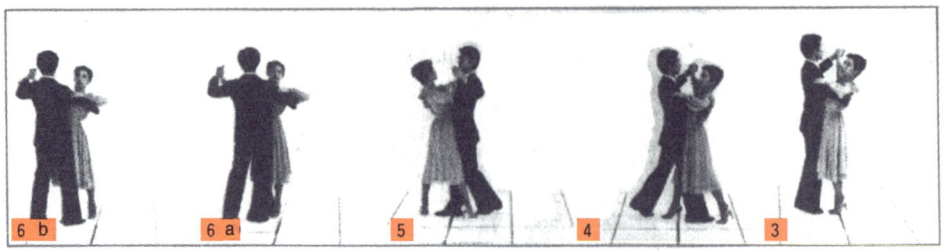

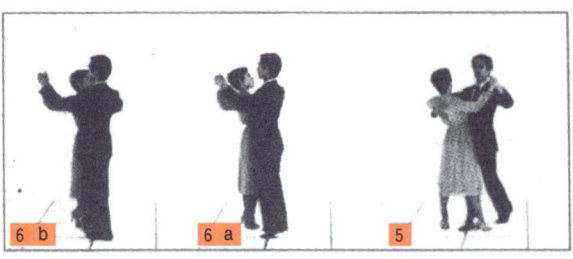

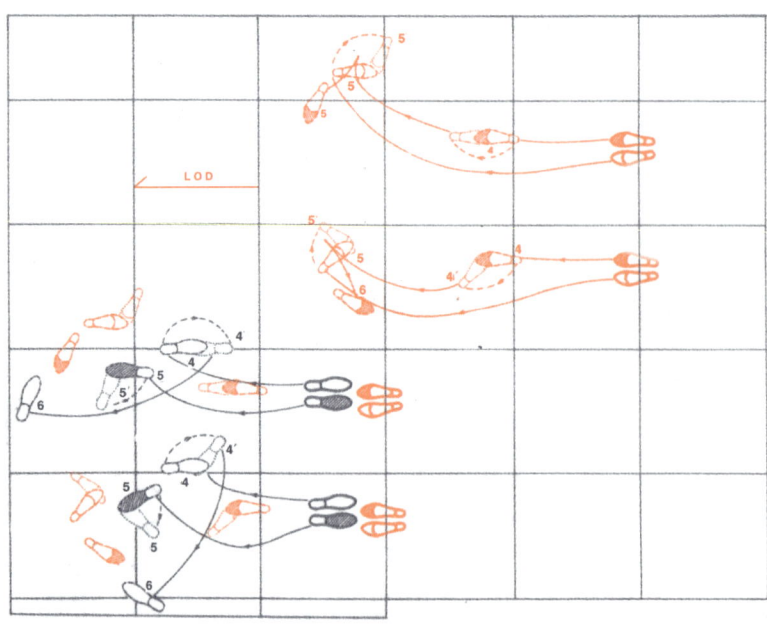

Waltz

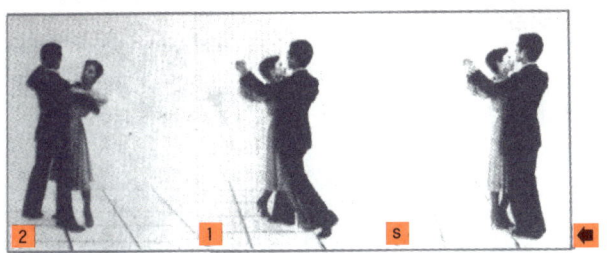

■ 남자

스텝	발의 위치	얼라인먼트	회전량	라이즈 앤드 펠	CBM	스웨이	리듬
1	오른발 전진	벽을 비스듬히 마주보고	오른쪽으로 회전하기 시작	1의 마지막에 라이즈하기 시작한다	있음	똑바로	1
2	왼 발 옆으로 벌린다	중앙을 비스듬히 등지고	1~2 사이에서 1/4	2~3에서 라이즈를 계속하고	—	오른쪽	2
3	오른발 왼발에 모은다	LOD를 등지고	2~3 사이에서 1/8	3의 마지막에 로어	—	오른쪽	3
4	왼 발 후퇴	LOD를 등지고	오른쪽으로 1/2 피보트	—	있음	똑바로	1
5	오른발 전진 CBMP로	LOD를 마주보고	오른쪽으로 회전을 계속	5의 마지막에 라이즈	있음	똑바로	2
6	왼 발 옆으로 벌린다. 약간 뒤로	중앙을 비스듬히 등지고	5~6 사이에서 3/8	업, 마지막에 로어	—	똑바로	3

- 풋워크 : 1.HT 2.T 3.TH 4.THT 5.HT 6.TH
- 주 : 4의 풋워크는 「THT」로 되어 있지만 실제로 H로 회전하는 동안 줄곧 바닥에 닿아 있다. 코너에서 스핀 회전을 출 때 또는 LOD 위에서 회전을 작게 할 때 그 회전량은 피보트에서 3/8, 5~6에서 1/4이 된다.

■ 여자

스텝	발의 위치	얼라인먼트	회전량	라이즈 앤드 펠	CBM	스웨이	리듬
1	왼 발 후퇴	벽을 비스듬히 등지고	오른쪽으로 회전하기 시작	1의 마지막에 R을 시작하여 NFR	있음	똑바로	1
2	오른발 옆으로 벌린다	LOD를 향하여	1~2 사이에서 3/8, 몸의 회전작게	2~3에서 라이즈를 계속하고	—	왼 쪽	2
3	왼 발 오른발에 모은다	LOD를 마주보고	몸의 회전을 완료	3의 마지막에 로어	—	왼 쪽	3
4	오른발 전진	LOD를 마주보고	4에서 오른쪽으로 1/2(피보트의 동작)	—	있음	똑바로	1
5	왼 발 뒤, 약간 왼쪽으로	LOD를 등지고	오른쪽으로 회전을 계속	5의 마지막에 라이즈	—	똑바로	2
6	오른발 왼발에 스쳐서 비스듬히 전진	중앙을 비스듬히 마주보고	5~6 사이에서 3/8	업, 마지막에 로어	—	똑바로	3

- 풋워크 : 1.TH 2.T 3.TH 4.HT 5.T 6.TH
- 주 : 라이즈는 5에서 왼발의 앞뿌리로 한다. 중요한 것은 오른발을 왼발에 스치기 시작할 때 그 앞뿌리를 (뒤꿈치가 아니다) 바닥에 대어야 한다는 점이다. 스핀 회전을 코너에서 출 때(또는 LOD 위에서 작은 회전을 할 때)의 회전량은 피보팅 액션에서 3/8, 5~6에서 1/4이 된다.

133

7. REVERSE CORTE
리버스 코르테

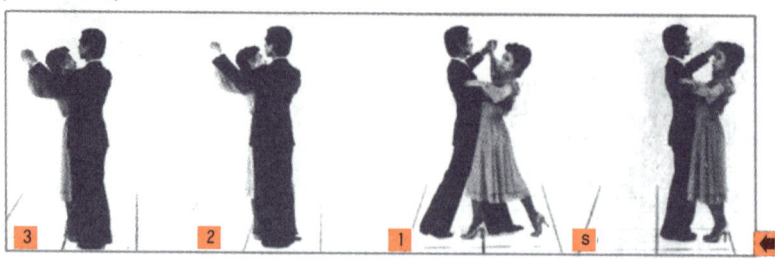

■ 남자

스텝	발의 위치	얼라인먼트	회전량	라이즈 앤드 팰	CBM	스웨이	리듬
1	오른발 후퇴	LOD를 등지고	왼쪽으로 회전하기 시작	—	있음	똑바로	1
2	왼 발 체중을 얹지 않고 오른발에 모은다	중앙을 반대로 비스듬히 등지고	1~2에서 3/8	2에서 라이즈	—	오른쪽	2
3	2의 위치 그대로	위와 같음	—	업, 마지막에 로어	—	오른쪽	3
4	왼 발 후퇴, CBMP로	위와 같음	—	4의 마지막에 R하기 시작하여 NFR	약간	똑바로	1
5	오른발 옆으로 벌린다	벽을 비스듬히 마주보고	—	5~6에서 라이즈를 계속하여	—	왼 쪽	2
6	왼 발 오른발에 모은다	위와 같음	—	마지막에 로어	—	왼 쪽	3

• 풋워크 : 1.TH 2.H(왼발) 양발T 3. TH(오른발) 4. TH 5. T 6. TH
• 주1 : 회전은 2에서 오른발을 평평하게 유지하며 앞뿌리로 해도 무방하다. 그 때의 풋워크는 1. THT 2. 양발T 3. TH(오른발)
• 주2 : 위에서 설명한 이외의 얼라인먼트
  (a) LOD를 등지고 1~2에서 왼쪽으로 1/2, 4~5에서 오른쪽으로 1/8
  (b) LOD를 등지고 1~2에서 왼쪽으로 5/8, 4~5에서 오른쪽으로 1/4
  (c) 중앙을 비스듬히 등지고 1~2에서 왼쪽으로 1/4, 4~5에서 회전없음.

■ 여자

스텝	발의 위치	얼라인먼트	회전량	라이즈 앤드 팰	CBM	스웨이	리듬
1	왼 발 전진	LOD를 마주보고	왼쪽으로 회전하기 시작	1의 마지막에 라이즈하기 시작하고	있음	똑바로	1
2	오른발 옆으로 벌린다	중앙을 마주보고	1~2에서 1/4	2~3에서 라이즈를 계속하며	—	왼 쪽	2
3	왼 발 오른발에 모은다	중앙을 반대로 비스듬히 마주보고	2~3에서 1/8	3의 마지막에 로어	—	왼 쪽	3
4	오른발 CBMP로 전진, OP로	중앙을 반대로 비스듬히 마주보고	—	4의 마지막에 라이즈하기 시작하고	약간	똑바로	1
5	왼 발 옆으로 벌린다	벽을 비스듬히 등지고	—	5~6에서 라이즈를 계속하며	—	오른쪽	2
6	오른발 왼발 모은다	벽을 비스듬히 등지고	—	6의 마지막에 로어	—	오른쪽	3

• 풋워크 : 1. HT 2. T 3. TH 4. HT 5. T 6. TH

8 BACK WHISK　　　　　　　　　　　　　　　　　　　　　Waltz
백 휘스크
리버스 코르테의 제3스텝에서부터

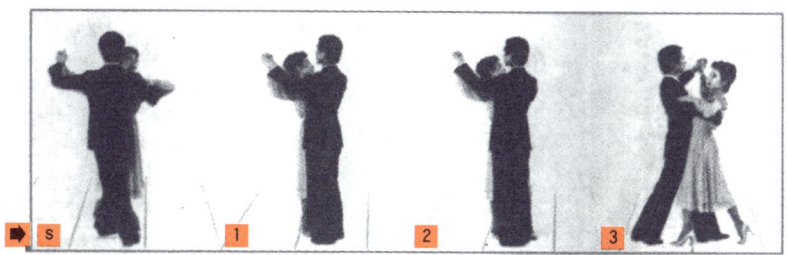

■ 남자

스텝	발의 위치	얼라인먼트	회전량	라이즈 앤드 팰	CBM	스웨이	리듬
1	왼 발 후퇴, CBMP로	중앙을 반대로 비스듬히 등지고	—	1의 마지막에 R하기 시작하여 NFR	있음	똑바로	1
2	오른발 비스듬히 후퇴	위와 같음	—	2에서 라이즈를 계속하고	—	왼 쪽	2
3	왼 발 오른발 뒤로 교차, PP	벽을 비스듬히 마주보며	—	3에서 업, 마지막에 로어	—	왼 쪽	3

• 풋워크 : 1. TH　2. T　3. TH
• 주 : 남자는 제3스텝에서 왼발을 오른발의 뒤쪽으로 교차시키기 때문에 후퇴할 때 발끝 또는 발꿈치를 바닥에 대고 끌어도 무방하다.

■ 여자

스텝	발의 위치	얼라인먼트	회전량	라이즈 앤드 팰	CBM	스웨이	리듬
1	오른발 OP로 전진, CBMP로	중앙을 반대로 비스듬히 마주보고	오른쪽으로 회전하기 시작	1의 마지막에 라이즈하기 시작하고	있음	똑바로	1
2	왼 발 옆으로 벌린다	중앙을 마주보며	1~2에서 1/8	2에서 라이즈를 계속하며	—	오른쪽	2
3	오른발 왼발 뒤로 교차, PP로	중앙을 비스듬히 마주보고	2~3에서 1/8	3에서 업, 마지막에 로어	—	오른쪽	3

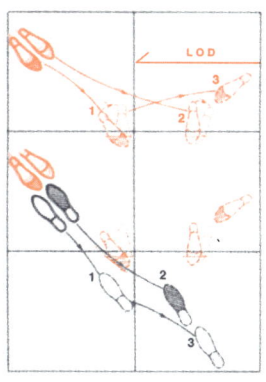

• 풋워크 : 1. HT　2. T　3. TH
• 선행 : (A) 어소시에이트에 필요한 선행과 얼라인먼트는 위의 것만으로 부족하다.
　(M) 이는 내츄럴 회전의 1~3스텝 뒤에 사용할 수가 있다. 이 경우 제1, 2스텝의 발 위치는 팔어웨이 휘스크에 사용되는 것과 같다. 즉 방의 중간 정도에서는 중앙을 비스듬히 마주보며 끝나고, 코너에서는 새 LOD의 벽을 비스듬히 마주보며 끝나게 된다. 라이즈는 팔어웨이 휘스크와 같다. 그 밖에도 선행과 얼라인먼트는 있지만 경기에는 필요가 없다.

9 WHISK
휘스크

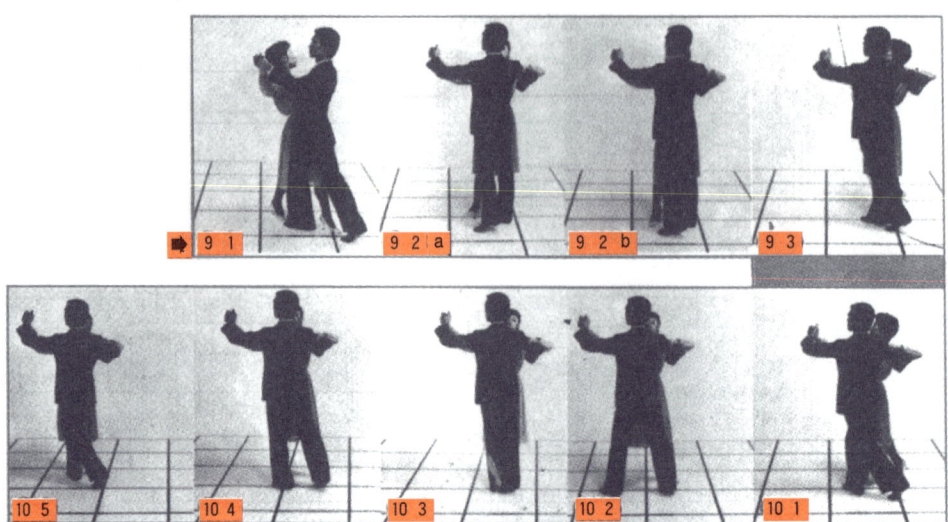

■ 남자

스텝	발의 위치	얼라인먼트	회전량	라이즈 앤드 펠	CBM	스웨이	리듬
1	왼 발 전진	벽을 비스듬히 마주보고	—	1의 마지막에 라이즈하기 시작하고	약간	똑바로	1
2	오른발 옆으로, 약간 앞으로	위와 같음	—	2에서 라이즈를 계속하며	—	왼 쪽	2
3	왼 발 오른발 뒤로 교차, PP로	위와 같음	—	3에서 업, 마지막에 로어	—	왼 쪽	3

• 풋워크 : 1. HT 2. T 3. TH
• 주 : 제2스텝 째의 위치는 클로즈드 체인지의 제2스텝과 같다.

■ 여자

스텝	발의 위치	얼라인먼트	회전량	라이즈 앤드 펠	CBM	스웨이	리듬
1	오른발 후퇴	벽을 비스듬히 등지고	—	1의 마지막에 R하기 시작하여 NFR	없음	똑바로	
2	왼 발 비스듬히 후퇴	중앙을 비스듬히 향하여	—	2에서 라이즈를 계속하고		오른쪽	
3	오른발 왼발의 뒤로 교차, PP로	중앙을 비스듬히 마주보며	—	3에서 업, 마지막에 로어		오른쪽	

• 풋워크 : 1. TH 2. T 3. TH
• 주 : 양발의 회전은 1~2스텝 사이에서 완료한다.

10 CHASSE FROM PP Waltz
PP로 부터의 체이스
휘스크 뒤에

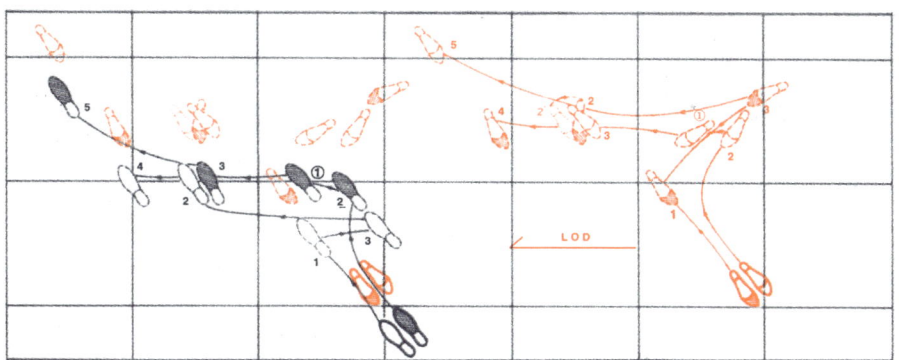

■ 남자

스텝	발의 위치	얼라인먼트	회전량	라이즈 앤드 팰	CBM	스웨이	리듬
1	오른발 전진, PP로 가로질러, C-BMP로	벽을 비스듬히 마주보고 (LOD를 따라)	—	1의 마지막에 라이즈하기 시작하고	있음	없	1
2	왼발 옆으로, 약간 앞으로	벽을 비스듬히 마주보고	—	2~3까지 라이즈를 계속하며	—	—	2
3	오른발 왼발에 모은다	위와 같음	—	—	—	—	&
4	왼발 옆으로, 약간 앞으로	위와 같음	—	4에서 업, 마지막에 로어	—	—	3
5	오른발 OP로 전진, CBMP로	위와 같음	—	—	있음	음	1

• 풋워크 : 1.HT 2.T 3.T 4.TH 5.H

■ 여자

스텝	발의 위치	얼라인먼트	회전량	라이즈 앤드 팰	CBM	스웨이	리듬
1	왼발 전진, PP로 가로질러, C-BMP로	중앙을 비스듬히 마주보며 (LOD를 따라)	왼쪽으로 회전하기 시작	1의 마지막에 라이즈하기 시작하고	있음	없	1
2	오른발 옆으로 벌린다	벽을 등지고	1~2에서 1/8	2~3까지 라이즈를 계속하며	—	—	2
3	왼발 오른발에 모은다	벽을 비스듬히 등지고	2~3에서 1/8 몸의 회전은 작게	—	—	—	&
4	오른발 옆으로, 약간 뒤로	벽을 비스듬히 등지고	—	4 업, 마지막에 로어	—	—	3
5	왼발 후퇴, CBMP로	벽을 비스듬히 등지고	—	—	있음	음	1

• 풋워크 : 1.HT 2.T 3.T 4.TH 5.T

11 DOUBLE REVERSE SPIN
더블 리버스 스핀

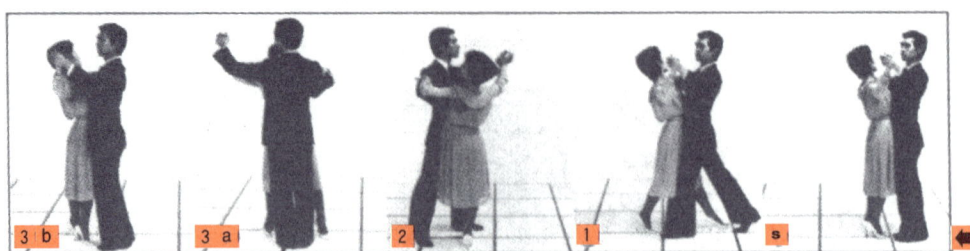

■ 남자

스텝	발의 위치	얼라인먼트	회전량	라이즈 앤드 폴	CBM	스웨이	리듬
1	왼 발 전진	LOD를 마주보고	왼쪽으로 회전하기 시작	1의 마지막에 라이즈	있음	없 음	1
2	오른발 옆으로 벌린다	벽을 비스듬히 등지고	1~2 사이에서 3/8	2~3까지 업	—		2
3	왼 발 체중을 얹지 않고 오른발에 모은다(투 피보트)	벽을 비스듬히 마주보고	2~3 사이에서 1/2	3의 마지막에 로어	—		3

- 풋워크 : 1. HT 2. T 3. T(왼발) 이어서 TH(오른발)
- 주 : 이는 중앙 비스듬히, LOD를 마주보며 시작할 수가 있다. 회전량은 3/4에서 1회전까지 여러 가지 있지만 다음과 같이 된다.
  (a) 3/4인 때 1~2에서 1/4, 2~3에서 1/2 또는 1~2에서 3/8, 2~3에서 3/8
  (b) 7/8인 때 위 표와 같다
  (c) 1회전인 때 1~2에서 3/8, 2~3에서 5/8

■ 여자

스텝	발의 위치	얼라인먼트	회전량	라이즈 앤드 폴	CBM	스웨이	리듬
1	오른발 후퇴	LOD를 등지고	왼쪽으로 회전하기 시작	1의 마지막에 약간 R, NFR	있음	없 음	1
2	왼 발 오른발에 모은다 (H턴)	LOD를 마주보고	1~2 에서 1/2	2까지 라이즈를 계속하고	—		2
3	오른발 옆으로, 약간 뒤로	벽을 등지고	2~3에서 1/4	3~4에서 업	—		&
4	왼 발 오른발 앞으로 교차	벽을 비스듬히 등지고	3~4에서 1/8	4의 마지막에 로어			3

- 풋워크 : 1.TH 2.HT 3.T 4.TH
- 타이밍 : 위의 4스텝은 「1, 2, & 3」으로 타운트하며, 이 경우 각 스텝의 값은 1박자, 1/2박자, 1/2박자, 1박자이다. 그러나 상급자는 「1, 2, 3, &」로 즐겨 카운트한다. 이 경우의 각 스텝의 값은 1박자, 1박자, 1/2박자, 1/2박자이다.
- 주 : 위의 (a)와 (c)에 대한 여자의 얼라인먼트는 다음과 같다.
  (a) 1~2에서 3/8, 2~3에서 1/4, 3~4에서 1/8
  (c) 1~2에서 1/2, 2~3에서 3/8, 3~4에서 1/8
- 선행 : 3방향으로 시작할 수가 있다.
  (1) 중앙에 비스듬한 때 : 오른발의 클로즈드 체인지. 헤지테이션 체인지. 스핀 회전의 회전을 작게 하고 리버스 회전의 4, 5, 6을 계속하여 LOD를 끝낸다.
  (2) LOD인때: 다른 더블 리버스 스핀, 리버스 회전의 4, 5, 6을 계속하여 LOD를 끝낸다.
  (3) 벽을 비스듬히 보는 때 : 리버스 회전.

Waltz

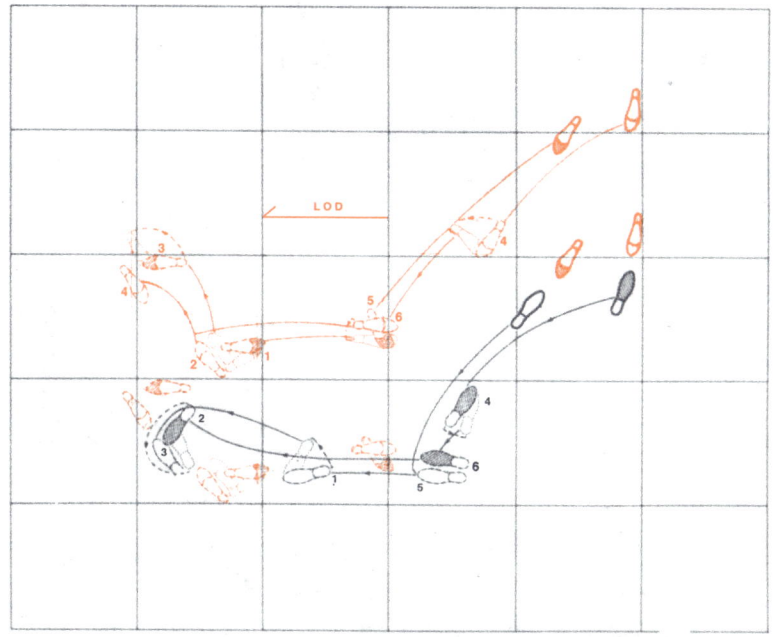

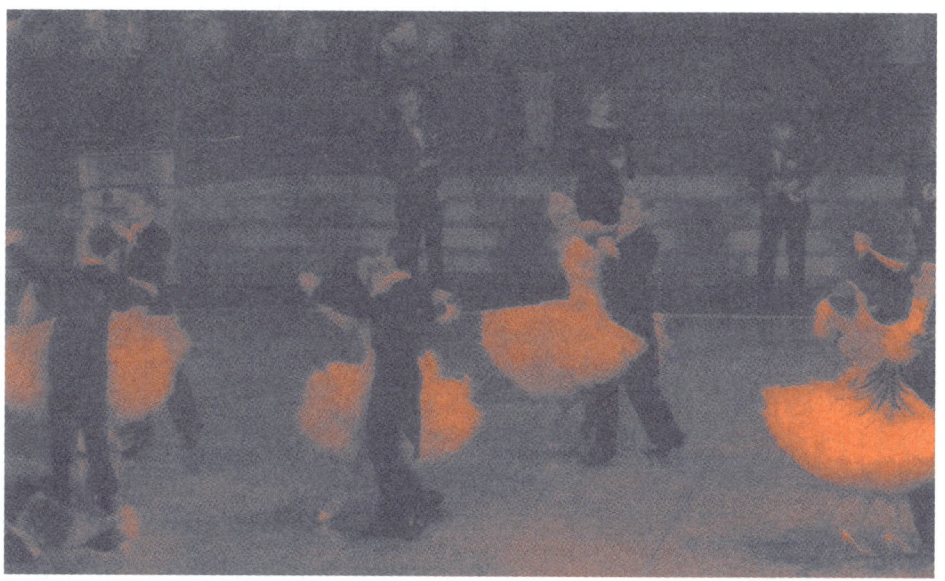

12 PROGRESSIVE CHASSE TO RIGHT
오른쪽으로의 프로그레시브 체이스

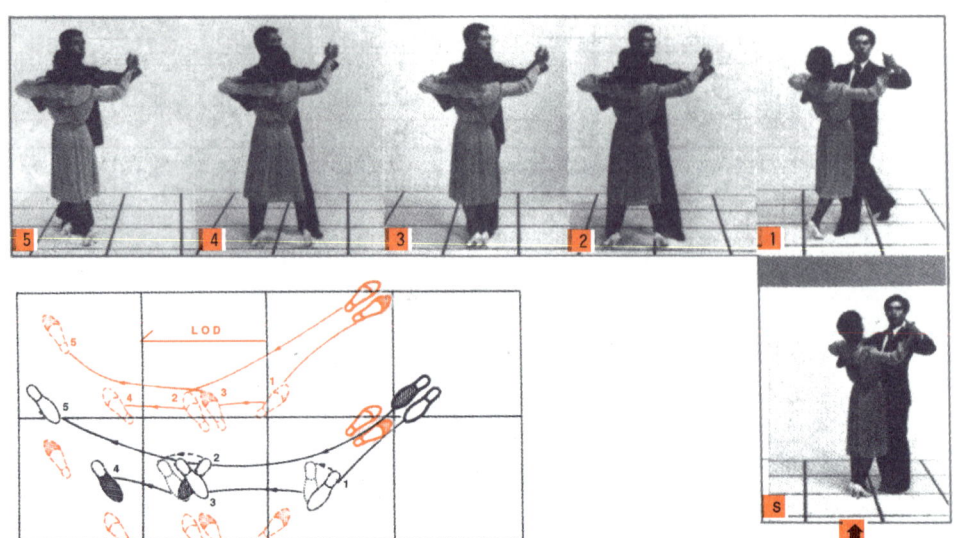

■ 남자

스텝	발의 위치	얼라인먼트	회전량	라이즈 앤드 팰	CBM	스웨이	리듬
1	왼 발 전진	벽을 비스듬히 마주보고	왼쪽으로 회전하기 시작	1의 마지막에 라이즈하기 시작	있음	없	1
2	오른발 옆으로 벌린다	벽을 등지고	1~2 에서 1/8	2~3까지 라이즈를 계속하고	—		2 &
3	왼 발 오른발에 모은다	벽을 비스듬히 등지고	2~3 사이에서1/8, 몸의 회전은 작게		—		
4	오른발 옆으로, 약간 뒤로	벽을 비스듬히 등지고	—	4업, 마지막에 로어	—		3
5	왼 발 후퇴, CBMP로	벽을 비스듬히 등지고	—		있음	음	1

■ 여자

스텝	발의 위치	얼라인먼트	회전량	라이즈 앤드 팰	CBM	스웨이	리듬
1	오른발 후퇴	중앙을 비스듬히 등지고	왼쪽으로 회전하기 시작	1의 마지막에 R하기 시작하여 NFR	있음	없	1
2	왼 발 옆으로 벌린다	벽을 비스듬히 향하여	1~2 에서 1/4, 몸의 회전은 작게	2~3까지 라이즈를 계속하며	—		2 &
3	오른발 왼발에 모은다	벽을 비스듬히 마주보고	몸을 약간만 회전	4업, 마지막에 로어	—		
4	왼 발 옆으로, 약간 앞으로	위와 같음	—		—		3
5	오른발 OP로 전진, CBMP로	위와 같음	—		있음	음	1

13 OUTSIDE SPIN
아웃사이드 스핀   Waltz

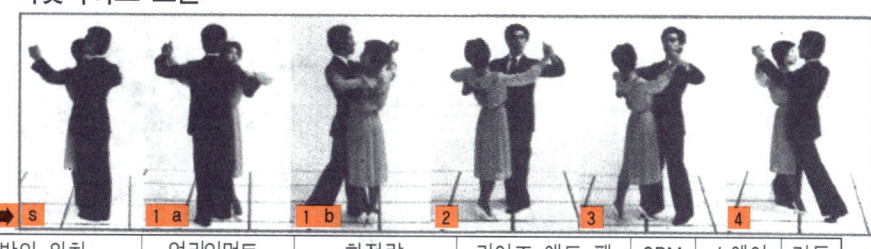

■ 남자

스텝	발의 위치	얼라인먼트	회전량	라이즈 앤드 펠	CBM	스웨이	리듬
1	왼 발 작게후퇴, C-BMP로	중앙을 반대로 비스듬히 T를 안쪽으로	1에서 오른쪽으로 3/8		없음	없 음	1
2	오른발 전진, CBMP로 OP에	LOD를 반대로 마주보고	회전을 계속하여	2의 마지막에 라이즈	있음		2
3	왼 발 옆으로, 왼발 뒤쪽에서 끝난다	중앙을 비스듬히 마주보고 마지막은 벽을 비스듬히 마주본다	2~3에서 3/8, 3에서 1/4	업, 마지막에 로어	—		3

- 풋워크 : 1. HT   2. T   3. TH   4. TH
- 주 : 아웃사이드 스핀은 다음과 같이 회전량을 적게 해도 된다.
  3/4회전 때 : 1에서 3/8, 2~3에서 3/4
  1/2회전 때 : 1에서 1/4, 2~3에서 1/4

■ 여자

스텝	발의 위치	얼라인먼트	회전량	라이즈 앤드 펠	CBM	스웨이	리듬
1	오른발 전진, CBMP로 OP에	중앙을 반대로 비스듬히 마주보고	오른쪽으로 회전하기 시작	1의 마지막에 라이즈하기 시작하고	있음	없 음	1
2	왼 발 오른발에 모은다	벽을 마주보고	1~2에서 5/8	2에서 라이즈를 계속하며	—		2
3	오른발 전진, CBMP로 끝난다	LOD를 반대로 마주보고 마지막은 벽을 비스듬히 등진다	2~3에서 1/4, 3에서 1/8	업, 마지막에 로어	—		3

- 풋워크 : 1. THT   2. HT   3. TH
- 주 1 : 위의 남자에 대한 여자의 회전량은
  3/4회전 때 : 1~2에서 1/2, 2~3에서 1/8
  1/2회전 때 : 1~2에서 3/8, 2~3에서 1/8
  여자는 남자보다 일찍 라이즈를 시작한다는 점에 주의할 것.
- 선행 : 리버스 코르테의 1~3스텝, 오픈 텔레마크, 오픈 임피터스 뒤에 크로스 헤지테이션을 계속하고 드랙 헤지테이션, 백워드 록, 폭스트로트의 내츄럴 회전 뒤에 이어지는 때는 회전량을 작게 한다.
- 주 2 : 아웃사이드 스핀으로 회전량을 작게 했을 때의 남자의 제3스텝은 「옆으로 약간 뒤로」이며 여자는 「비스듬히 앞으로」이다.

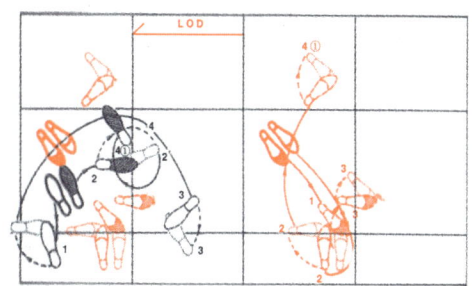

14. OPEN TELEMARK FOLLOWED BY THE CROSS HESITATION
오픈 텔레마크로부터 크로스 헤지테이션

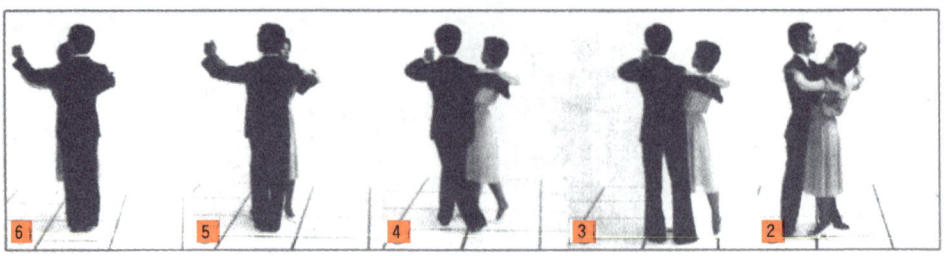

■ 남자

스텝	발의 위치	얼라인먼트	회전량	라이즈 앤드 폴	CBM	스웨이	리듬
1	왼 발 전진	중앙을 비스듬히 마주보고	왼쪽으로 회전하기 시작	1의 마지막에 라이즈	있음	똑바로	1
2	오른발 옆으로 벌린다	벽을 비스듬히 등지고	1~2에서 1/4	업	—	왼 쪽	2
3	왼 발 옆으로 약간 앞, PP로	벽을 비스듬히 향하여 몸은 벽을 마주본다	2~3에서 1/2, 몸의 회전은 작게	업, 마지막에 로어	—	똑바로	3
4	오른발 PP로 전진, CBMP로	위와 같음	몸의 회전을 완료	4의 마지막에 라이즈하기 시작하고	—	똑바로	1
5	왼 발 오른발에 모으고 체중을 얹지 않는다	벽을 비스듬히 마주보고	—	5까지 라이즈를 계속하며	—	똑바로	2
6	5의 위치를 유지한다	위와 같음	—	위와 같음. 6의 마지막에 로어	—	똑바로	3

• 풋워크 : 1. HT 2. T 3. TH 4. HT 5. T(양발) 6. TH(오른발)

■ 여자

스텝	발의 위치	얼라인먼트	회전량	라이즈 앤드 폴	CBM	스웨이	리듬
1	오른발 후퇴	중앙을 비스듬히 등지고	왼쪽으로 회전하기 시작	1의 마지막에 약간 R. NFR	있음	똑바로	1
2	왼 발 오른발에 모은다(H턴)	LOD를 마주보고	1~2에서 3/8	2까지 라이즈를 계속하고	—	오른쪽	2
3	오른발 비스듬히 전진, PP로 오른쪽 SL	LOD를 향하여	몸을 약간 좌회전	업, 마지막에 로어	—	똑바로	3
4	왼 발 전진, PP로 교차, CBMP로	LOD 벽을 비스듬히 이동	왼쪽으로 회전하기 시작	4의 마지막에 라이즈하기 시작하고	있음	똑바로	1
5	오른발 옆으로 벌린다	벽을 등지고	4~5에서 1/4	라이즈를 계속하며	—	왼 쪽	2
6	왼 발 오른발에 모은다	벽을 비스듬히 등지고	5~6에서 1/8	라이즈를 계속하고 마지막에 로어	—	왼 쪽	3

Waltz

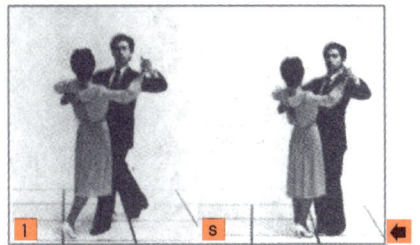

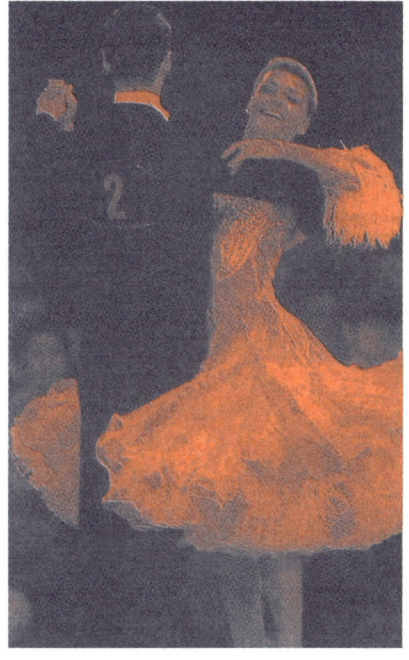

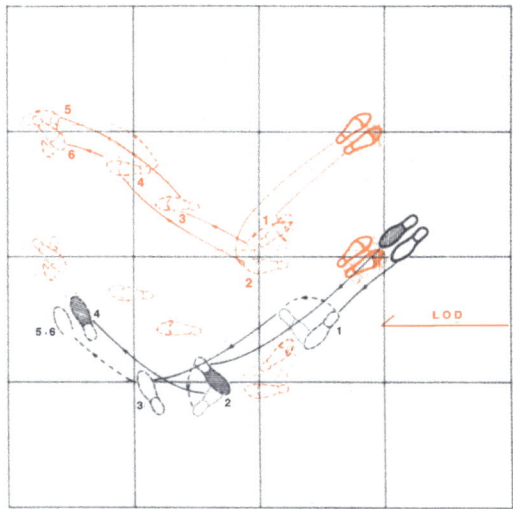

- 풋워크 : 1. TH   2. HT   3. TH   4. HT   5. T   6. TH
- 선행 : 오픈 텔레마크로 계속하기 위해서는 오른발 클로즈드 체인지, 헤지테이션 체인지, 더블 리버스 스핀 윙. 리버스 회전의 4, 5, 6. 크로스 헤지테이션으로 계속하기 위해서는 오픈 텔레마크 · 오픈 임피터스, 휘스크.
- 후속 : 오픈 텔레마크로부터 크로스 헤지테이션 윙. PP로부터의 위브, PP로부터의 체이스, 폭스트롯의 내 츄럴 회전, 크로스 헤지테이션으로부터 왼발 후퇴하여 내츄럴 회전의 4, 5, 6스텝. 아웃사이드 스핀 백 휘스크, 여자 제 1 스텝을 바깥쪽에서 회전없이 후퇴하여 아웃사이드 체인지 (코너에서는 보편적인 회전을 한다).

15 OPEN TELEMARK FOLLOW BY THE WING
오픈 텔레마크로부터 윙으로

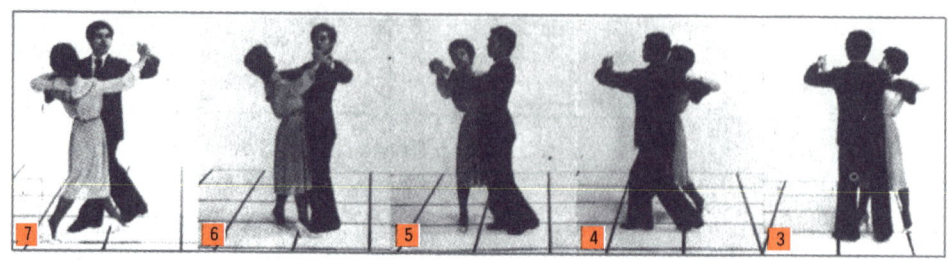

■ 남자

스텝	발의 위치	얼라인먼트	회전량	라이즈 앤드 펄	CBM	스웨이	리듬
1	왼 발 전진	중앙을 비스듬히 마주보고	왼쪽으로 회전하기 시작	1의 마지막에 라이즈	있음	똑바로	1
2	오른발 옆으로 벌린다	벽을 비스듬히 등지고	1~2에서 1/4	업	—	왼 쪽	2
3	왼 발 옆으로 약간 뒤로, PP로	벽을 비스듬히 향하여 몸은 벽을 마주보고	2~3에서 1/2 몸의 회전은 작게 3~4에서 1/8	업, 마지막에 로어	—	똑바로	3
4	오른발 전진, PP로 가로질러,C-BMP로	LOD를 향하여		—	—	똑바로	1
5	왼 발 오른발에 모으기 시작한다	6의 방향으로	몸을 오른쪽으로 회전 5~6에서 1/8	5~6에서 약간 라이즈 NFR	—	똑바로	2
6	왼 발 오른발에 모으고 체중은 옮기지 않는다	중앙을 비스듬히 마주보고		—	—	똑바로	3

- 풋워크 : 1. HT   2. T   3. TH   4. H   5.~6. 오른발 F, 오른발 T로 바닥에 압력을 주며 왼발 T의 IE에서 바닥에 압력을.
- 주 : 윙으로는 다른 위치로부터도 들어갈 수가 있으며 또한 회전을 작게 하여 LOD를 마주보며 끝내도 된다. 제4스텝은 마음껏 스텝할 것. 제5스텝에서는 발의 스위블을 하지 않고 몸만 LOD로 향한다. 발의 스위블은 중앙을 비스듬히 마주보며 끝날 때에 사용한다.

Waltz

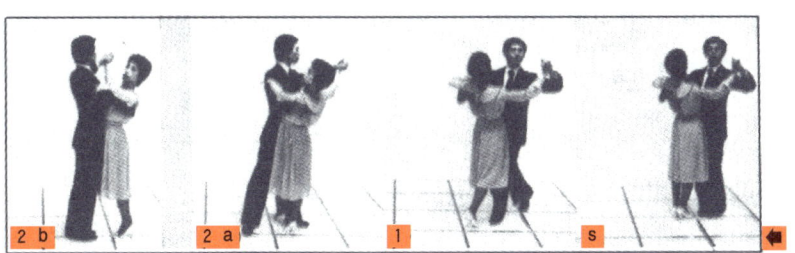

■ 여자

스텝	발의 위치	얼라인먼트	회전량	라이즈 앤드 펠	CBM	스웨이	리듬
1	오른발 후퇴	중앙을 비스듬히 등지고	왼쪽으로 회전하기 시작	1의 마지막에 약간 R. NFR	있음	똑바로	1
2	왼 발 오른발에 모은다(H턴)	LOD를 마주보고	1~2에서 3/8	2 라이즈를 계속하고	—	오른쪽	2
3	오른발 약간 오른쪽으로 전진 (PP로 오른쪽 SL로)	LOD를 향하여	몸을 약간 좌회전	3업, 마지막에 로어	—	똑바로	3
4	왼 발 전진, PP로 CBMP에	중앙을 비스듬히 마주보고	3~4에서 1/8	4의 마지막에 라이즈하기 시작하고	있음	똑바로	1
5	오른발 전진, 왼쪽 OP로의 준비	중앙을 마주보고	4~5에서 1/8	5까지 라이즈를 계속하며	—	왼 쪽	2
6	왼 발 전진, CBMP로 왼쪽 OP에	다시 중앙을 비스듬히 등지기까지 회전	5~6에서 1/4다시 회전을 계속, 중앙을 비스듬히 등진다	6 업, 마지막에 로어	—	왼 쪽	3

- 풋워크 : 1. TH   2. HT   3. TH   4. HT   5. T   6. TH
- 선행 : 오픈 텔레마크, 오픈 임피터스, 휘스크, PP로 끝나는 아웃사이드 체인지 또는 터닝 록.
- 후속 : 리버스 회전, 더블 리버스 스핀, 텔레마크, 드랙 헤지테이션, 오른쪽으로의 프로그레시브 체이스 및 휘스크, 코너에서는 왼쪽 클로즈드 체인지, 휘스크, 호버 텔레마크.

16. OPEN IMPETUS FOLLOWED BY THE CROSS HESITATION
내츄럴 회전의 1~3스텝 뒤 오픈 임피터스로부터 크로스 헤지테이션으로

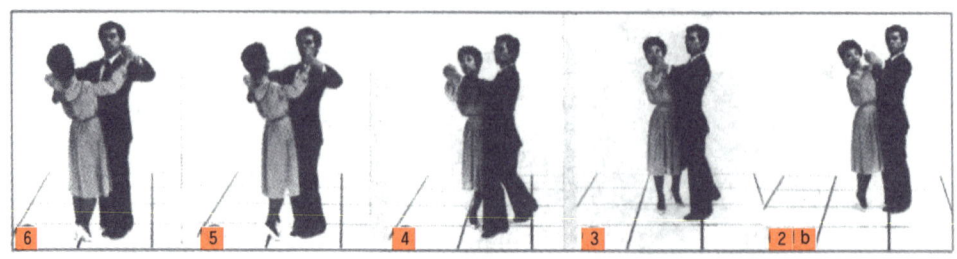

■ 남자

스텝	발의 위치	얼라인먼트	회전량	라이즈 앤드 팰	CBM	스웨이	리듬
4	왼 발 후퇴	LOD를 등지고	오른쪽으로 회전을 시작	—	있음	똑바로	1
5	오른발 왼발에 모은다(H턴)	중앙을 비스듬히 마주 보고	4~5 사이에서 3/8	5의 마지막에 라이즈	—	왼 쪽	2
6	왼 발 비스듬히 전진, PP로, 왼쪽 SL로	중앙을 비스듬히 향하여 몸은 LOD를 마주보고	몸을 약간 우회전	업, 마지막에 로어	—	똑바로	3
7	오른발 PP로 전진, CBMP로	위와 같음	—	7의 마지막에 라이즈하기 시작	—	똑바로	1
8	왼 발 오른발에 모으고 체중은 옮기지 않는다	중앙을 비스듬히 마주보고	몸을 왼쪽으로 회전	8~9까지 라이즈를 계속하며	—	똑바로	2
9	8의 위치를 유지	위와 같음	—	마지막에 로어	—	똑바로	3

■ 여자

스텝	발의 위치	얼라인먼트	회전량	라이즈 앤드 팰	CBM	스웨이	리듬
4	오른발 전진	LOD를 마주보고	오른쪽으로 회전하기 시작	—	있음	똑바로	1
5	왼 발 옆으로 벌린다	중앙을 비스듬히 등지고	4~5에서 3/8 5~6 사이에서	5의 마지막에 라이즈	—	왼 쪽	2
6	오른발 왼발에 브러시하고 나서 옆으로, PP로	중앙을 향하여 (중앙 비스듬히 이동)	3/8(몸의 회전을 작게) 왼쪽으로 회전하기 시작	업, 마지막에 로어	—	똑바로	3
7	왼 발 전진, PP로 가로질러 CBMP로	위와 같음	7~8 사이에서 1/4	7의 마지막에 라이즈하기 시작하고	있음	똑바로	1
8	오른발 옆으로 벌린다	LOD를 등지고	8~9 사이에서 1/8	8~9까지 라이즈를 계속하며	—	왼 쪽	2
9	왼 발 오른발에 모은다	중앙을 비스듬히 등지고		마지막에 로어	—	왼 쪽	3

Waltz

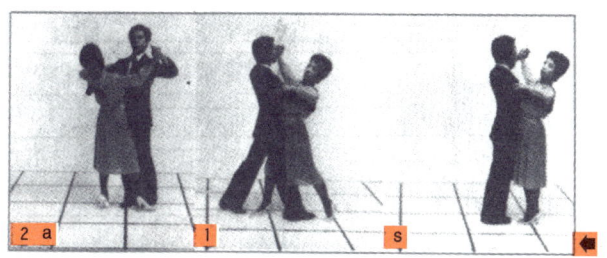

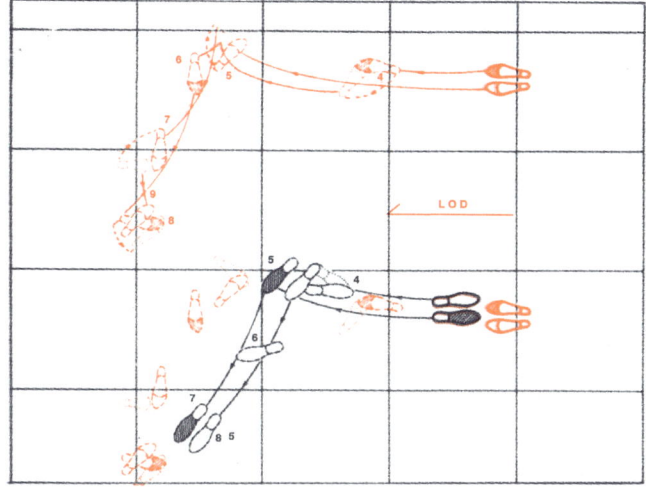

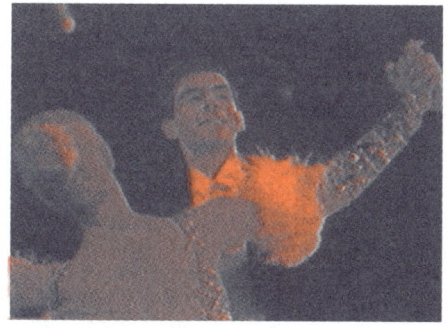

오픈 임피터스 회전

- 선행 : 내츄럴 회전과 같지만 실제의 임피터스(위의 4, 5, 6스텝)는 드랙 헤지테이션, 포워드 록, 오른쪽으로 의 프로그레시브 체이스, 오픈 내츄럴 회전 등 뒤로 계속할 수가 있다. 또한 크로스 헤지테이션 또는 리버스 코르테의 1~3스텝 뒤
- 후속 : 크로스 헤지테이션. 윙. PP로부터의 체이스. 코너를 가로질러 폭스트롯의 내츄럴 회전
- 주 : 크로스 헤지테이션에 대해서는 "14"를 참조할 것.

17 OPEN IMPETUS TURN FOLLOWED BY THE WING
내츄럴 회전의 1~3 스텝 뒤 오픈 임피터스로부터 윙으로

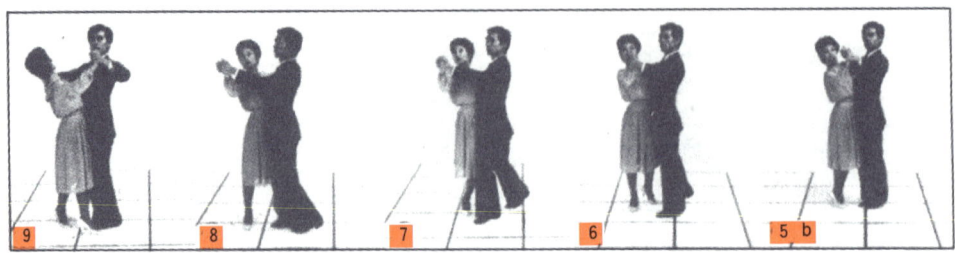

■ 남자

스텝	발의 위치	얼라인먼트	회전량	라이즈 앤드 팰	CBM	스웨이	리듬
4	왼 발 후퇴	LOD를 등지고	오른쪽으로 회전하기 시작	—	있음	똑바로	1
5	오른발 왼발에 모은다	중앙을 비스듬히 마주보고	4~5에서 3/8 몸을 약간 우회전	5의 마지막에 라이즈	—	왼 쪽	2
6	왼 발 비스듬히 전진, PP로, 왼쪽 SL로	중앙을 비스듬히 향하여 (몸은 LOD를 마주본다)	—	업, 마지막에 로어	—	똑바로	3
7	오른발 전진, PP로 가로질러 CBMP에	위와 같음	—	—	—	똑바로	1
8	왼 발 오른발에 모으기 시작한다	9쪽으로	8에서 몸을 좌회전	8~9에서 약간 R, NFR	—	똑바로	2
9	왼 발 오른발에 모으고 체중은 옮기지 않는다	중앙을 비스듬히 마주보고	9에서 몸을 좌회전	—	—	똑바로	3

■ 여자

스텝	발의 위치	얼라인먼트	회전량	라이즈 앤드 팰	CBM	스웨이	리듬
4	오른발 전진	LOD를 마주보고	오른쪽으로 회전하기 시작	—	있음	똑바로	1
5	왼 발 옆으로 벌린다	중앙을 비스듬히 등지고	4~5에서 3/8	5의 마지막에 라이즈	—	오른쪽	2
6	오른발 왼발에 스쳐서 옆으로, PP로	중앙을 향하여 (중앙에 비스듬히 이동)	5~6에서 3/8 몸의 회전은 작게	업, 마지막에 로어	—	똑바로	3
7	왼 발 전진 PP로 CBMP에	중앙을 반대로 비스듬히 마주보고	6~7에서 1/8	7의 마지막에 라이즈하기 시작하고	있음	똑바로	1
8	오른발 전진, 왼 발 OP로의 준비	LOD를 반대로 마주보고	7~8에서 1/8	라이즈를 계속하며	—	왼 쪽	2
9	왼 발 전진, CBMP로 왼쪽 OP에	벽을 반대로 비스듬히 마주보고	8~9에서 1/8	업, 마지막에 로어	—	왼 쪽	3

Waltz

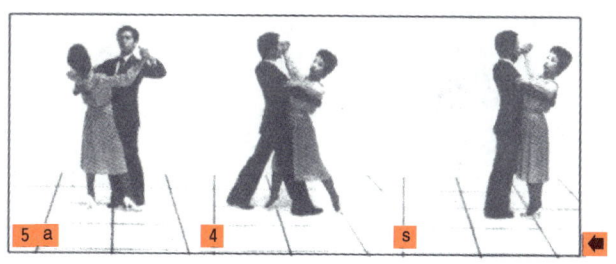

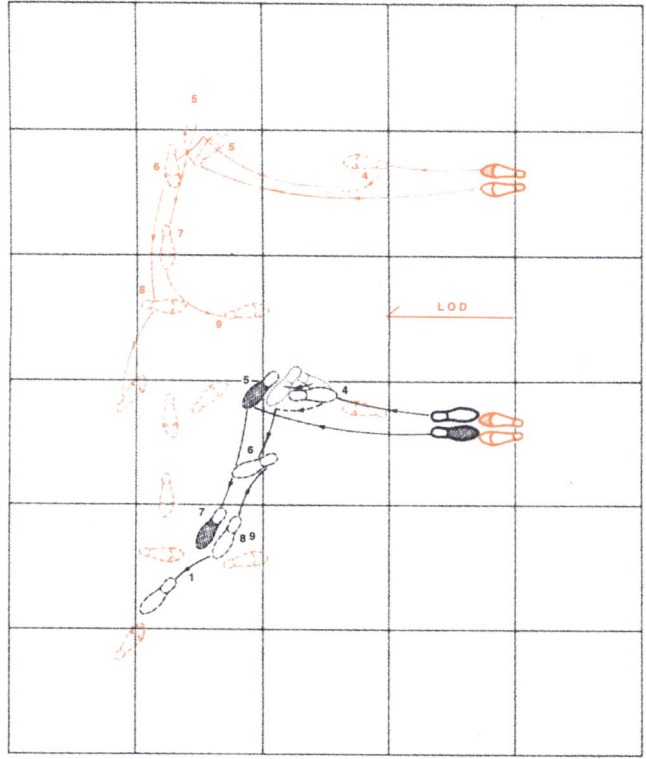

• 선행, 후속 : "16"의 오픈 임피터스와 "15"의 윙의 항을 참조할 것.

18 WEAVE
위브
리버스 회전의 3스텝에서 벽을 비스듬히 등지고 나서

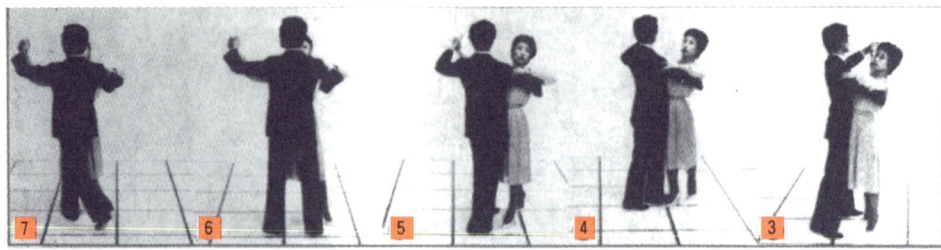

■ 남자

스텝	발의 위치	얼라인먼트	회전량	라이즈 앤드 펄	CBM	스웨이	리듬
1	오른발 후퇴	벽을 비스듬히 등지고	—		있음		1
2	왼 발 전진	중앙을 반대로 비스듬히 마주보고	왼쪽으로 회전하기 시작	2의 마지막에 라이즈	있음		2
3	오른발 옆으로 벌린다	LOD를 등지고	2~3에서 1/8	업, 마지막에 로어	—		3
4	왼 발 후퇴, PP로 CBMP로	중앙을 비스듬히 등지고	3~4에서 1/8	4의 마지막에 R하기 시작하여, NFR 5까지 라이즈를 계속하며	—	없 음	1
5	오른발 후퇴	위와 같음	왼쪽으로 회전하기 시작		있음		2
6	왼 발 옆으로, 약간 앞으로	벽을 비스듬히 향하여	5~6에서 1/4 몸의 회전은 작게	업, 마지막에 로어	—		3
7	오른발 전진, CBMP로, OP에	벽을 비스듬히 마주보고	—		있음		1

■ 여자

스텝	발의 위치	얼라인먼트	회전량	라이즈 앤드 펄	CBM	스웨이	리듬
1	왼 발 전진	벽을 비스듬히 마주보고	—		있음	없	1
2	오른발 후퇴	중앙을 반대로 비스듬히 등지고	왼쪽으로 회전하기 시작	2의 마지막에 라이즈	있음		2
3	왼 발 옆으로 벌린다	중앙을 비스듬히 향하여	2~3에서 1/4 몸의 회전은 작게	업, 마지막에 로어	—		3
4	오른발 전진 CBMP로 OP에	중앙을 비스듬히 마주보고	—	4의 마지막에 라이즈하기 시작	—		1
5	왼 발 전진	위와 같음	왼쪽으로 회전하기 시작	라이즈를 계속하며		있음	2
6	오른발 옆으로, 약간 뒤로	벽을 비스듬히 등지고	5~6에서 1/4 몸의 회전은 작게	업, 마지막에 로어	—		3
7	오른발 후퇴,CBMP로	위와 같음	—		있음	음	1

Waltz

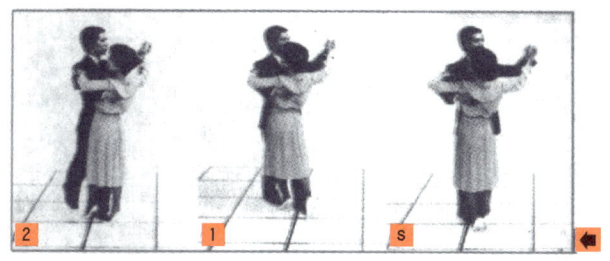

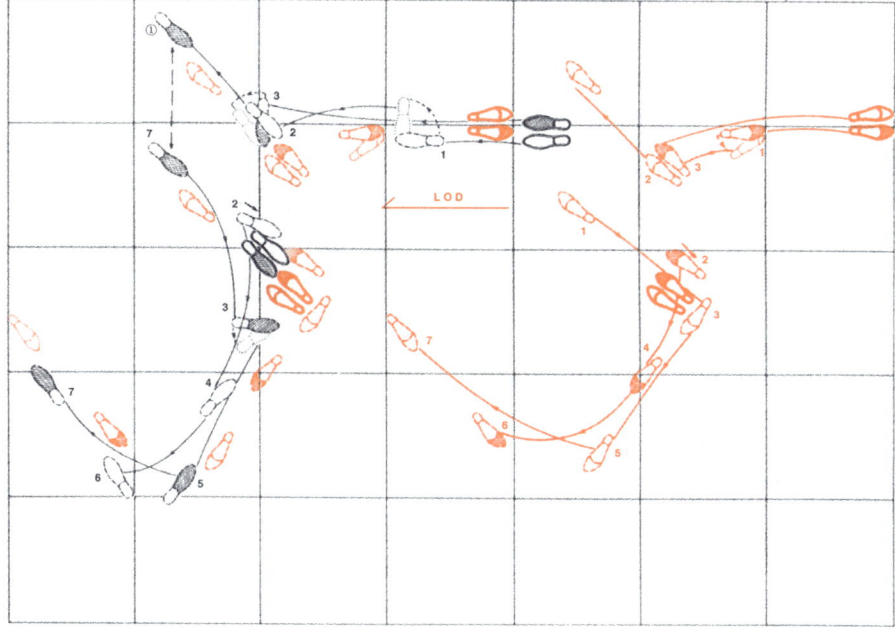

- 선행 : (A) 내츄럴 스핀 회전에 리버스 회전의 4~6을 계속하고 LOD를 마주본다. 또한 더블 리버스 스핀 으로 LOD를 마주보거나 내츄럴 스핀 회전을 한 뒤, 리버스 피보트로 LOD를 마주본다. 코너에서 헤지테이션 체인지를 하고 새 LOD를 마주보고 나서 리버스 회전의 1~3에서 벽을 비스듬히 등진다.
  (M) 오픈 텔레마크로부터 윙으로 LOD를 마주보며 리버스 회전의 1~3스텝을 계속하여 벽을 비스듬히 등진다.
- 후속 : (A) 모든 내츄럴계 피규어.
  (M) PP로 끝내도 무방하다. 이 때는 윙을 계속한다.

19 WEAVE FROM PP
PP 로부터의 위브
휘스크를 중앙 비스듬히 마주보며 끝내고 나서

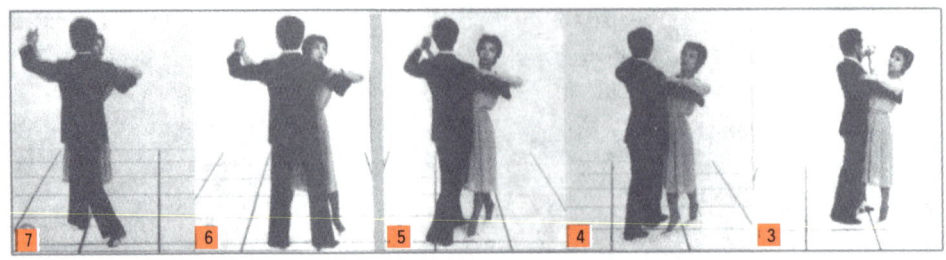

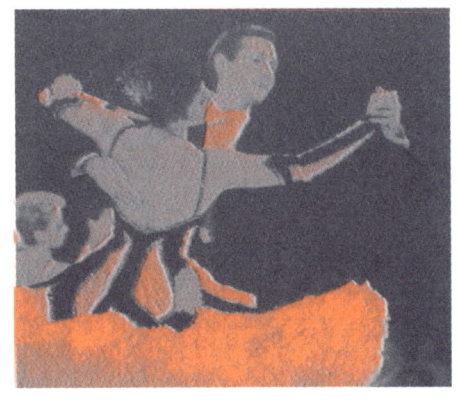

■ 남자

스텝	발의 위치	얼라인먼트	회전량	라이즈 앤드 팰	CBM	스웨이	리듬
1	오른발 전진, PP로 가로질 CBMP로	중앙을 향하고 몸은 중앙 비스듬히 마주보고	선행 스텝과 1의 사이에서 왼쪽으로 1/8	1의 마지막에 라이즈를 시작하고	—	없 음	1
2	왼 발 전진	중앙을 마주보고	왼쪽으로 회전을 계속하고	2 라이즈를 계속하며	있음		2
3	오른발 옆으로, 다소 뒤로	LOD를 등지고	2~3에서 1/4	업, 마지막에 로어			3
4	왼 발 후퇴, CBMP로	중앙을 비스듬히 등지고	3~4에서 1/8	4의 마지막에 R을 시작하여 NFR	—	있음	1
5	오른발 후퇴	위와 같음	왼쪽으로 회전하기 시작	5까지 라이즈를 계속하며		있음	2
6	왼 발 옆으로, 다소 앞으로	벽을 비스듬히 향하여	5~6에서 1/4	업, 마지막에 로어	—		3
7	오른발 전진, CBMP로 OP에	벽을 비스듬히 마주보고	몸의 회전은 작게	—		있음	1

• 풋워크 : 1. HT   2. T   3. TH   4. TH   5. T   6. TH   7. H
• 주 : 제 2~4스텝 사이의 회전량을 적게 하고 제 4~5스텝에서 LOD를 등지게 해도 된다.

Waltz

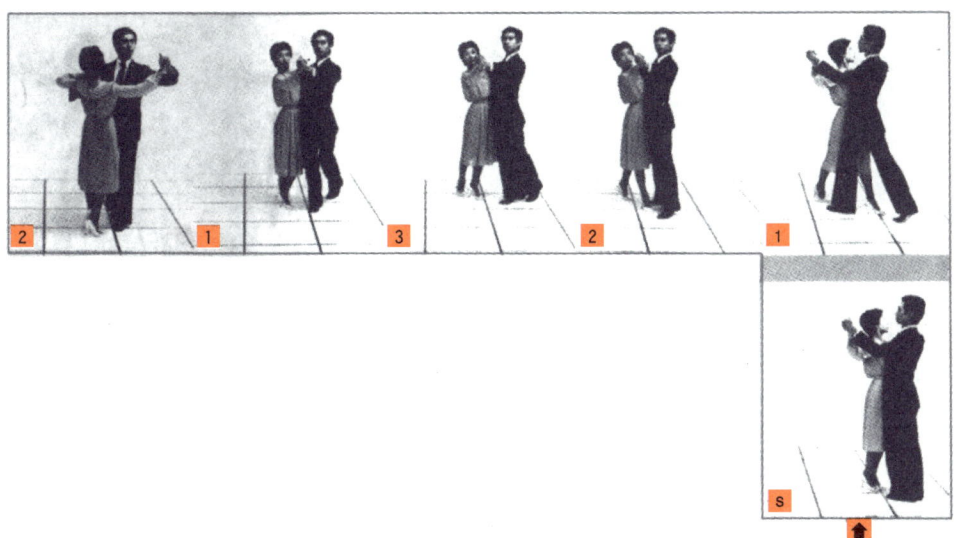

■ 여자

스텝	발의 위치	얼라인먼트	회전량	라이즈 앤드 팰	CBM	스웨이	리듬
1	왼 발 전진, PP로 CBMP에	중앙을 반대로 비스듬히 마주보고	왼쪽으로 회전하기 시작	1의 마지막에 라이즈하기 시작하고	있음	없 음	1
2	오른발 옆으로, 약간 뒤로	중앙을 비스듬히 등지고	1~2에서 1/4	2 라이즈를 계속하며	—		2
3	왼 발 옆으로, 약간 앞으로	중앙을 비스듬히 향하여	2~3에서 1/2 몸의 회전은 작음	업, 마지막에 로어	—		3
4	오른발 전진, CBMP로 OP에	중앙을 비스듬히 마주보고	—	4의 마지막에 라이즈하기 시작하고	—		1
5	왼 발 전진	위와 같음	왼쪽으로 회전하기 시작	5라이즈를 계속하며	있음		2
6	오른발 옆으로, 약간 뒤로	벽을 비스듬히 등지고	5~6에서 1/4 몸의 회전은 작게	업, 마지막에 로어	—		3
7	왼 발 후퇴, CBMP로	위와 같음		—	있음		1

• 풋워크 : 1. HT   2. T   3. TH   4. HT   5. T   6. TH   7. T
• 주 : 휘스크에서 회전을 작게 하여 LOD로 끝냈을 때라든가 오픈 임피터스에서 몸을 LOD를 마주하여 이 피규어로 들어갈 수도 있다. 이 때의 워브의 얼라인먼트는 폭스트롯의 항을 참조할 것.
• 선행 : 휘스크, 오픈 임피터스 회전, 오픈 텔레마크, 기타 PP로 끝나는 모든 피규어
• 후속 : 모든 내츄럴계 피규어

20 DRAG HESITATION
드랙 헤지테이션

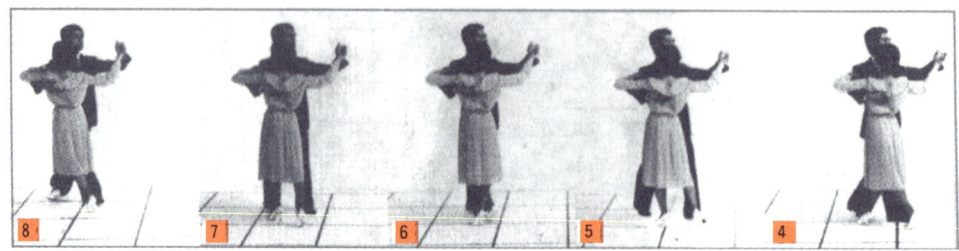

■ 남자

스텝	발의 위치	얼라인먼트	회전량	라이즈 앤드 폴	CBM	스웨이	리듬
1	왼 발 전진	LOD를 등지고	왼쪽으로 회전하기 시작	—	있음	없 음	1
2	오른발 옆으로 벌린다.	벽을 등지고	1~2에서 1/4	2 마지막에 라이즈	—		2
3	왼 발 오른발에 모으고, 체중은 옮기지 않는다	벽을 비스듬히 등지고	2~3에서 1/8	업, 마지막에 로어	—		3

- 풋워크 : 1. HT 2. T 3. T(양발) 다음에 TH(오른발)
- 주 : 다음 스텝은 여자를 바깥쪽으로 후퇴시킨다. 또한 중상 비스듬히, 또는 벽을 비스듬히 보며 시작할 수 있다.

■ 여자

스텝	발의 위치	얼라인먼트	회전량	라이즈 앤드 폴	CBM	스웨이	리듬
1	오른발 후퇴	LOD를 등지고	왼쪽으로 회전하기 시작	—	있음	없 음	1
2	왼 발 옆으로 벌린다.	벽과 벽의 사이를 비스듬히 향하여	1~2에서 1/4, 강한 듯하게	2 마지막에 라이즈	—		2
3	오른발 왼발에 모으고, 체중은 옮기지 않는다.	벽을 비스듬히 마주보고	2~3에서 1/8, 약한 듯하게	업, 마지막에 로어	—		3

- 풋워크 : 1. TH 2. T 3. T(양발) 다음에 TH(왼발)
- 주 : 여자는 2~3 사이에서 발로 약간 스위블할 것, 몸의 회전은 3/8보다 작게 한다는 점에 주의.
- 선행 : 오른발 클로즈드 체인지, 헤지테이션 체인지, 더블 리버스 스핀, 윙, 리버스 회전, 스핀 또는 임피터스 회전 뒤에 리버스 회전의 4~6스텝으로부터
- 후속 : 내츄럴 회전의 4~6스텝. 백워드 록. 임피터스 또는 오픈 임피터스의 4~6스텝. 3/4회전(회전은 작은) 의 아웃사이드 스핀. 백 휘스크.

Waltz

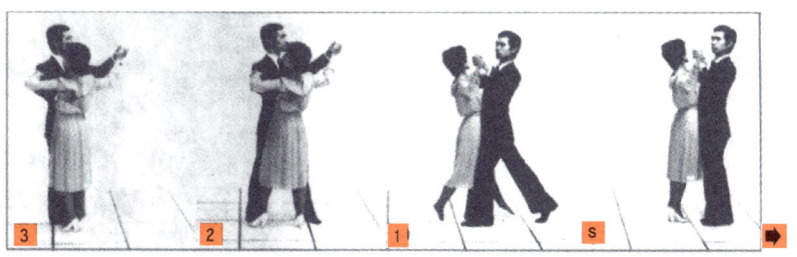

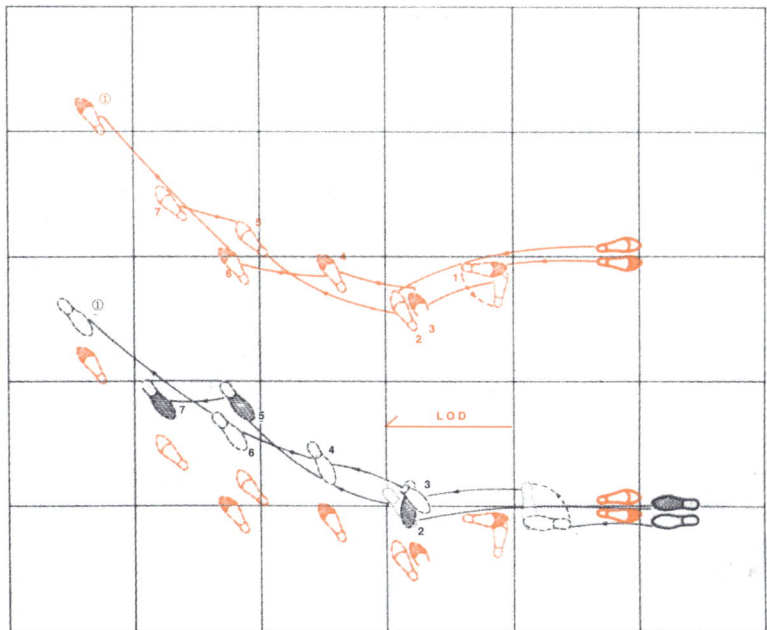

백워드 록(BACKWARD LOCK)
백워드 록의 상세한 내용은 "퀵 스텝"의 항을 참조할 것. 다만 카운트는 1, 2, & 3으로 한다.
- 주 : 표준 타이밍은 1, 1/2, 1/2, 1이지만 각 스텝 모두 1소절을 4등분하는 느낌으로 리듬을 취하는 쪽이 보다 왈츠답다.
- 선행 : 드랙 헤지테이션. 오른쪽으로의 프로그레시브 셰이스. 오픈 임피터스로부터 왼쪽으로 회전량을 늘리고 벽을 비스듬히 등지며 끝내는 크로스 헤지테이션, 임피터스 또는 회전량을 작게 한 스핀 회전으로부터 리버스 코르테 1~3스텝에서 1/2회전하여 벽을 비스듬히 등지고 끝낸다. 그리고 스핀 회전으로부터 백워드 록의 제2스텝 째로 이어질 수도 있지만 그다지 바람직하지 못하다(이 경우는 터닝 록으로 계속하는 것이 바람직하다).
- 후속 : "트랙 헤지테이션"의 항과 같다. 또한 포워드 록을 왈츠로 사용하는 것은 바람직하지 못하다.

21 TURNING LOCK
터닝 록
내츄럴 스핀 회전

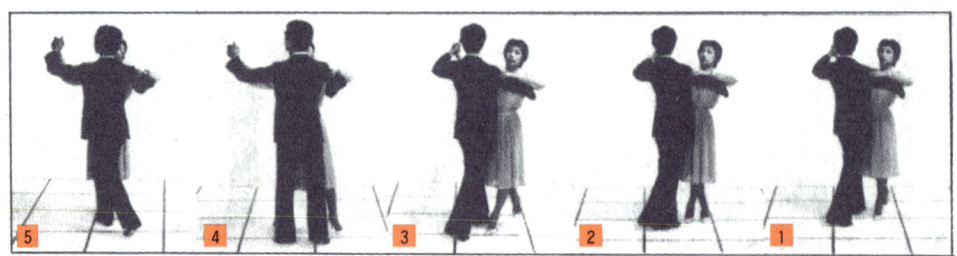

■ 남자

스텝	발의 위치	얼라인먼트	회전량	라이즈 앤드 팰	CBM	스웨이	리듬
1	오른발 후퇴, 오른쪽 SL로	중앙을 비스듬히 등지고	—	1의 마지막에 라이즈하기 시작	없	왼 쪽	1
2	왼 발 오른발 앞으로 교차	위와 같음	—	2~3까지 라이즈를 계속		왼 쪽	&
3	오른발 후퇴, 다소 오른쪽으로	위와 같음	왼쪽으로 회전하기 시작	—		똑바로	2
4	왼 발 옆으로, 다소 앞으로	벽을 비스듬히 향하여	3~4에서 1/4, 몸의 회전은 작게	업, 마지막에 로어	음	똑바로	3

• 풋워크 : 1. T   2. T   3. T   4. TH
• 주 : 다음 스텝은 오른발을 여자의 바깥쪽으로 전진시킨다. 선행의 스핀 회전의 마지막 발의 풋워크는 보편적으로 「TH」이다.

■ 여자

스텝	발의 위치	얼라인먼트	회전량	라이즈 앤드 팰	CBM	스웨이	리듬
1	왼 발 전진, 왼쪽 SL로	중앙을 비스듬히 마주보고	—	1의 마지막에 라이즈하기 시작	없	오른쪽	1
2	오른발 왼발 뒤로 교차	위와 같음	—	2~3까지 라이즈를 계속		오른쪽	&
3	왼 발 전진, 약간 왼쪽에	위와 같음	왼쪽으로 회전하기 시작	—		똑바로	2
4	오른발 옆으로, 약간 뒤로	벽을 비스듬히 등지고	3~4에서 1/4, 몸의 회전은 작게	업, 마지막에 로어	음	똑바로	3

• 풋워크 : 1. TH   2. T   3. T   4. TH
• 선행 : 스핀 회전, 코너에서는 회전량을 작게 한 아웃사이드 스핀과 임피터스 회전.
• 후속 : 모든 내츄럴계 피규어.
• 아말가메이션
1. 스핀 회전 - 터닝 록 - 내츄럴 회전
2. 스핀 회전 - 터닝 록을 LOD를 따라 PP로 끝내고 - 윙 - 오른쪽으로의 프로그레시브 셰이스
3. 스핀 회전(제6스텝에서 회전을 크게 하여 LOD를 등진다) - 터닝 록(제1스텝을 LOD로 후퇴시키고 제3스텝을 작게 작게 옆으로 잡으며 오른쪽으로 회전하고 제4스텝은 PP가 되어 중앙쪽으로, 다음에 서로 정면을 보면서 PP로부터의 위브로).

Waltz

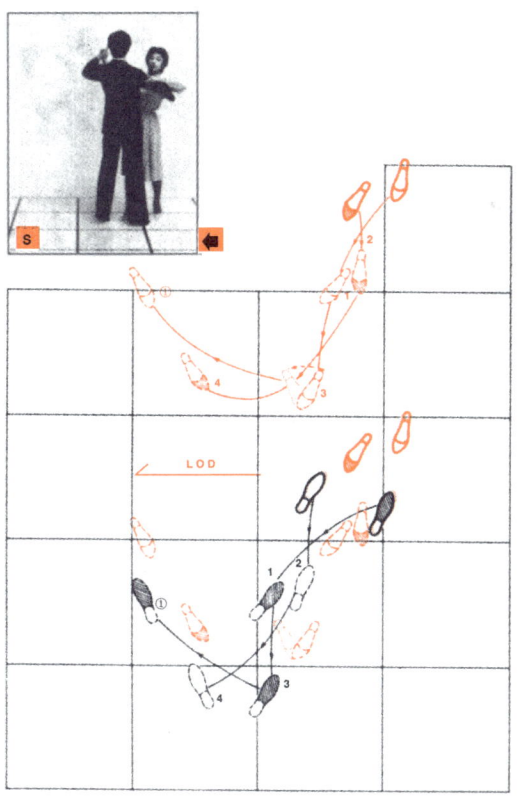

리버스 피보트(REVERSE PIVOT)

왈츠의 리버스 피보트는 보편적으로 "&"로 카운트하여 사용되며, 1/2박자이다. 선행 스텝의 최종 스텝에 이어서 사용된다. 내츄럴 스핀 회전이나 리버스 회전의 전반(前半) 3스텝으로 들어가는 것이 보편적이다. 후속으로는 더블 리버스 스핀과 같은 리버스 피규어가 있다.

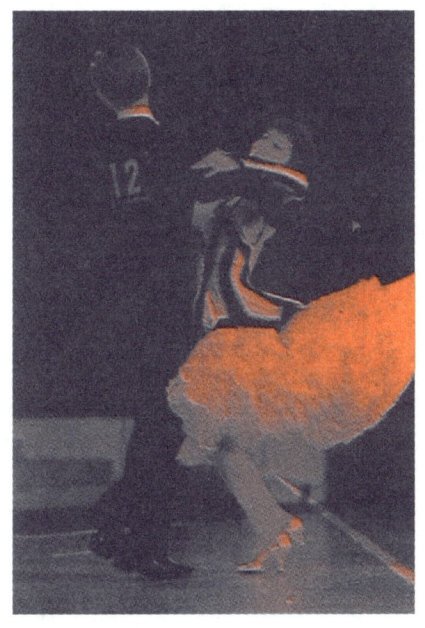

22 FALLAWAY WHISK
폴어웨이 휘스크
내츄럴 회전의 1~3스텝 뒤에

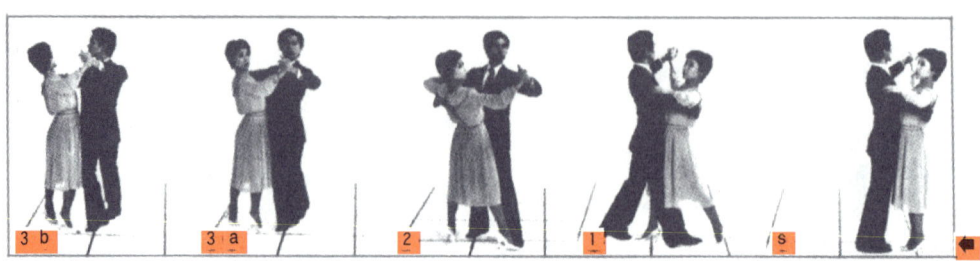

■ 남자

스텝	발의 위치	얼라인먼트	회전량	라이즈 앤드 펠	CBM	스웨이	리듬
1	왼 발 후퇴	LOD를 등지고	오른쪽으로 회전하기 시작	1의 마지막에 R하기 시작, NFR	있음	똑바로	1
2	오른발 옆으로, 다소 뒤로	중앙을 비스듬히 향하여	1~2에서 3/8, 몸의 회전은 계속	2까지 라이즈를 계속	—	똑바로	2
3	왼 발 오른발 뒤로 헐겁게 교차, FA로	중앙을 비스듬히 마주보고	몸의 우회전을 계속	3에서 로어	—	왼 쪽	3

• 풋워크 : 1. TH   2. TH   3. TH
• 주 : 제2스텝에서 "T"의 풋워크를 사용하는 경우도 있지만 이는 모두 옳다. 팔어웨이 휘스크 대신에 보편적인 휘스크의 라이즈나 백 휘스크를 사용해도 무방하다.

■ 여자

스텝	발의 위치	얼라인먼트	회전량	라이즈 앤드 펠	CBM	스웨이	리듬
1	오른발 전진	LOD를 마주보고	오른쪽으로 회전하기 시작	1의 마지막에 라이즈하기 시작	있음	똑바로	1
2	왼 발 옆으로 벌린다	중앙을 비스듬히 등지고	1~2에서 3/8	2까지 라이즈를 계속	—	똑바로	2
3	오른발 왼발 뒤로 교차, FA로	중앙을 반대로 비스듬히 등지고	2~3에서 1/4몸은 우회전을 계속	3에서 로어	—	왼 쪽	3

• 풋워크 : 1. HT   2. TH   4. TH
• 주 : 여자의 머리는 제3스텝에서 좌우 어느 쪽으로 회전해도 된다.
• 아말가메이션
1. 내츄럴 회전의 1~3. 팔어웨이 휘스크. 윙. 클로즈드 텔레마크.
2. 오픈 임피터스 회전. 윙. 오른쪽으로의 체이스에서 벽을 비스듬히 등지며 끝나고 왼발 후퇴, 여자 바깥쪽에서 FA 휘스크. PP로부터의 위브.
3. 더블 리버스 스핀. 오픈 텔레마크. 여자 FA로 폭스트로트의 내츄럴 회전(1, 2, 3)으로 벽을 비스듬히 보며 후퇴하고 끝난다. FA휘스크로 남녀 모두 벽을 등진다(제1박자에서 FA가 된다). 윙(카운트 2&3). 텔레마크.

23 LEFT WHISK　　　　　　　　　　　　　　　　　　　　Waltz
왼쪽 휘스크
휘스크 뒤에

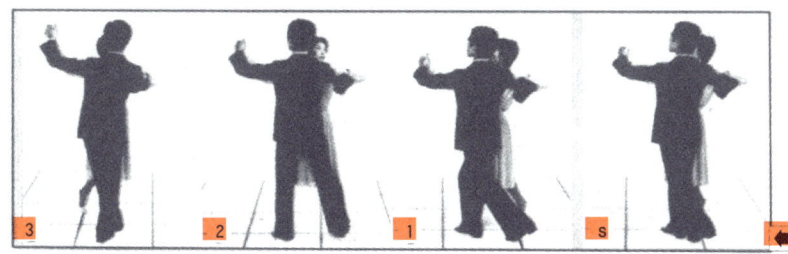

■ 남자

스텝	발의 위치	얼라인먼트	회전량	라이즈 앤드 팰	CBM	스웨이	리듬
1	왼 발 전진, PP로 가로질CBMP로	벽을 비스듬히 마주보며 LOD를 따라 이동	—	—	없음	없음	1
2	오른발 옆으로, 다소 앞으로	벽을 비스듬히 향하여	몸을 왼쪽으로 회전하기 시작	—			2
3	왼 발 왼발 뒤로 교차	벽을 비스듬히 마주보고	몸을 왼쪽으로 회전	—			3

• 풋워크 : 1. H　2. TH　4. TH

■ 여자

스텝	발의 위치	얼라인먼트	회전량	라이즈 앤드 팰	CBM	스웨이	리듬
1	오른발 전진, PP로 가로질러 CBMP로	중앙을 비스듬히 마주보며 LOD를 따라이동	왼쪽으로 회전하기 시작	—	있음	없음	1
2	왼 발 옆으로, 약간 뒤로	벽을 비스듬히 등지고	1~2에서 1/4	—	—		2
3	오른발 후퇴, CBMP로	LOD를 등지고	2~3에서 1/8	—	—		3

• 풋워크 : 1. H　2. TH　4. TH
• 아말가메이션

1. 더블 휘스크(왼발을 벽을 비스듬히 보며 전진시키고 휘스크-왼휘스크). 끝내는 방법은 양발 모두 오른쪽으로 약 5/8회전한다. 이 동안에 여자는 카운트를 1.2. & 3.(오른쪽 왼쪽 오른쪽 왼쪽)으로 하여 남자의 주위를 돈다. 이어서 회전이 작은 아웃사이드 스핀(또는 임피터스 회전)으로 5/8회전 하여 중앙을 비스듬히 등지거나 또는 왼발을 후퇴하여(여자 바깥쪽) 백 휘스크 또는 팔어웨이 휘스크로 계속한다.
2. 마주하는 왼휘스크로부터 시작한다. 리버스 회전의 1, 2, 3으로부터 오른발을 LOD로 후퇴시키며 제2스텝을 벽쪽으로 취하고 왼휘스크로 들어간다. 이어서 오른쪽으로 트위스트(이 동안에 여자는 1, 2에서 오른쪽 왼쪽으로 남자를 돈다). 남자는 왼발을 오른발 뒤로 헐겁게 교차(여자는 오른쪽으로 회전하고 오른발을 왼발 뒤로 헐겁게 교차)시키며 벽 쪽으로 팔어웨이 휘스크(3). 윙이나 위브로 끝낸다.
3. 제1박자에서 왼휘스카가 된다. 스핀 터닝 록을 추며 왼발을 옆으로, 벽을 비스듬히 향하게 하고(1 & 2, 3), 오른발을 왼발 뒤로 교차시켜 왼휘스크(1), 다음에 왼발로 체중을 되돌리고(여자 오른발 전진) (2), 오른발을 옆으로, 벽을 반대로 비스듬히 마주보며 여자와 마주 대하고(3), 왼발 전진시켜 콘트라 체크(1), 체중을. 뒤쪽 오른발로 되돌리며 (2), 왼발 옆으로 벽을 마주보고(3), 오른발 전진, OP로부터 내츄럴계 피규어로 들어간다.

24 DOUBLE NATURAL SPIN
더블 내츄럴 스핀

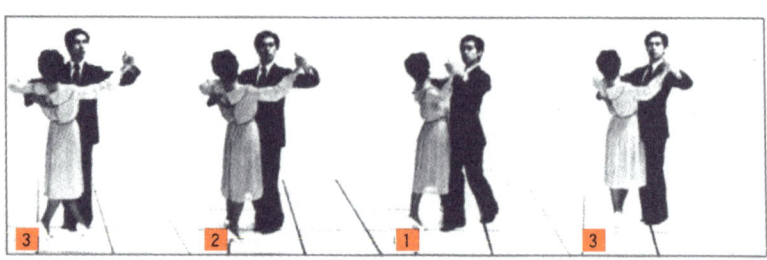

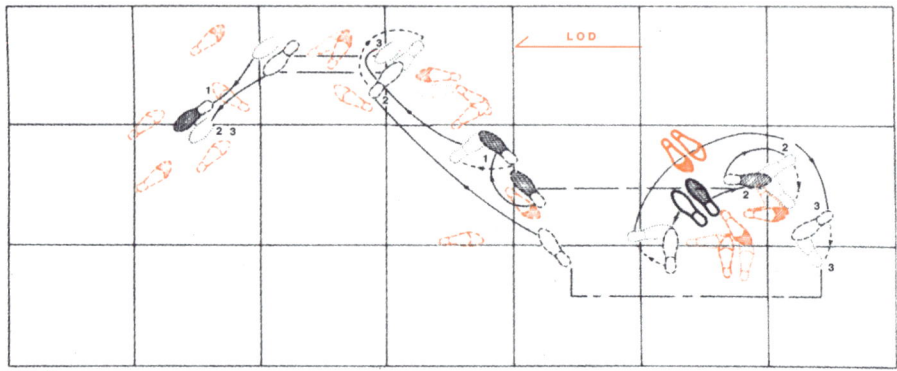

■ 남자

스텝	발의 위치	얼라인먼트	회전량	라이즈 앤드 펠	CBM	스웨이	리듬
1	오른발 전진	LOD를 향하여	오른쪽으로 회전하기 시작	1의 마지막에 라이즈하기 시작한다	있음	없 음	1
2	왼 발 옆으로 벌린다	중앙을 비스듬히 등지고	1~2에서 3/8	2~3까지 업	—		2
3	오른발 왼발에 모으고	중앙을 비스듬히 마주보고	2~3에서 1/2	3의 마지막에 로어	—		3

• 풋워크 : 1. HT   2. T   3. T(오른발) 이어서 TH(왼발)

■ 남자

스텝	발의 위치	얼라인먼트	회전량	라이즈 앤드 펠	CBM	스웨이	리듬
1	왼 발 후퇴	LOD를 등지고	오른쪽으로 회전하기 시작	1의 마지막에 약간 R NFR	있음	없 음	1
2	오른발 왼발에 모으고	LOD를 마주보고	1~2에서 1/2,	2에서 라이즈를 계속	—		2
3	왼 발 왼발 SL로 전진, OP준비	벽을 비스듬히 마주보고	2~3에서 1/8	3~4까지 업	—		&
4	오른발 전진, CBMP로 OP에	벽을 반대로 비스듬히 마주보고	3~4에서 1/4	4의 마지막에 로어	—		3

• 풋워크 : 1. TH   2. HT   3. T   4. TH

25 CLOSED WING   클로즈드 윙   Waltz

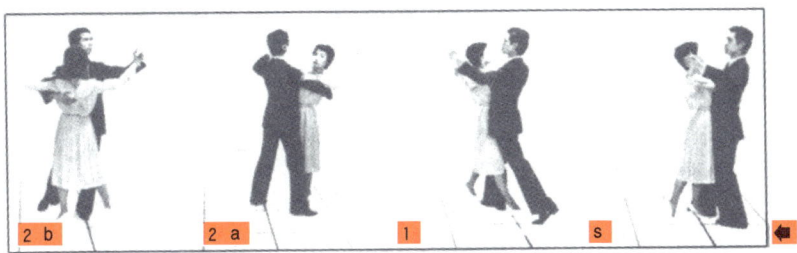

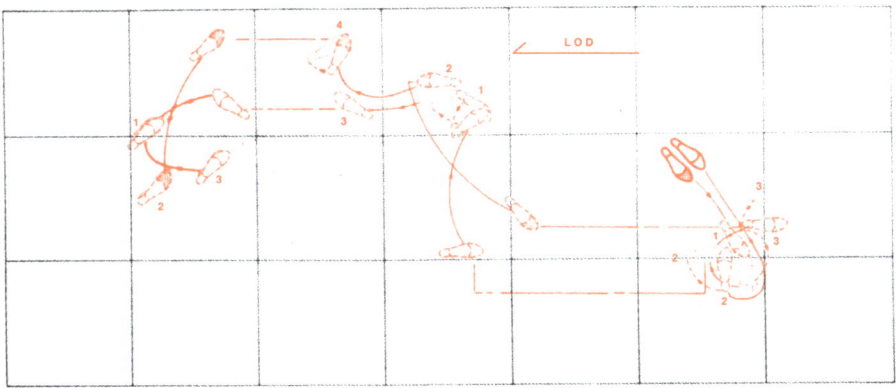

■ 남자

스텝	발의 위치	얼라인먼트	회전량	라이즈 앤드 폴	CBM	스웨이	리듬
1	오른발 전진, CBMP로 OP에	중앙을 비스듬히 마주보고	—	—	—	없음	1
2	왼 발 오른발에 모으기 시작한다	위와 같음	몸을 약간 좌회전	약간 라이즈, NFR	—		2
3	왼 발 오른발에 모으고 체중은 옮기지 않는다	위와 같음	위와 같음	위와 같음	—		3

■ 여자

스텝	발의 위치	얼라인먼트	회전량	라이즈 앤드 폴	CBM	스웨이	리듬
1	왼 발 후퇴, CBMP로	중앙을 비스듬히 등지고	—	1의 마지막에 R을 시작하여 NFR	—	똑바로	1
2	오른발 옆으로, 약간 뒤로 작게	위와 같음	—	2에서 라이즈를 계속	—	약간 왼쪽	2
3	왼 발 전진, CBMP로 왼쪽 OP에	위와 같음	몸을 약간 좌회전	업, 마지막에 로어	—	약간 왼쪽	3

26 CONTRA CHECK
콘트라 체크

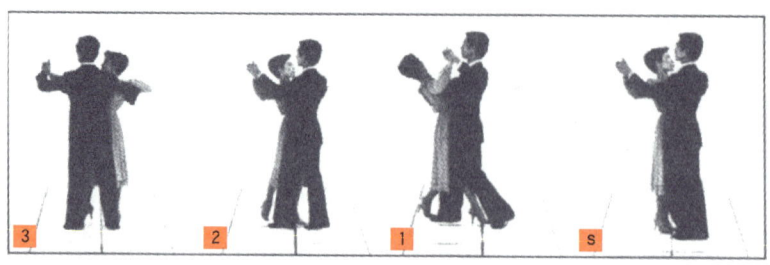

■ 여자

스텝	발의 위치	얼라인먼트	회전량	라이즈 앤드 팰	CBM	스웨이	리듬
1	왼 발 전진, CBMP로	벽을 비스듬히 대략 LOD를 향하여	몸을 왼쪽으로 전진, 몸을 오른쪽으로 회전	내린다. 양무릎을 약간 헐겁게 한다	있음	—	1
2	오른발 체중을 되돌린다	중앙을 반대로 비스듬히 등지고	—	2의 마지막에 라이즈	—	없 음	2
3	왼 발 옆으로, PP로	벽을 비스듬히 마주보고 LOD를 따라	—	업, 마지막에 로어	—		3

· 풋 워크 : 1. H 2. T 3. TH
· 주 : 남자는 제1스텝을 플래트로 전진해도 된다.

■ 여자

스텝	발의 위치	얼라인먼트	회전량	라이즈 앤드 팰	CBM	스웨이	리듬
1	오른발 후퇴, CBMP로	벽을 비스듬히 양 발은 대략 LOD를 등진다	몸을 왼쪽으로 전진	다운, 양무릎을 약간 헐겁게 한다	있음	—	1
2	왼 발 체중을 되돌린다	중앙을 반대로 비스듬히 마주하고	몸을 오른쪽으로 회전	2의 마지막에 라이즈	—	없 음	2
3	오른발 옆으로, PP로	중앙을 비스듬히 마주보고 LOD를 따라	2~3에서 오른쪽으로 1/4	업, 마지막에 로어	—		3

· 풋워크 : 1. TH 2. HT 3. TH
· 주 : 제1스텝에서 뒤꿈치를 낮추지 않는 경우, 또 제2스텝의 왼발을 다시 넣는 경우도 있는데 이는 모두 옳다. 여자는 제1스텝에서 머리를 충분히 왼쪽으로 돌려야 한다.
· 아말가메이션
1. 스핀 회전. 리버스 회전의 4~6에서 LOD를 마주본다. 더블 리버스 스핀으로 벽을 비스듬히 본다. 콘트라체크에서 LOD를 따라 PP가 된다. 내츄럴 FA, 또는 PP로부터의 체이스.
2. 더블 리버스 스핀. FA리버스와 슬립 피보트(1, 2, & 3). "폭스트롯"의 항을 참조할 것. 왼발은 벽을 비스듬히 향하여 전진시키고 콘트라 체크에서 PP가 되며 끝낸다. 윙 텔레마크
3. 콘트라 체크는 헤지테이션 체인지로부터 직접 들어가도 된다.
4. 왼휘스크 항의 (3)을 참조.

Waltz

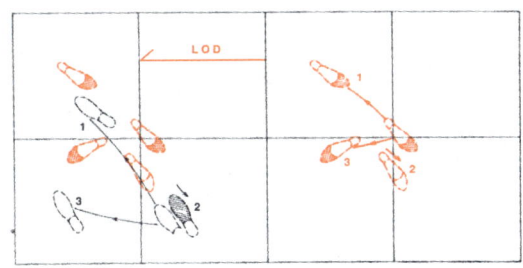

• 주 : 콘트라 체크의 2~3 사이에서 왼쪽으로 회전하고 중앙을 비스듬히 보며 PP로 전진하여 끝 내도 된다.
　이하의 아말가메이션은 상급편의 왈츠 사진을 참조할 것.

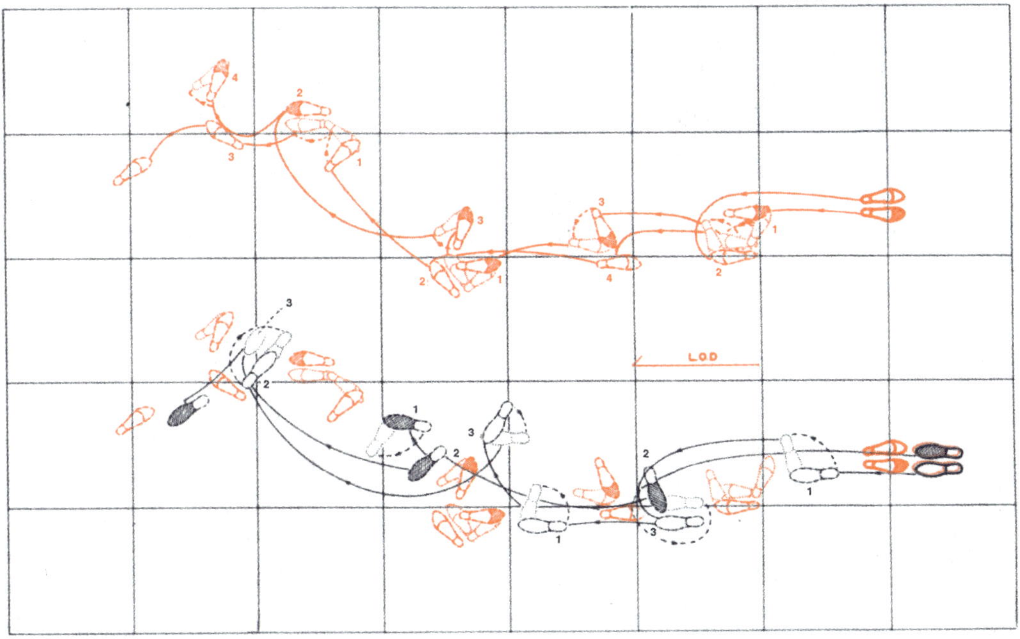

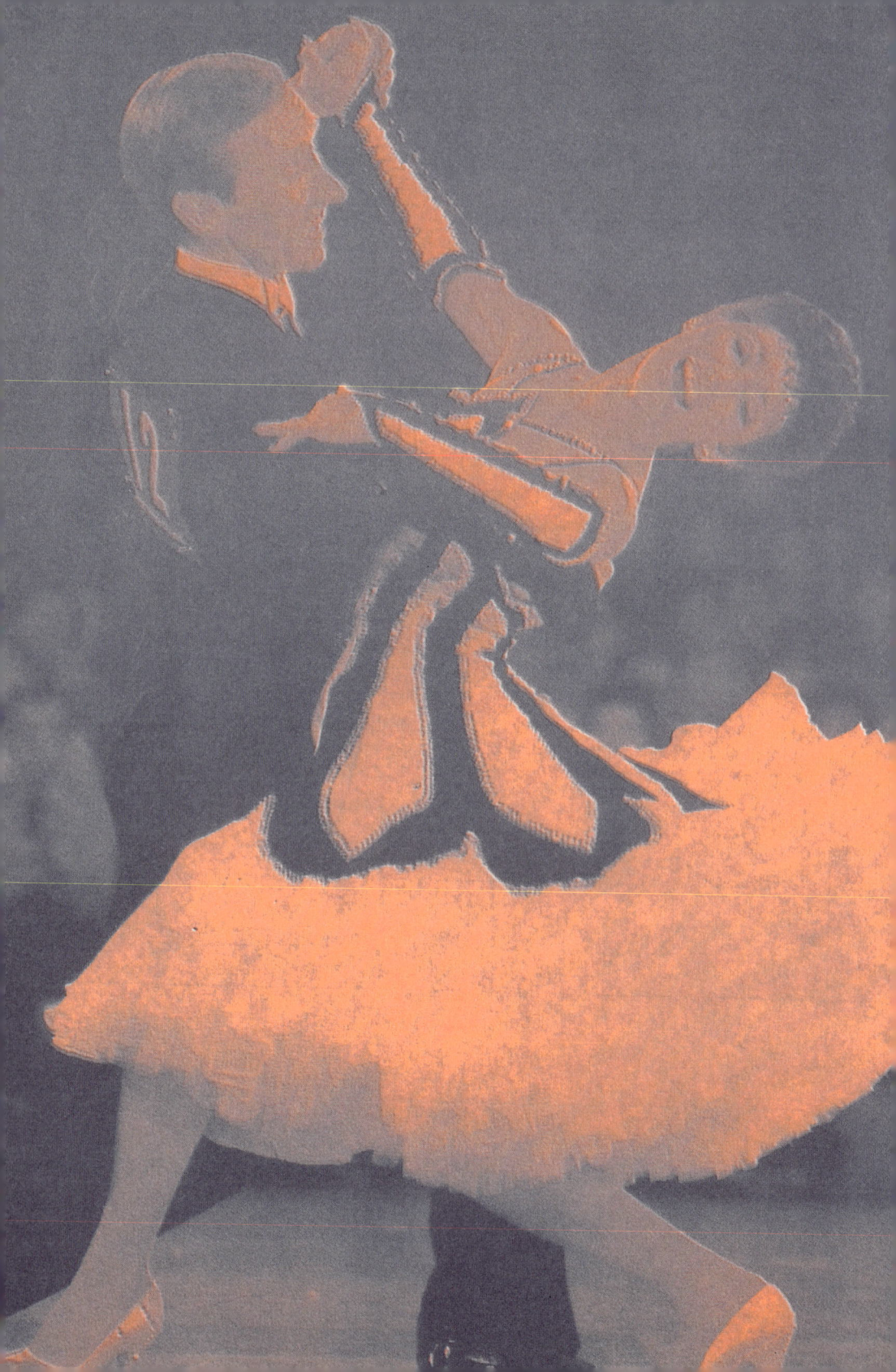

폭스트로트
Foxtrot

- 타임 = 4/4
- 템포 = 30소절 내외
- 리듬 = SS 또는 QQS

왈츠와 대략 같은 시기에 영국을 대표하는 댄스로서 영국인에 의해 고안, 제정되었다. 모던계 댄스 중에서도 가장 어려운 댄스로 간주되며, 프로로서도 이 댄스를 마스터하기 위해서는 10년 이상의 세월이 소요된다고 한다.

폭스트롯는 왈츠처럼 R & F 및 스웨이는 그다지 크지 않지만 아름답고 웅대하며 여유있게 춤추는 것이 중요하다.

1 FEATHER STEP
페이더 스텝

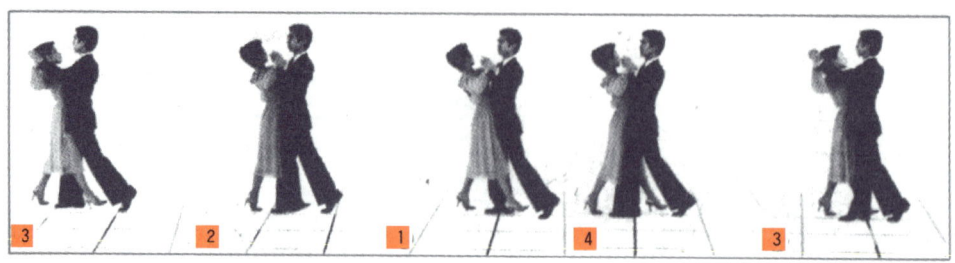

■ 남자

스텝	발의 위치	얼라인먼트	회전량	라이즈 앤드 펠	CBM	스웨이	리듬
1	오른발 전진	LOD를 마주보고	—	1의 마지막에 라이즈	있음	똑바로	S
2	왼 발 전진, 왼쪽 SL로 OP로의	위와 같음	—	2~3 업	—	오른쪽	Q
3	오른발 전진, CB MP로 OP에	위와 같음	—	3의 마지막에 로어	—	오른쪽	Q
4	왼 발 전진	위와 같음	—	—	있음	똑바로	S

• 풋워크 : 1. HT   2. T   3. TH   4. H
• 주 : 페이더 스텝은 벽을 비스듬히 또는 중앙을 비스듬히 보면서도 출 수 있다.

■ 여자

스텝	발의 위치	얼라인먼트	회전량	라이즈 앤드 펠	CBM	스웨이	리듬
1	왼 발 후퇴	LOD를 등지고	—	1의 마지막에 라이즈 NFR	있음	똑바로	S
2	오른발 후퇴, 오른쪽 SL로	위와 같음	—	2~3 업, NFR	—	왼 쪽	Q
3	왼 발 후퇴, CBMP로	위와 같음	—	3의 마지막에 로어	—	왼 쪽	Q
4	오른발 후퇴	위와 같음	—	—	있음	똑바로	S

• 풋워크 : 1. TH   2. TH   3. TH   4. T
• 주 : 체중을 지탱하고 있는 발쪽으로 후퇴시키기 시작하는 각 스텝에서 가장 중요한 것은 뒤꿈치를 반드시 바닥에 밀착시킨 채 당겨야 한다는 점이다.
• 선행 : (A) 내츄럴 회전. 리버스 웨이브. 방향 전환.
(M) 텔레마크(제1스텝 OP): 오픈 텔레마크. 오픈 아웃사이드 스위블(제1스텝은 PP). 호버 텔레마크(제1스텝OP).
• 후속 : (A) 스리 스텝. 리버스 회전. 리버스 웨이브. 방향전환.
(M) 텔레마크. 오픈 텔레마크. 호버 텔레마크. 더블 리버스 스핀. 제3스텝에서부터 아웃사이드 스위블 또는 톱 스핀.

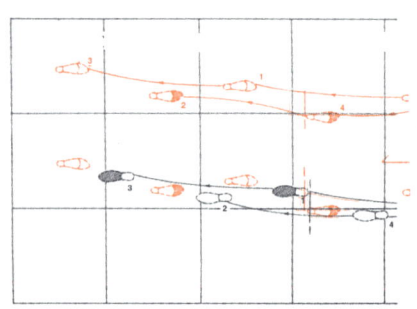

2 THREE STEP 스리 스텝   Foxtrot

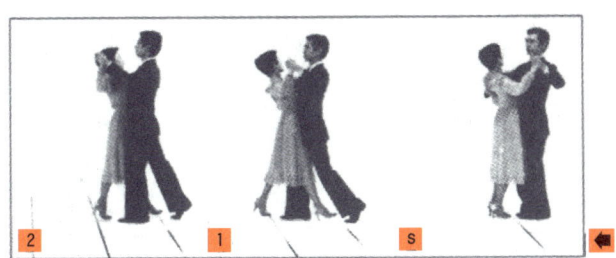

■ 남자

스텝	발의 위치	얼라인먼트	회전량	라이즈 앤드 폴	CBM	스웨이	리듬
1	오른발 전진	LOD를 마주보고		1의 마지막에 라이즈	—	왼 쪽	Q
2	왼 발 전진	위와 같음		2의 업, 마지막에 로어	—	왼 쪽	Q
3	오른발 전진	위와 같음		—	있음	똑바로	S

• 풋워크 : 1. HT   2. TH   3. H
• 주 : 이는 벽을 비스듬히 보며 출 수도 있다. 이 방향으로 추었을 때는 벽을 비스듬히 마주보며 끝내도 되고 왼쪽으로 회전하여 LOD를 마주보며 끝내도 된다. 위의 표에서는 주의를 환기시키지는 않았지만 이 피규어에서는 1, 2스텝에서 오른쪽으로 약간 어깨로 리드를 하며 추어야 한다.

■ 남자

스텝	발의 위치	얼라인먼트	회전량	라이즈 앤드 폴	CBM	스웨이	리듬
1	왼 발 후퇴	LOD를 등지고		1의 마지막에 라이즈 NFR	—	오른쪽	Q
2	오른발 후퇴	위와 같음		2의 업, 2의 마지막에 로어, NFR	—	오른쪽	Q
3	왼 발 후퇴	위와 같음		—	있음	똑바로	S

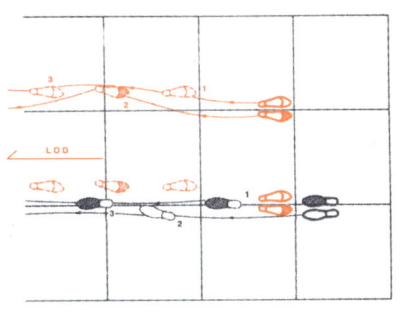

• 풋워크 : 1. TH   2. TH   3. T
• 주 : 각 스텝에서 주의해야 할 가장 중요한 사항은 스텝을 지탱하는 발쪽으로 후퇴시키기 시작할 때, 그 발꿈치를 바닥에 밀착시켜 당겨야 한다는 점이다. 제1, 2스텝에서는 약간 오른쪽 SL이 사용되고 있다.
• 선행:(A)페이터 스텝. 리버스 회전과 모든 페이더 피니시. 위브.
(M) 호버 페이더, 내츄럴 텔레마크 및 내츄럴 트위스트 회전으로 새 LOD의 벽을 비스듬히 보며 끝내거나 또는 톱 스핀(LOD를 따라)으로 LOD를 마주보며 끝낸다. 내츄럴 위브. PP로부터의 위브.
• 후속 : (A) 내츄럴 회전.
(M) 내츄럴 텔레마크. 내츄럴 위브, 내츄럴 트위스트 회전.

3 NATURAL TURN
내츄럴 회전

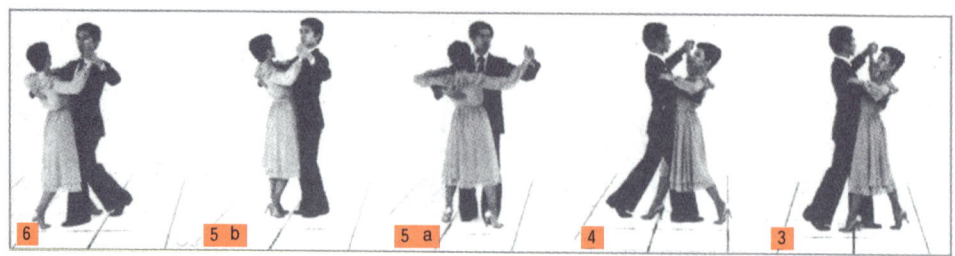

■ 남자

스텝	발의 위치	얼라인먼트	회전량	라이즈 앤드 폴	CBM	스웨이	리듬
1	오른발 전진	LOD를 마주보고	오른쪽으로 회전하기 시작	1의 마지막에 라이즈	있음	똑바로	S
2	왼 발 옆으로 벌린다	중앙을 비스듬히 등지고	1~2에서 3/8	2~3까지 업	—	오른쪽	Q
3	오른발 후퇴	LOD를 등지고	2~3에서 3/8	3의 마지막에 로어	—	오른쪽	Q
4	왼 발 후퇴	위와 같음	오른쪽으로 회전하기 시작		있음	똑바로	S
5	오른발 옆으로 작게	중앙을 비스듬히 마주보고	4~5에서 3/8	—		왼 쪽	S
6	왼 발 전진	위와 같음	몸을 왼쪽으로 회전		있음	똑바로	S

• 풋워크 : 1. HT 2. T 3. TH 4. TH 5. H 발의 IE, WF. 이어서 왼발의 IE 6. H
• 주 : 다른 얼라인먼트
벽을 비스듬히 보며 시작할 때는 1~2에서 1/4, 2~3에서 1/8. 코너에서 끝날 때는 4~5에서 1/4 회전하여 새 LOD를 마주보거나 또는 1/8회전하여 새 LOD의 중앙을 비스듬히 마주본다.

■ 여자

스텝	발의 위치	얼라인먼트	회전량	라이즈 앤드 폴	CBM	스웨이	리듬
1	왼 발 후퇴	LOD를 등지고	오른쪽으로 회전하기 시작	1의 마지막에 약간 R, NFR	있음	똑바로	S
2	오른발 왼발에 모은다(H턴)	LOD를 마주보고	1~2에서 1/2	2까지 라이즈를 계속	—	왼 쪽	Q
3	왼 발 전진	위와 같음	—	3업, 마지막에 로어	—	왼 쪽	Q
4	오른발 전진	위와 같음	오른쪽으로 회전하기 시작		있음	똑바로	S
5	왼 발 옆으로 벌린다	중앙을 비스듬히 등지고	4~5에서 3/8	—		오른쪽	S
6	오른발 왼발에 스쳐서 후퇴	위와 같음	몸을 왼쪽으로 회전		있음	똑바로	S

• 풋워크 : 1. TH 2. HT 3. TH 4. HT 5. TH 이어서 오른발의 T의 IE 6. T
• 선행 : (A) 스리 스텝. 작은 방에서는 풀 스텝 또는 방향 전환의 시작으로 사용된다. (M) 오픈 텔레마크, 오픈 임피터스(여자는 발꿈치 회전을 하지 않는다). 제1스텝이 여자 바깥쪽에서의 텔레마크 또는 호버 텔레마크.

Foxtrot

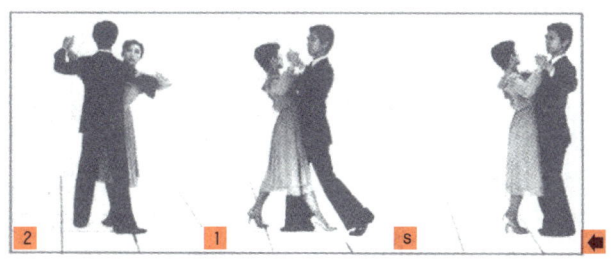

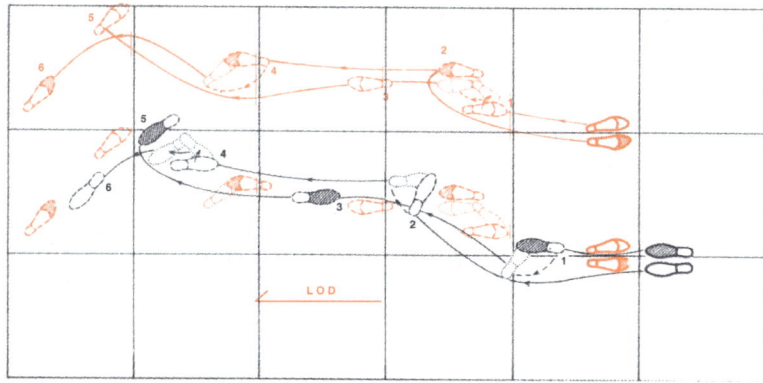

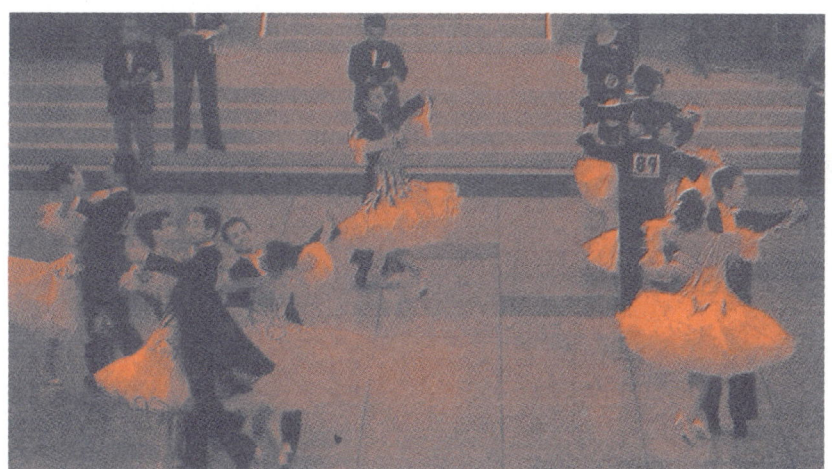

• 후속 : (A) 페이더 스텝. 작은 방에서는 이 피규어의 최종 스텝이 리버스 회전, 리버스 위브의 시작으로 사용된다.
 (M) 텔레마크. 제3스텝 이후는 오픈 임피터스 또는 아웃사이드 스위블. 제5스텝 이후는 호버 페이더.

4 REVERSE TURN
리버스 회전

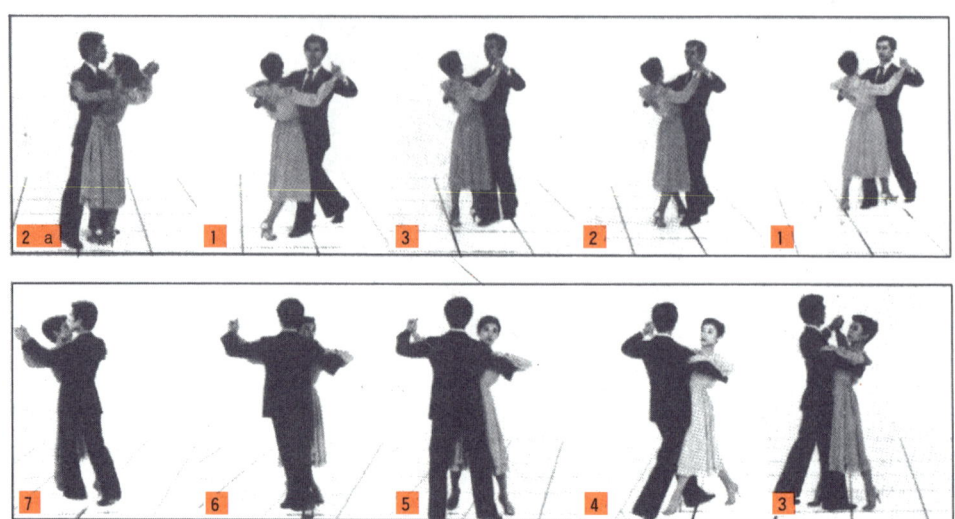

■ 남자

스텝	발의 위치	얼라인먼트	회전량	라이즈 앤드 폴	CBM	스웨이	리듬
1	왼 발 전진	중앙을 비스듬히 마주보며	왼쪽으로 회전하기 시작하며	1의 마지막에 라이즈	있음	똑바로	S
2	오른발 옆으로 벌린다	벽을 비스듬히 등지고	1~2에서 1/4	2~3까지 업	—	왼 쪽	Q
3	왼 발 후퇴	LOD를 등지고	2~3에서 1/8	3의 마지막에 로어	—	왼 쪽	Q
4	오른발 후퇴	위와 같음	왼쪽으로 회전하기 시작하여	4의 마지막에 라이즈	있음	똑바로	S
5	왼 발 옆으로, 약간 앞으로	벽을 비스듬히 향하고	4~5에서 3/8, 몸의 회전은 작게	5~6업	—	오른쪽	Q
6	오른발 전진, CBMP로 OP에	벽을 비스듬히 마주보고	—	6의 마지막에 로어	—	오른쪽	Q
7	왼 발 전진	위와 같음	—	—	있음	똑바로	S

• 풋워크 : 1. HT 2. T 3. TH 4. THT 5. T 6. TH 7. H

Foxtrot

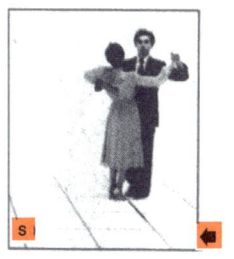

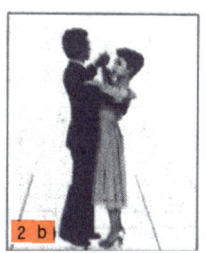

■ 여자

스텝	발의 위치	얼라인먼트	회전량	라이즈 앤드 펠	CBM	스웨이	리듬
1	오른발 후퇴	중앙을 비스듬히 등지고	왼쪽으로 회전하기 시작	1의 마지막에 약간만 R, NFR	있음	똑바로	S
2	왼 발 오른발에 모은다	LOD를 마주보고	1~2에서 3/8	2까지 라이즈 계속	—	오른쪽	Q
3	오른발 전진	위와 같음	—	3업, 마지막에 로어	—	오른쪽	Q
4	왼 발 전진	위와 같음	왼쪽으로 회전하기 시작	4의 마지막에 라이즈	있음	똑바로	S
5	오른발 옆으로	벽을 등지고	4~5에서 1/4	5~6까지 업, NFR	—	왼 쪽	Q
6	왼 발 후퇴, CBM로	벽을 비스듬히 등지고	5~6에서 1/8 몸의 회전은 약간만	6의 마지막에 로어	—	왼 쪽	Q
7	오른발 후퇴	위와 같음	—	—	있음	똑바로	S

- 풋워크 : 1. TH   2. HT   3. TH   4. HT   5. TH   6. TH   7. T
- 주 : 제7스텝의 오른발을 후퇴하기 시작할 때 발꿈치는 바닥에 붙여야 한다.
- 선행 : (A) 페이더 스텝. 임피터스 회전 뒤의 페이더 피니시. 작은 방에서는 풀 스텝 또는 방향 전환.
  (M) 호버 페이더. 내츄럴 텔레마크. 내츄럴 트위스트 회전. 톱 스핀.
- 후속 : (A) 스리 스텝. 리버스 웨이브. 방향 전환. 코너에서는 제4스텝에서부터 웨이브.
  (M) 호버 텔레마크. 제6스텝에서부터는 톱 스핀 또는 아웃사이드 스위블.

5 CHANGE OF DIRECTION
방향 전환

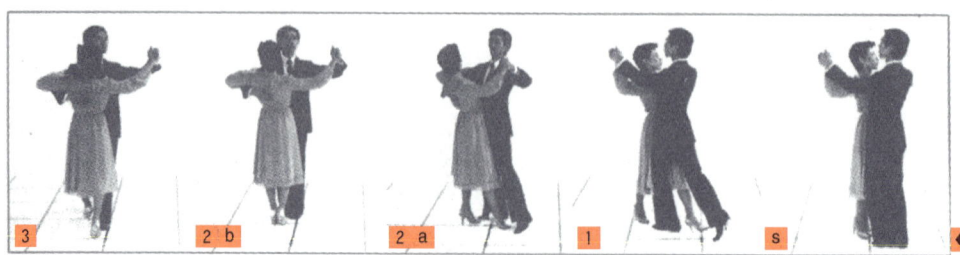

■ 남자

스텝	발의 위치	얼라인먼트	회전량	라이즈 앤드 펠	CBM	스웨이	리듬
1	왼 발 전진	벽을 비스듬히 마주보고	왼쪽으로 회전하기 시작한다	없음	있음	똑바로	S
2	오른발은 비스듬히 전진, 오른쪽 SL로, 왼발은 오른발 약간 앞으로 모으며 체중은 옮기지 않는다	벽을 비스듬히 오른발끝을 LOD쪽으로 향하여 중앙을 비스듬히 마주보며 끝낸다.	1~2에서 1/4		—	왼 쪽	S
3	왼 발 전진, CBMP로	중앙을 비스듬히 마주보고	—		있음	똑바로	S

- 풋워크 : 1. H   2. T의 IE, H, 이어서 왼발의 T의 IE   3. H
- 주 : 코너에서는 3/8 또는 1/2회전을 해도 된다.

■ 여자

스텝	발의 위치	얼라인먼트	회전량	라이즈 앤드 펠	CBM	스웨이	리듬
1	오른발 후퇴	벽을 비스듬히 마주보고	왼쪽으로 회전하기 시작한다	없	있음	똑바로	S
2	왼발은 비스듬히 후퇴, 왼쪽 SL로, 오른발은 왼발의 약간 뒤로 모으며 체중은 옮기지 않는다	벽을 비스듬히 등지고 끝낸다 마지막은 중앙을 비스듬히 등지고	1~2에서 1/4		—	오른쪽	S
3	오른발 전진, CBMP로	중앙을 비스듬히 마주보고	—	음	있음	똑바로	S

- 풋워크 : 1. TH   2. T. T의 IE, H, 이어서 왼발 T의 IE   3. T
- 선행 : (A) 페이더 스텝. 리버스 회전, 또는 모든 페이더 피니시.
(M) 호버 페이더. 새 LOD의 벽을 비스듬히 보며 끝냈을 때의 내츄럴 텔레마크 또는 이와 같은 계통의 피규어. 내츄럴 위브. 벽을 따라 톱 스핀. PP로부터의 위브.
- 후속 : (A) 페이더 스텝. 작은 방에서는 이 피규어를 내츄럴계 피규어로 계속할 수가 있다. 또한 이 피규어의 최종 스텝을 모든 리버스 피규어의 시작으로 할 수가 있다.
- 주 : 위 사진의 회전량은 3/8회전을 나타낸 것이다.

6 IMPETUS TURN
임피턴스 회전

Foxtrot

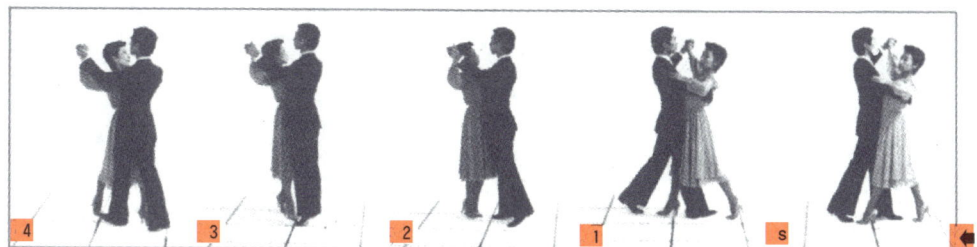

■ 남자

스텝	발의 위치	얼라인먼트	회전량	라이즈 앤드 폴	CBM	스웨이	리듬
1	왼 발 후퇴	LOD를 등지고	오른쪽으로 회전하기 시작	—	있음	똑바로	S
2	오른발 왼발에 모은다(발꿈치 회전)	중앙을 비스듬히 등지고	1~2에서 3/8	2의 마지막에 라이즈	—	오른쪽	Q
3	왼 발 옆으로, 약간 뒤로	중앙을 반대로 비스듬히 등지고	2~3에서 1/4	3업, 마지막에 로어	—	똑바로	Q
4	오른발 후퇴	위와 같음	—	—	있음	똑바로	S

• 풋워크 : 1. TH   2. HT   3. TH   4. T

■ 여자

스텝	발의 위치	얼라인먼트	회전량	라이즈 앤드 폴	CBM	스웨이	리듬
1	오른발 전진	LOD를 마주보고	오른쪽으로 회전하기 시작하고	—	있음	똑바로	S
2	왼 발 옆으로 벌린다	중앙을 비스듬히 등지고	1~2에서 3/8	2의 마지막에 라이즈	—	오른쪽	Q
3	오른발 왼발을 스쳐서 비스듬히 전진	중앙을 반대로 비스듬히 마주보고	2~3에서 1/4	3업, 마지막에 로어	—	똑바로	Q
4	왼 발 전진	위와 같음	—	—	있음	똑바로	S

• 풋워크 : 1. HT 2. T 3. TH 4. H
• 선행 : (A) 내츄럴 회전의 1~3스텝. 리버스 웨이브의 1~6스텝.
• 주 : 페이더 피니시로 계속할 때는 중앙을 비스듬히, 또한 코너인 때는 새 LOD의 벽을 비스듬히 본다.
• 후속 : (A) 페이더 피니시로 중앙을 비스듬히 그리고 모두 리버스계로, 코너에서는 페이더 피니시로, 이어서 스리 스텝 등.
(M) 임피터스에서 1/2회전 하고 이어서 리버스 회전의 4~6스텝에서 3/8회전하며 중앙을 반대로 비스듬히 마주보고 톱 스핀을 계속하여 벽을 비스듬히 보며 끝난다.

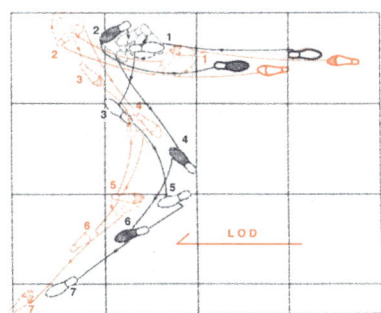

7 REVERSE TURN
리버스 회전

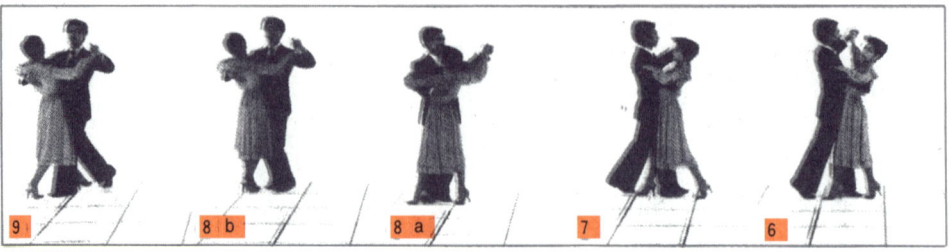

■ 남자

스텝	발의 위치	얼라인먼트	회전량	라이즈 앤드 팰	CBM	스웨이	리듬
1	왼 발 전진	LOD를 마주보고	왼쪽으로 회전하기 시작	1의 마지막에 라이즈	없음	똑바로	S
2	오른발 옆으로 벌린다	벽을 등지고	1~2에서 1/4	2~3까지 업	—	왼 쪽	Q
3	왼 발 후퇴	벽을 비스듬히 등지고	2~3에서 1/8	3의 마지막에 로어	—	왼 쪽	Q
4	오른발 후퇴	위와 같음	왼쪽으로 회전하기 시작하고	—	있음	똑바로	S
5	왼 발 후퇴	LOD쪽으로 커브	4~6에서 1/8	5의 마지막에 라이즈	—	오른쪽	Q
6	오른발 후퇴	LOD를 등지고	—	6업, 마지막에 로어	—	오른쪽	Q
7	왼 발 후퇴	위와 같음	오른쪽으로 회전하기 시작하고	—	있음	똑바로	S
8	오른발 옆으로, 작게	중앙을 비스듬히 마주보고	7~8에서 3/8	—	—	왼 쪽	S
9	왼 발 전진	위와 같음	몸을 왼쪽으로 회전	—	있음	똑바로	S

• 풋워크 : 1. HT 2. T 3. TH 4. TH 5. T 6. TH 7. TH 8. H, 발의 IE, WF, 이어서 왼발의 IE 9. H
• 주 1 : 제5스텝의 라이즈는 왼발끝으로 하게 되지만 오른발을 후퇴하기 시작할 때에는 그 발꿈치(오
른발)는 바닥에 닿아 있어야 한다.
• 후속 : (A) 페이더 스텝. 작은 방에서는 내츄럴 회전 또는 모든 리버스계 피규어. 제6스텝에서는 임
피터스회전. 제4스텝에서부터는 위브.
(M) 제8스텝에서부터는 호버 페이더. 제6스텝에서는 오픈 임피터스.
• 주 2 : 리버스 웨이브에서의 중요한 5가지 얼라인먼트는 다음과 같다.
(a) LOD를 마주보고 1~3에서 3/8, 4~6에서 1/8, 7~8에서 3/8(코너에서는 작게)
(b) LOD를 마주보고 1~3에서 3/8, 4~6에서 1/4, 새로운 벽에 비스듬히 후퇴, 7~8에서 1/4
(c) 벽을 비스듬히 마주보며 1~3에서 1/2, 다음은 얼라인먼트(a)와 같다.
(d) 벽을 비스듬히 마주보며 1~3에서 1/2, 다음은 얼라인먼트 (b)와 같다.
(e) 중앙을 비스듬히 마주보며 1~3에서 3/8. 4~6에서 1/4, 새 LOD로 후퇴, 7~8에서 3/8또한 (b), (d)
및 (e)는 코너를 돌며 사용된다.
• 주 3 : 위의 중요한 5개의 얼라인먼트 a, b, c, d는 어소시에이트 경기에 적용된다.

Foxtrol

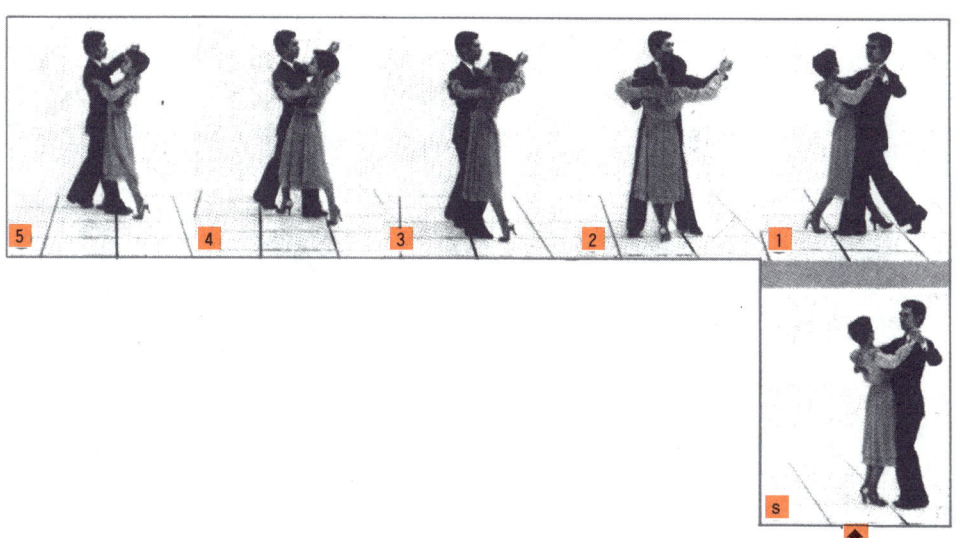

■ 남자

스텝	발의 위치	얼라인먼트	회전량	라이즈 앤드 펠	CBM	스웨이	리듬
1	오른발 후퇴	LOD를 등지고	왼쪽으로 회전하기 시작하고	1의 마지막에 약간 R, NFR	없음	똑바로	S
2	왼 발 오른발에 모은다 (발꿈치 회전)	벽을 비스듬히 마주보고	1~2에서 3/8	2에서 라이즈를 계속	—	오른쪽	Q
3	오른발 전진	위와 같음	—	3업, 마지막에 로어	—	오른쪽	Q
4	왼 발 전진	위와 같음	왼쪽으로 회전하기 시작하고	—	있음	똑바로	S
5	오른발 전진	LOD 쪽으로 커브	4~6에서 1/8	5의 마지막에 라이즈	—	왼 쪽	Q
6	왼 발 전진	LOD를 마주보고	—	6업, 마지막에 로어	—	왼 쪽	Q
7	오른발 전진	위와 같음	오른쪽으로 회전하기 시작하고	—	있음	똑바로	S
8	왼 발 옆으로 벌린다	중앙을 비스듬히 등지고	7~8에서 3/8	—	—	오른쪽	S
9	오른발 왼발에 스쳐서 후퇴	위와 같음	몸을 왼쪽으로 회전	—	있음	똑바로	S

- 풋워크 : 1. TH 2. HT 3. TH 4. H 5. HT 6. TH 7. HT 8. HT, 이어서 오른발 T의 IE 9. T
- 선행 : (A) 페이더 스텝. 리버스 회전 또는 모든 페이더 피니시. 작은 방에서는 내츄럴 회전 또는 방향 전환이 사용된다. 위브.
  (M) 페이더 스텝, 페이더 피니시, 호버 페이더 등으로 끝나는 모든 피규어.

8 WEAVE
위브
리버스 웨이브의 제4스텝 이후

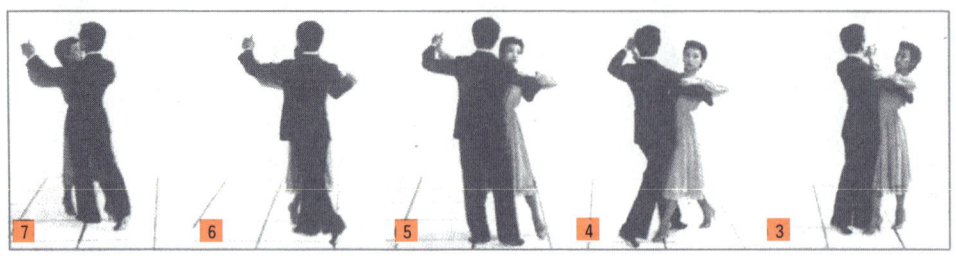

■ 남자

스텝	발의 위치	얼라인먼트	회전량	라이즈 앤드 펄	CBM	스웨이	리듬
1	왼 발 전진	중앙을 반대로 비스듬히 마주보고	왼쪽으로 회전하기 시작	1의 마지막에 라이즈	없음	똑바로	Q
2	오른발 옆으로 벌린다	LOD를 등지고	1~2에서 1/8		—	오른쪽	Q
3	왼 발 후퇴, CBMP로	중앙을 비스듬히 등지고	2~3에서 1/8		—	오른쪽	Q
4	오른발 후퇴	위와 같음	회전을 계속	2~5까지 업	있음	똑바로	Q
5	왼 발 옆으로, 약간 앞으로	벽을 비스듬히 향하여	4~5에서 1/4, 몸의 회전은 작게		—	왼 쪽	Q
6	오른발 전진, CBMP로 OP에	벽을 비스듬히 마주보고	—	6 커브, NFR		왼 쪽	Q
7	왼 발 전진	위와 같음	—	—	있음	똑바로	S

• 풋워크 : 1. HT 2. T 3. T 4. T 5. T 6. TH 7. H

■ 남자

스텝	발의 위치	얼라인먼트	회전량	라이즈 앤드 펄	CBM	스웨이	리듬
1	오른발 후퇴	중앙을 반대로 비스듬히 등지고	왼쪽으로 회전하기 시작	1의 마지막에 라이즈, NFR	없음	똑바로	Q
2	왼 발 옆으로 벌린다	중앙을 비스듬히 향하여	1~2에서 1/4, 몸의 회전을 작게		—	오른쪽	Q
3	오른발 전진, CBMP로, OP에	중앙을 비스듬히 마주보고		2~5까지 업	—	오른쪽	Q
4	왼 발 전진	위와 같음	회전을 계속		있음	똑바로	Q
5	오른발 옆으로 벌린다	벽을 등지고	4~5에서 1/8		—	왼 쪽	Q
6	왼 발 후퇴, CBMP로	벽을 비스듬히 등지고	5~6에서 1/8, 몸의 회전을 작게	6 커브, NFR 6의 마지막에 로어		왼 쪽	Q
7	오른발 후퇴	위와 같음	—	—	있음	똑바로	S

• 풋워크 : 1. TH 2. T 3. T 4. T 5. TH 6. TH 7. T

Foxtrot

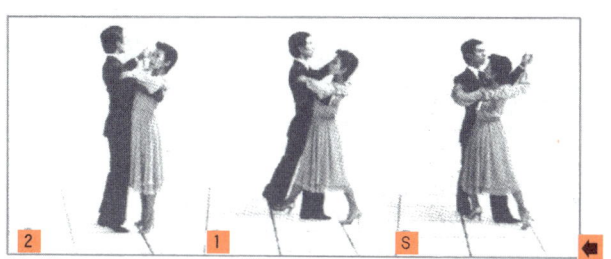

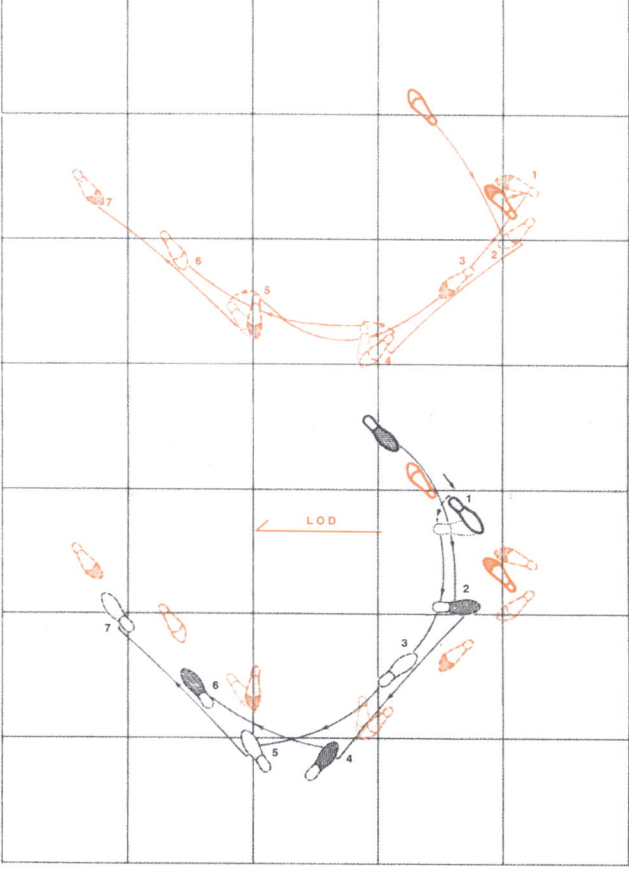

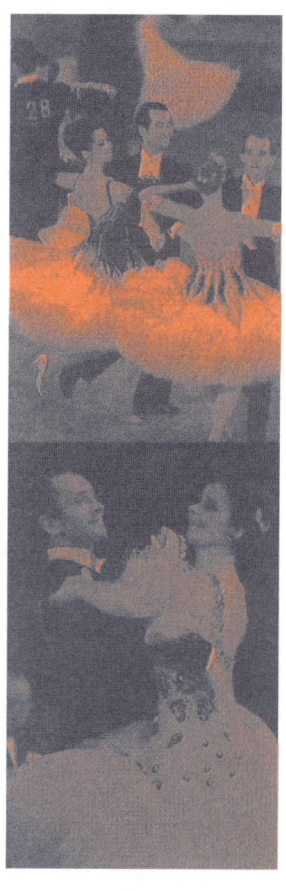

9 HOVER FEATHER
호버 페이더

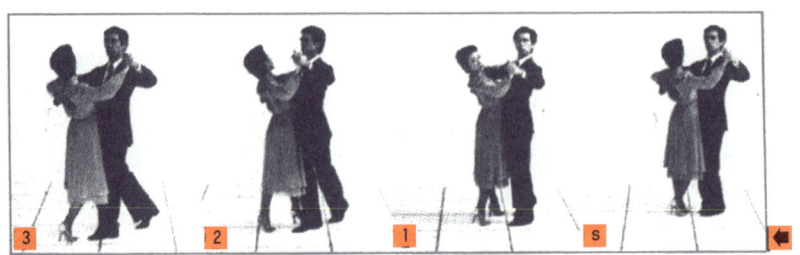

■ 남자

스텝	발의 위치	얼라인먼트	회전량	라이즈 앤드 팰	CBM	스웨이	리듬
1	왼 발 비스듬히 전진, 왼쪽 SL로, OP로의 준비	중앙을 비스듬히 마주보고	없음	선행 스텝의 마지막에 R, 업(풀 스텝)	—	왼 쪽	Q
2	오른발 전진 CBMP로 OP에	위와 같음		2업, 마지막에 로어	—	똑바로	Q
3	왼 발 전진	위와 같음		—	있음	똑바로	S

• 풋워크 : 1. T 2. TH   3. H
• 주 : 선행의 풀 스텝에서 몸을 오른쪽으로 약간 크게 회전한다. 풀 스텝이 호버 페이더에 선행할 때 그 풀스텝의 풋워크는 1. TH   2. H, 발의 IE, WF, 이어서 오른발 T, 왼발의 IE로 바닥에 압력을 주게 된다.

■ 여자

스텝	발의 위치	얼라인먼트	회전량	라이즈 앤드 팰	CBM	스웨이	리듬
1	오른발 비스듬히 후퇴, 오른쪽 SL에	중앙을 비스듬히 등지고	없음	브러시 스텝의 마지막에 라이즈, 업	—	오른쪽	Q
2	왼 발 후퇴 CBMP로	위와 같음		2업, NFR, 마지막에 로어	—	똑바로	Q
3	오른발 후퇴	위와 같음		—	있음	똑바로	S

• 풋워크 : 1. TH 2. TH   3. T
• 주 : 선행의 브러시 스텝에서 몸을 오른쪽으로 약간 크게 회전한다. 여자는 브러시 스텝의 마지막에 왼발의 앞뿌리부터 들며 왼발의 발꿈치는 바닥에서 뗀다.
• 선행 : 모든 풀 스텝, 흔히 사용하는 시작으로는 호버 텔레마크의 1, 2스텝을 SS로 카운트하며 이어서 호버 페이더를 QQS로 계속한다. 또한 호버 페이더는 내츄럴 텔레마크, 내츄럴 트위스트 회전의 일부이기도 하다.
• 후속 : 모든 리버스계 피규어. 만일 새 LOD의 벽을 비스듬히 보며 끝났을 때는 스리 스텝, 리버스 웨이브, 방향 전환, 호버 텔레마크 등으로 계속한다.

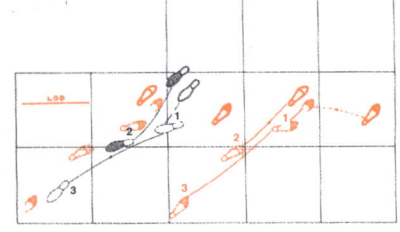

10 TELEMARK
텔레마크   Foxtrot

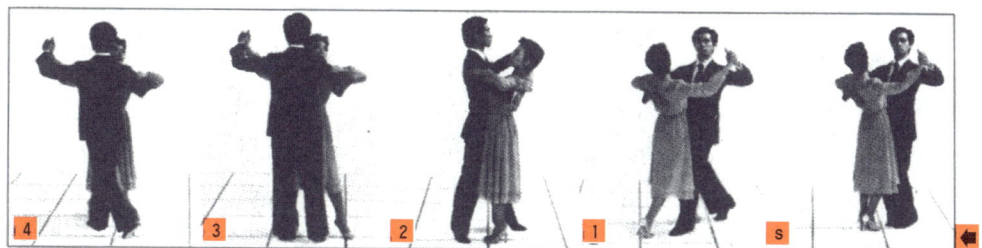

■ 남자

스텝	발의 위치	얼라인먼트	회전량	라이즈 앤드 팰	CBM	스웨이	리듬
1	왼 발 전진	중앙을 비스듬히 마주보고	왼쪽으로 회전하기 시작	1의 마지막에 라이즈	있음	똑바로	S
2	오른발 옆으로 벌린다	대략 LOD를 등지고	1~2에서 3/8, 약한 듯하게	업	—	왼 쪽	Q
3	왼 발 옆으로, 약간 앞으로	벽을 비스듬히 향하여	2~3에서 3/8, 강한듯 하게 몸의 회전은 작게	업, 마지막에 로어	—	똑바로	Q
4	오른발 CBMP로 OP에	벽을 비스듬히 마주보고		—	있음	똑바로	S

• 풋워크 : 1. HT   2. T   3. TH   4. TH

■ 여자

스텝	발의 위치	얼라인먼트	회전량	라이즈 앤드 팰	CBM	스웨이	리듬
1	오른발 후퇴	중앙을 비스듬히 등지고	왼쪽으로 회전하기 시작	1의 마지막에 R, NER	없음	똑바로	S
2	왼 발 오른발에 모은다(발꿈치 회전)	LOD를 마주보고	1~2에서 3/8	2까지 라이즈를 계속	—	왼 쪽	Q
3	오른발 옆으로, 약간 뒤로	벽을 비스듬히 등지고	2~3에서 3/8, 몸의 회전은 작게	3업, 마지막에 로어	—	똑바로	Q
4	왼 발 후퇴, CBMP로	위와 같음		—	—	똑바로	S

• 풋워크 : 1. TH   2. HT   3. TH   4. T
• 선행 : 리버스 회전은 항과 같다.
• 후속 : 페이더 스텝. 내츄럴 회전. 내츄럴 텔레마크. 내츄럴 휘브. 내츄럴 트위스트 회전. 그밖에 텔레마크 뒤에 톱 스핀 스텝을 하는 경우도 있다. 다만 이는 그다지 좋은 아말가메이션은 아니다.

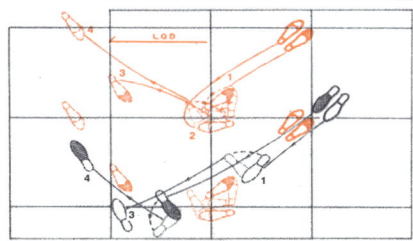

11 HOVER TELEMARK
호버 텔레마크
페이더 스텝 또는 페이더 피니시 뒤에

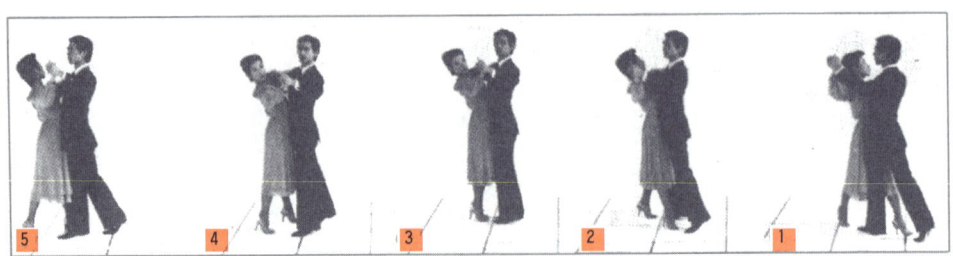

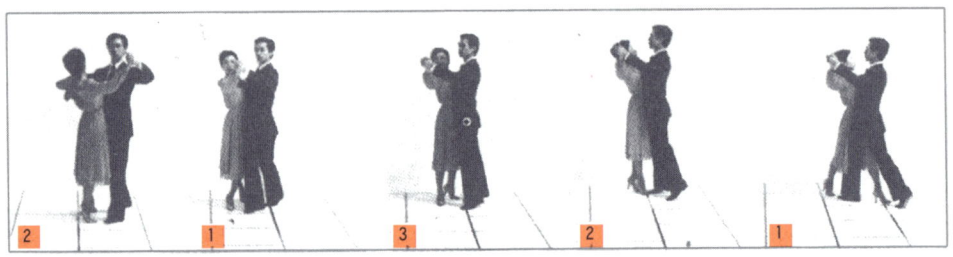

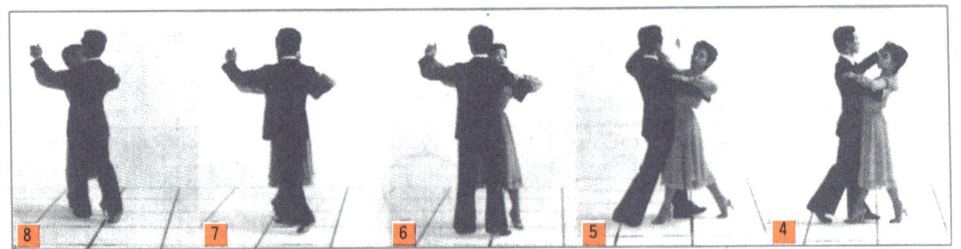

■ 남자

스텝	발의 위치	얼라인먼트	회전량	라이즈 앤드 폴	CBM	스웨이	리듬
1	왼 발 전진	벽을 비스듬히 마주보고	왼쪽으로 회전하기 시작	1의 마지막에 라이즈하기 시작	있음	똑바로	S
2	오른발 옆으로, 왼발을 오른발 쪽으로 스쳐서	LOD를 마주보고	1~2에서 1/8	2까지 라이즈를 계속	—	왼 쪽	Q
3	왼 발 옆으로, 약간 앞으로	중앙을 비스듬히 향하여	2~3에서 1/8, 몸의 회전은 작게	3업, 마지막에 로어	—	똑바로	Q
4	오른발 전진, CBMP로 OP에	중앙을 비스듬히 마주보고	—	—	있음	똑바로	S

- 풋워크 : 1. HT 2. T(오른발), 이어서 왼발 T의 IE 3. TH 4. H
- 주 : 라이즈의 형이 다른 점에 주의한다.

Foxtrot

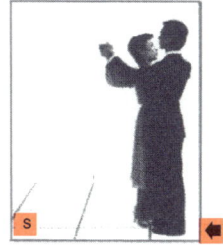

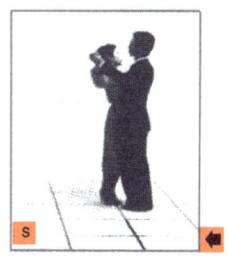

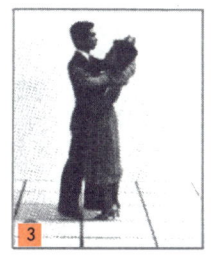

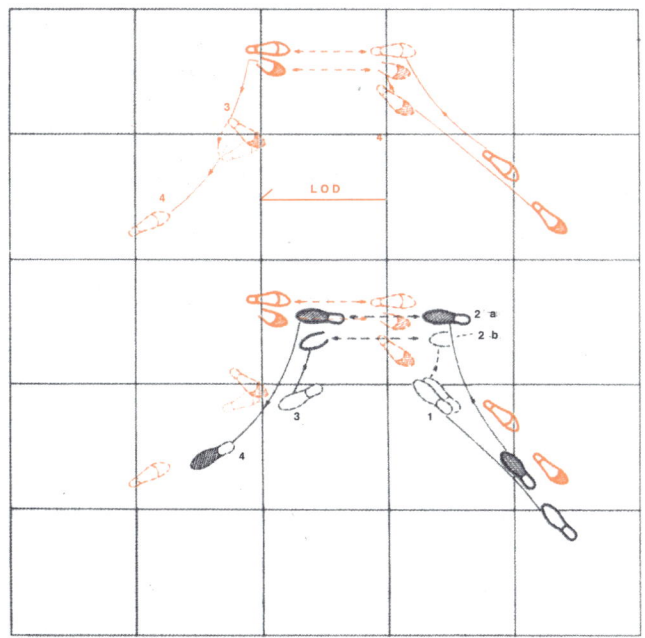

■ 여자

스텝	발의 위치	얼라인먼트	회전량	라이즈 앤드 펠	CBM	스웨이	리듬
1	오른발 후퇴	벽을 비스듬히 등지고	왼쪽으로 회전하기 시작	1의 마지막에 R하기 시작하여, NER 2까지 라이즈를 계속	있음	똑바로	S
2	왼발 옆으로, 오른발을 왼발 쪽으로 스쳐서	LOD를 등지고	1~2에서 1/8		—	오른쪽	Q
3	오른발 옆으로, 약간 뒤로	중앙을 비스듬히 등지고	2~3에서 1/8, 몸의 회전은 작게	3업, 마지막에 로어	—	똑바로	Q
4	왼발 후퇴, CBMP로	위와 같음		—	있음	똑바로	S

- 풋워크 : 1. TH 2. T(왼발), 이어서 오른발의 IE 3. TH 4. T
- 선행 : 페이더 스텝 또는 위브, 톱 스핀 또는 코너 가까이에서 추는 내츄럴 텔레마크 등으로 벽을 비스듬히 끝나는 모든 페이더 피니시, 윙은 시작으로는 거의 사용되지 않는다.

12 NATURAL TELEMARK
내츄럴 텔레마크

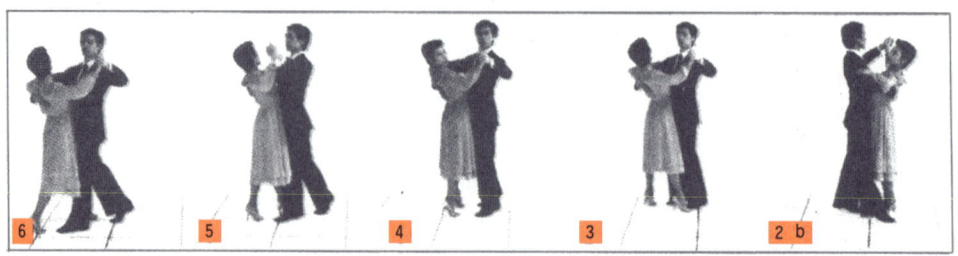

■ 남자

스텝	발의 위치	얼라인먼트	회전량	라이즈 앤드 팰	CBM	스웨이	리듬
1	오른발 전진	벽을 비스듬히 마주보고	왼쪽으로 회전하기 시작	1의 마지막에 라이즈	있음	똑바로	S
2	왼 발 옆으로 벌린다	중앙을 비스듬히 등지고	1~2에서 1/4	—	—	오른쪽	Q
3	오른발 옆으로 작게	중앙을 비스듬히 마주보고	2~3에서 1/2	2~5까지 업	—	똑바로	Q
4	왼 발 비스듬히 전진, 왼쪽 SL로 OP의 준비	위와 같음	—	—	—	왼 쪽	Q
5	오른발 전진, CBMP로 OP에	위와 같음	—	5의 마지막에 로어	—	똑바로	Q
6	오른발 전진	위와 같음	—	—	있음	똑바로	S

• 풋워크 : 1. HT 2. T 3. T 4. T 5. TH 6. H

■ 여자

스텝	발의 위치	얼라인먼트	회전량	라이즈 앤드 팰	CBM	스웨이	리듬
1	왼 발 후퇴	벽을 비스듬히 등지고	오른쪽으로 회전하기 시작	1의 마지막에 약간 R, NFR	있음	똑바로	S
2	오른발 왼발에 모으고 (발꿈치 회전)	LOD를 마주보고	1~2에서 3/8	2까지 라이즈를 계속	—	왼 쪽	Q
3	왼 발 옆으로, 오른발을 왼발 쪽으로 스친다	중앙을 비스듬히 등지고	2~3에서 3/8	3~4업	—	똑바로	Q
4	오른발 비스듬히 후퇴, 오른쪽 SL로	위와 같음	—		—	오른쪽	Q
5	왼 발 후퇴, CBMP로	위와 같음	—	—	—	똑바로	Q
6	오른발 후퇴	위와 같음	—	—	있음	똑바로	S

• 풋워크 : 1. TH 2. HT 3. T 4. TH 5. TH 6. T

Foxtrot

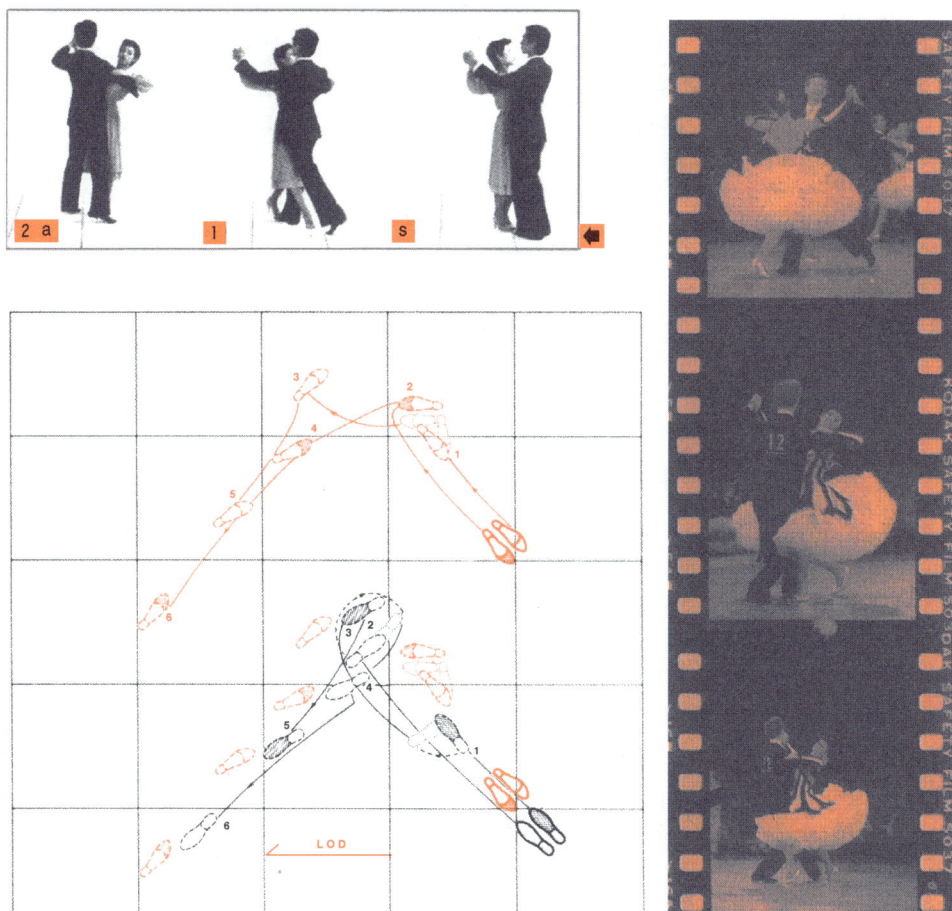

- **선행** : 방의 중간 정도에서는 벽을 비스듬히, 또한 코너 가까이에서는 LOD를 따라서 하는 스리 스텝이 통상적인 시작이다. 또한 텔레마크, 여자 바깥쪽에서 시작하는 호버 텔레마크는 프롬 나드에서 시작하고 여자가 발꿈치 회전을 하지 않는 오픈 텔레마크가 된다.
- **후속** : 중앙 비스듬히 끝나고 모든 리버스계 피규어로 이어지는 것이 보편적이다. 만일 벽을 비스듬히, 또는 새 LOD를 마주보며 끝났을 때는 스리 스텝, 웨이브, 방향 전환, 호버 텔레마크 등으로 이어진다.

13 NATURAL TWIST TURN
내츄럴 트위스트 회전

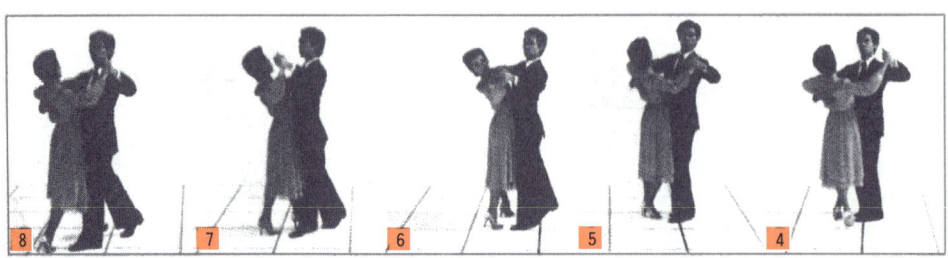

■ 남자

스텝	발의 위치	얼라인먼트	회전량	라이즈 앤드 펠	CBM	스웨이	리듬
1	오른발 전진	LOD를 마주보고	오른쪽으로 회전하기 시작	—	있음	똑바로	S
2	왼 발 옆으로 벌린다	중앙을 비스듬히	1~2에서 3/8	—	—	오른쪽	Q
3	오른발 왼발의 약간 뒤로 교차	LOD를 등지고	2~3에서 1/8	—	—	오른쪽	&
4	양발 모두 오른쪽으로 트위스트. 풀 스텝과 마찬가지로 끝난다	중앙을 비스듬히 마주보고	4~5에서 3/8, 몸은 약간 많이 회전	5에서 라이즈	—	똑바로	Q
5					—	왼 쪽	S
6	호버 페이더를 한다				—	왼 쪽	Q
7					—	똑바로	Q
8					있음	똑바로	S

■ 여자

스텝	발의 위치	얼라인먼트	회전량	라이즈 앤드 펠	CBM	스웨이	리듬
1	왼 발 후퇴	LOD를 등지고	오른쪽으로 회전하기 시작		있음	똑바로	S
2	오른발 왼발에 모으고 (발꿈치 회전)	LOD를 마주보며	1~2에서 1/2		—	왼 쪽	Q
3	왼 발 전진, 왼쪽 SL로 OP로의 준비	대략 벽을 비스듬히 마주보고	—		—	왼 쪽	&
4	오른발 전진, CBMP로 OP에	벽을 비스듬히 마주보고	2~4에서 1/8		있음	똑바로	Q
5	왼 발 옆으로, 오른발을 왼발에 스친다	중앙을 비스듬히 등지고	4~5에서 1/4, 몸은 약간 많이 회전	5에서 라이즈	—	왼 쪽	S
6	호버 페이더를 한다				—	오른쪽	Q
7					—	똑바로	Q
8					있음	똑바로	S

Foxtrot

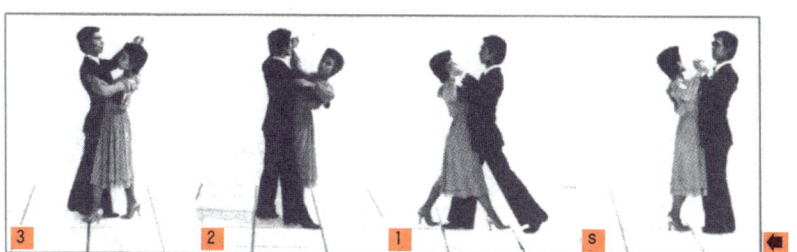

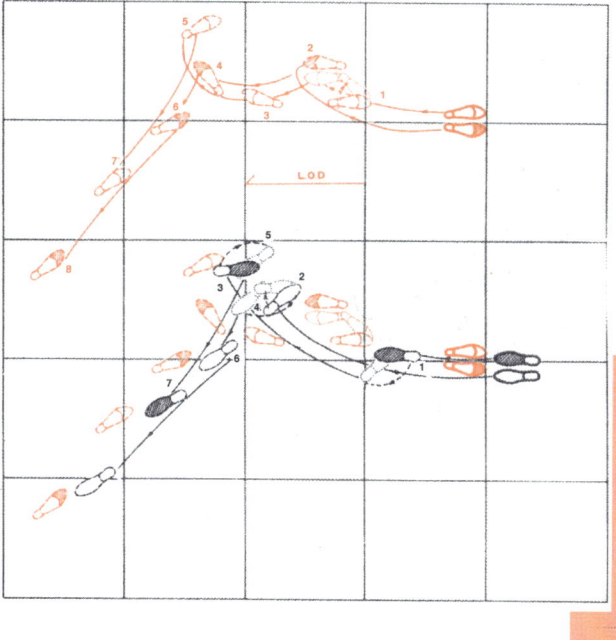

14 NATURAL WEAVE
내츄럴 위브

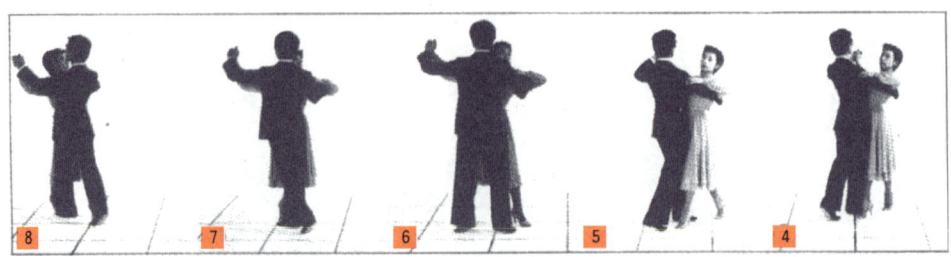

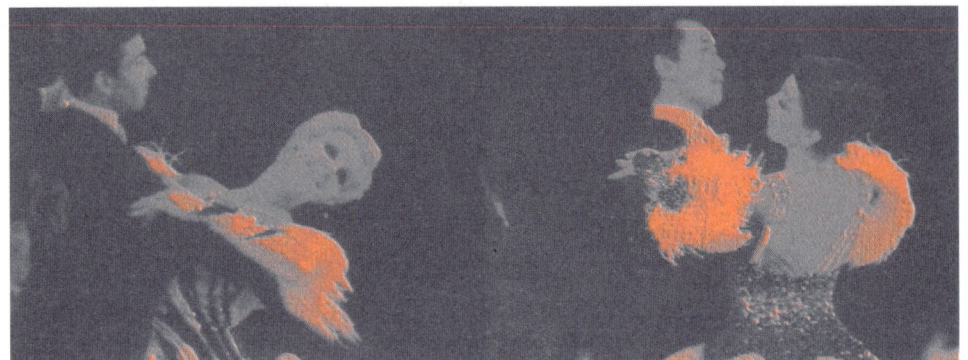

■ 남자

스텝	발의 위치	얼라인먼트	회전량	라이즈 앤드 팰	CBM	스웨이	리듬
1	오른발 전진	LOD를 마주보고	오른쪽으로 회전하기 시작	1의 마지막에 라이즈	있음	똑바로	S
2	왼 발 옆으로 벌린다	대략 중앙을 비스듬히 등지고	1~2에서 3/8, 약한 듯하게	2~7까지 업	—	오른쪽	Q
3	오른발 후퇴, 오른쪽 SL로	중앙을 비스듬히 등지고	2~3에서 오른쪽으로 약간회전		—	똑바로	Q
4	왼 발 후퇴, CBMP로	위와 같음	—		—	왼 쪽	Q
5	오른발 후퇴	위와 같음	왼쪽으로 회전하기 시작		있음	똑바로	Q
6	왼 발 옆으로, 약간 앞으로	벽을 비스듬히 향하여	5~6에서 1/4, 몸의 회전은 작게		—	오른쪽	Q
7	오른발 전진, CBMP로 OP에	벽을 비스듬히 마주보고	—	7의 마지막에 로어	—	오른쪽	Q
8	왼 발 전진	위와 같음	—		있음	똑바로	S

- 풋워크 : 1. HT 2. T 3. T 4. T 5. T 6. T 7. TH 8. H
- 주 : 2~3스텝 사이에서 회전을 계속하는 것이 중요하다. 제4스텝의 풋워크는 "T, H"라도 무방하다. 이 경우 5의 라이즈는 "업, NFR"도 좋다.

Foxtrot

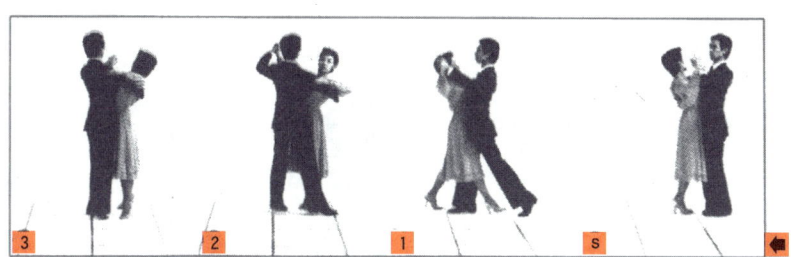

■ 여자

스텝	발의 위치	얼라인먼트	회전량	라이즈 앤드 팰	CBM	스웨이	리듬
1	왼 발 후퇴	LOD를 등지고	오른쪽으로 회전하기 시작	1의 마지막에 약간 R, NFR	있음	똑바로	S
2	오른발 왼발에 모은다 (발꿈치 회전)	중앙을 비스듬히 마주보고	1~2에서 3/8	2까지 라이즈를 계속	—	왼 쪽	Q
3	왼 발 전진, 왼쪽 SL로 OP로의 준비	위와 같음	—		—	똑바로	Q
4	오른발 전진, CBMP로 OP에	위와 같음	—	3~7까지 업	있음	오른쪽	Q
5	왼 발 전진	위와 같음	왼쪽으로 회전하기 시작		—	똑바로	Q
6	오른발 옆으로 벌린다	벽을 등지고	5~6에서 1/8		—	왼 쪽	Q
7	왼 발 후퇴, CBMP로	벽을 비스듬히 등지고	6~7에서 1/8, 몸의 회전은 작게	7업, NFR 7의 마지막에 로어	—	왼 쪽	Q
8	오른발 후퇴	위와 같음	—	—	있음	똑바로	S

- 풋워크 : 1. TH 2. TH 3. T 4. T 5. T 6. TH 7. TH 8. T
- 주 : 스리 스텝. 풀 스텝 또는 방향 전환 뒤. 휘스크, 오픈 텔레마크 등으로 PP에 끝난 뒤. 이 경우 제1스텝을 PP에서 시작하고 여자는 발꿈치 회전을 하지 않으며 제2스텝을 작게, 비스듬히 전진한다.
- 후속 : 스리 스텝. 방향 전환. 리버스 웨이브. 호버 텔레마크.

15 WEAVE FROM PP
PP 로 부터의 워브
오픈 임피터스 회전 뒤에

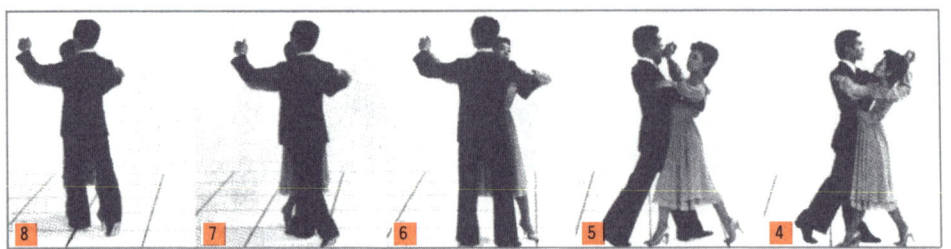

■ 남자

스텝	발의 위치	얼라인먼트	회전량	라이즈 앤드 팰	CBM	스웨이	리듬
1	오른발 전진, PP로 CBMP에	중앙을 비스듬히 향하여 몸은 LOD를 마주보고	―	1의 마지막에 라이즈	―	똑바로	S
2	왼 발 전진	중앙을 비스듬히 마주보고			있음	똑바로	Q
3	오른발 옆으로, 약간 뒤로	벽을 비스듬히 마주보고	왼쪽으로 회전하기 시작		―	왼 쪽	Q
4	왼 발 후퇴, CBMP로	LOD를 등지고	2~3에서 1/4 3~4에서 1/8	1~6까지 업	―	왼 쪽	Q
5	오른발 후퇴	위와 같음	왼쪽으로 회전하기 시작		있음	똑바로	Q
6	왼 발 옆으로, 약간 앞으로	벽을 비스듬히 향하여	5~6에서 3/8, 몸의 회전은 작게		―	오른쪽	Q
7	오른발 전진, CBMP로 OP에	벽을 비스듬히 마주보고	―	7의 마지막에 로어	―	오른쪽	Q
8	왼 발 전진	위와 같음	―		있음	똑바로	S

• 풋워크 : 1. HT 2. T 3. T 4. T 5. T 6. T 7. TH 8. H
• 주 : 제4스텝의 풋워크는 "TH"라도 무방하다. 따라서 제5스텝의 라이즈는 "업, NFR"이 된다. 왈츠를 출때의 피규어 및 다른 얼라인먼트에 대해서는 "19"를 참조할 것.

Foxtrot

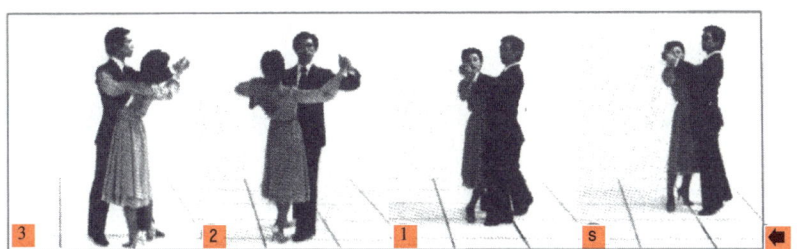

■ 여자

스텝	발의 위치	얼라인먼트	회전량	라이즈 앤드 팰	CBM	스웨이	리듬
1	왼 발 전진, PP로 어크로스하여 CBMP에	중앙을 향하여 중앙을 비스듬히 이동	왼쪽으로 회전하기 시작	1의 마지막에 라이즈	있음	똑바로	S
2	오른발 옆으로, 약간 뒤로	중앙을 비스듬히 등지고	1~2에서 3/8		—	똑바로	Q
3	왼 발 옆으로, 약간 뒤로	LOD를 향하여	2~3에서 3/8 몸의 회전은 작게		—	오른쪽	Q
4	오른발 전진, CBMP로 OP에	LOD를 마주보고	—	2~6까지 업	—	오른쪽	Q
5	왼 발 전진	위와 같음	왼쪽으로 회전하기 시작		있음	똑바로	Q
6	오른발 옆으로 벌린다	벽을 등지고	5~6에서 1/4		—	왼 쪽	Q
7	왼 발 후퇴, CBMP로	벽을 비스듬히 등지고	6~7에서 1/8, 몸의 회전은 작게	7업, NFR 마지막에 로어	—	왼 쪽	Q
8	오른발 후퇴	위와 같음	—	—	있음	똑바로	S

- 풋워크 : 1. HT 2. T 3. T 4. T 5. T 6. TH 7. TH 8. H
- 주 : 남자가 위브의 제1, 2스텝을 중앙에 반대로 추었을 때 그 제3스텝의 얼라인먼트는 LOD를 등지게 되고 (여자는 중앙을 비스듬히 향한다), 제4스텝은 중앙 비스듬히 보게 된다. 오픈 텔레마크의 뒤로 계속할 때는 남자의 제1스텝(오른발)은 LOD로 향하게 되고 선행 스텝과의 사이에 1/8, 2~3스텝 사이에서 3/8, 3~4 스텝 사이에서 1/8회전이 된다. 발의 위치는 위의 표와 같다. 위브는 보편적으로 왼발부터 시작하지만, 선행 스텝이 중요하므로 위 표 안에 부가했다.
- 선행 : 휘스크. 오픈 임피터스 회전. 오픈 텔레마크. 아웃사이드 스위블.
- 후속 : 스리 스텝. 방향 전환. 리버스 웨이브. 호버 텔레마크.

16a TOP SPIN
톱 스핀
코너에서 리버스 회전의 4~6스텝에서부터

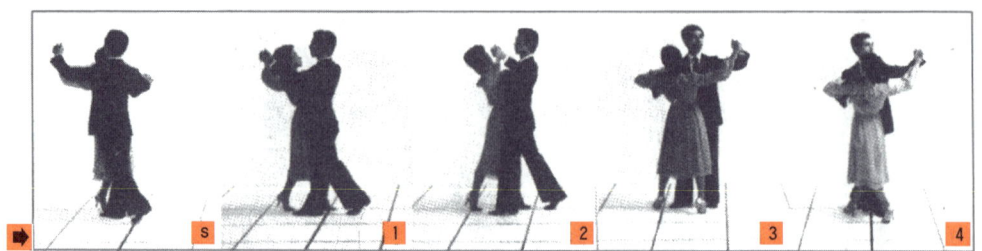

■ 남자

스텝	발의 위치	얼라인먼트	회전량	라이즈 앤드 팰	CBM	스웨이	리듬
1	왼 발 후퇴, CBMP로	LOD를 반대로 등지고	선행 스텝 ~1사이에서 왼쪽으로 1/8회전		—	똑바로	Q
2	오른발 후퇴	벽을 반대로 비스듬히 등지고	1~2에서 1/8	1~3까지 업	있음	똑바로	Q
3	왼 발 옆으로, 약간 앞으로	새 LOD를 비스듬히 향하여	2~3에서 1/4, 몸의 회전은 작게		—	오른쪽	Q
4	오른발 전진, CBMP로 OP에	중앙을 비스듬히 마주보고	—	4업, 마지막에 로어	—	오른쪽	Q
5	왼 발 전진	위와 같음	—		있음	똑바로	S

• 풋워크 : 1. T 2. T 3. T 4. TH 5. H
• 주 : 제1스텝의 풋워크는 "TH"로 해도 무방하다. 이것이 보다 부드럽게 흐르는 듯한 무브먼트를 만든다. 이 경우 제2스텝의 라이즈에서는 "업, NER"이 된다. 또한 선행의 리버스 회전의 제6스텝에서는 몸과 오른발 모두 벽을 비스듬히 마주보게 된다.

■ 여자

스텝	발의 위치	얼라인먼트	회전량	라이즈 앤드 팰	CBM	스웨이	리듬
1	오른발 전진, CBMP로 OP에	LOD를 반대로 마주보며	선행 스텝 ~1사이에 왼쪽에서 1/8 회전		—	똑바로	Q
2	왼 발 전진	벽을 반대로 비스듬히 마주보며	1~2에서 1/8	1~3까지 업	있음	있음	Q
3	오른발 옆으로 벌린다	새 LOD를 등지고	2~3에서 1/8		—	왼쪽	Q
4	왼 발 후퇴, CBMP로	새중앙을 비스듬히 등지고	3~4에서 1/8, 몸의 회전은 작게	4업, NFR 마지막에 로어	—	왼쪽	Q
5	오른발 후퇴	중앙을 비스듬히 등지고	—		있음	있음	S

• 풋워크 : 1. T 2. T 3. TH 4. TH 5. T

16b TOP SPIN   Foxtrot
톱 스핀
임피터스 회전의 1~3스텝에서 리버스 회전의 4~6스텝까지 계속

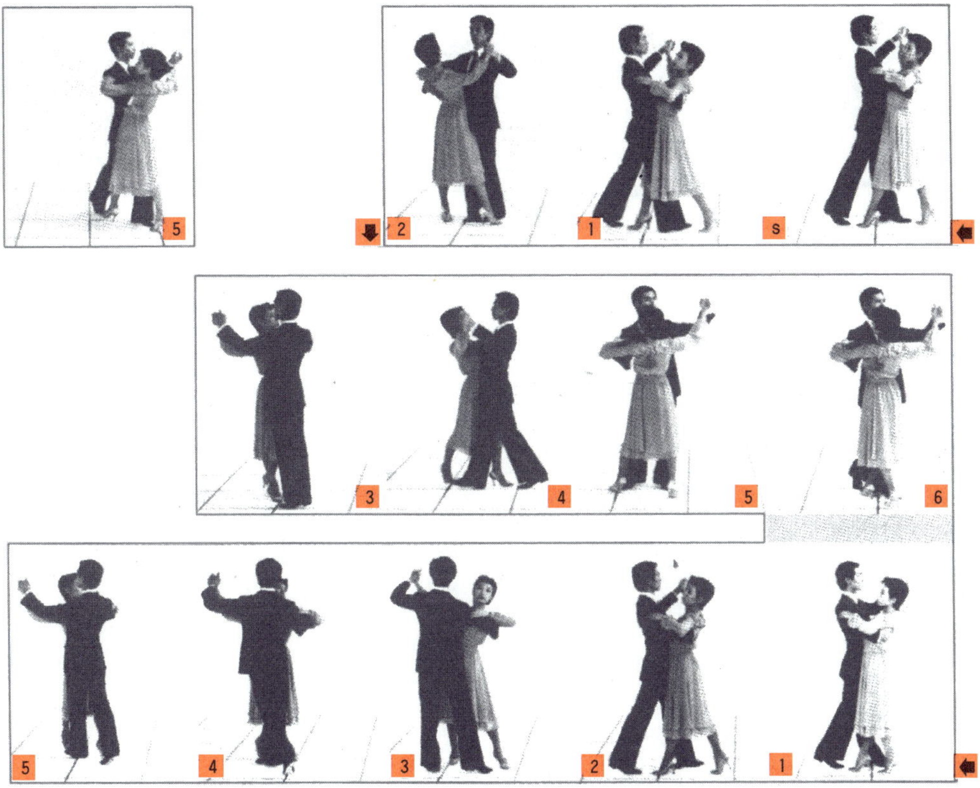

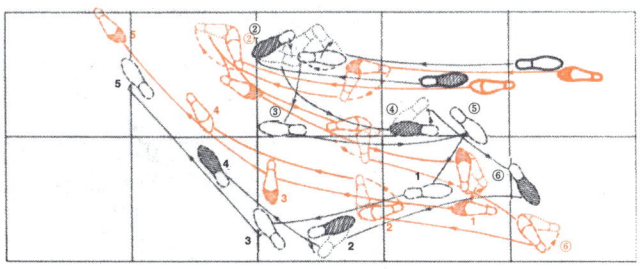

17 OPEN TELEMARK, FEATHER ENDING
오픈 텔레마크 페이더 엔딩

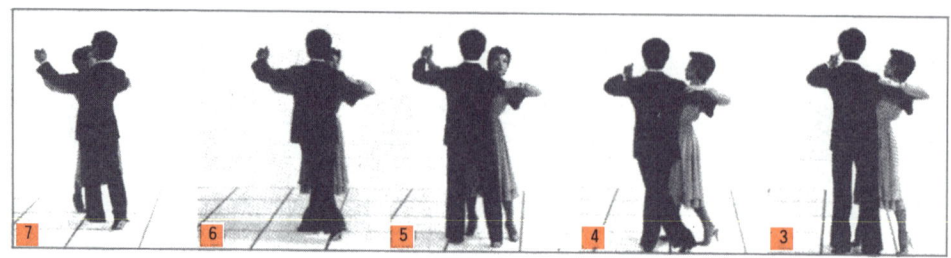

■ 남자

스텝	발의 위치	얼라인먼트	회전량	라이즈 앤드 폴	CBM	스웨이	리듬
1	왼 발 전진	중앙을 비스듬히 마주보고	왼쪽으로 회전하기 시작	1의 마지막에 라이즈	있음	똑바로	S
2	오른발 옆으로 벌린다	벽을 비스듬히 등지고	1~2에서 1/4	2~3까지 업	—	왼 쪽	Q
3	왼 발 옆으로, 약간 앞으로, PP로	벽을 비스듬히 향하여, 몸은 벽을 마주보고	2~3에서 1/2, 몸의 회전은 작게	3의 마지막에 로어	—	똑바로	Q
4	오른발 전진, PP로 CBMP에	위와 같음	—	4의 마지막에 라이즈	적게	똑바로	S
5	왼 발 비스듬히 전진, 왼쪽 SL로 OP로의 준비	벽을 비스듬히 마주보고	—	—	—	오른쪽	Q
6	오른발 전진, CBMP로 OP에	위와 같음	—	5~6까지 업	—	오른쪽	Q
7	왼 발 전진	위와 같음	—	6의 마지막에 로어	있음	똑바로	S

• 풋워크 : 1. HT 2. T 3. TH 4. HT 5. T 6. TH 7. T

■ 여자

스텝	발의 위치	얼라인먼트	회전량	라이즈 앤드 폴	CBM	스웨이	리듬
1	오른발 후퇴	중앙을 비스듬히 등지고	왼쪽으로 회전하기 시작	1의 마지막에 약간 R, NFR	있음	똑바로	S
2	왼 발 오른발에 모은다(H턴)	LOD를 마주보고	1~2에서 1/8	2에서 라이즈를 계속	—	오른쪽	Q
3	오른발 비스듬히 전진, PP로 오른쪽 전진	LOD를 향하여	몸을 약간 좌회전	3업, 마지막에 로어	—	똑바로	Q

Foxtrot

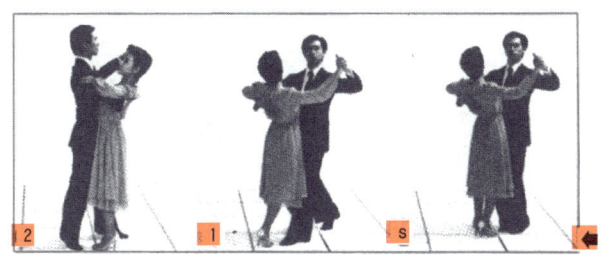

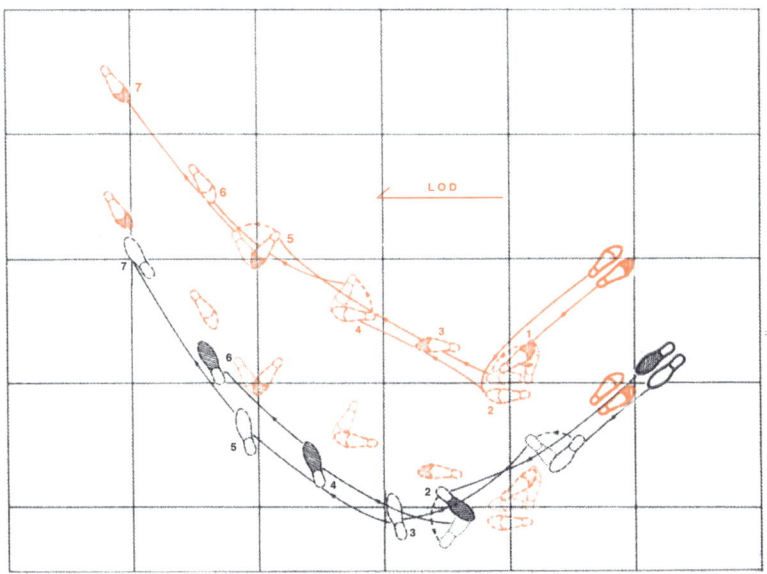

4	왼 발 전진, PP로 가로질러 CBMP로	LOD를 향하여 (벽을 비스듬히 하는 쪽으로)	좌회전을 시작한다	4의 마지막에 라이즈	있음	똑바로	S
5	오른발 옆으로, 약간 뒤로	벽을 등지고	4~5에서 1/4	5~6업, NFR	—	왼 쪽	Q
6	왼 발 후퇴, CBMP로	벽을 비스듬히 등지고	5~6에서 1/8, 몸의 회전은 작게	6의 마지막에 로어	—	왼 쪽	Q
7	오른발 후퇴	위와 같음	—	—	있음	똑바로	S

- 풋워크 : 1. TH 2. HT 3. TH 4. HT 5. TH 6. TH 7. T
- 선행 : 리버스 회전과 같음.
- 후속 : 위와 같음.

18 OPEN TELEMARK, NATRAL TURN TO OUTSIDE SWIVEL
오픈 텔레마크, 내츄럴 회전으로부터 아웃사이드 스위블로

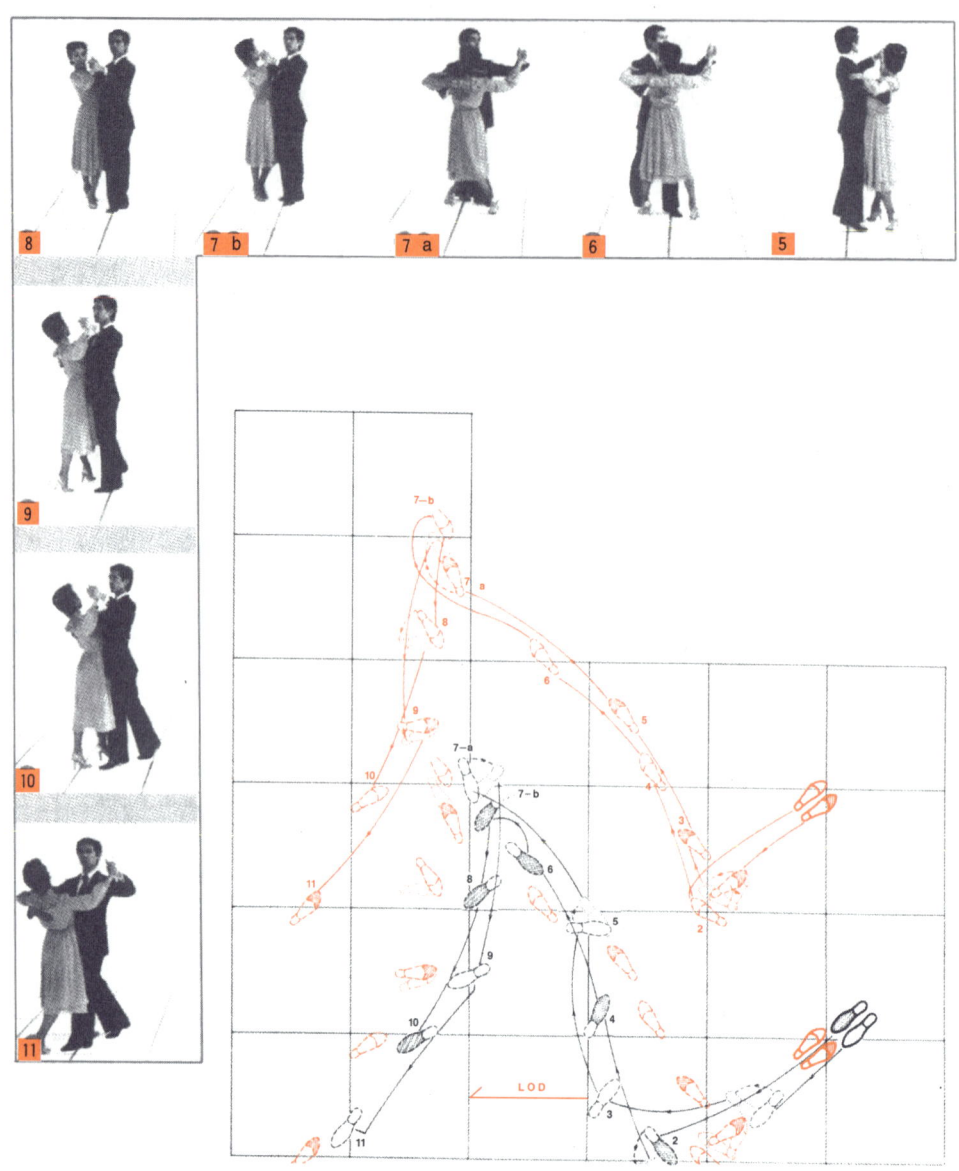

Foxtrot

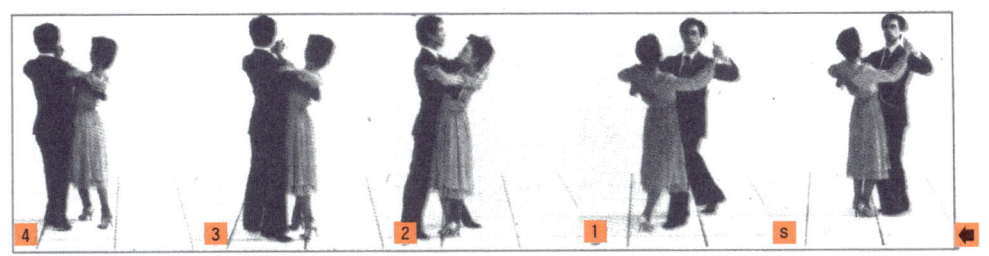

- **선행** : 중앙을 비스듬히 페이더 스텝, 또는 페이더 피니시
- **후속** : 모든 리버스계 피규어. 코너의 경우에는 스리 스텝.

아웃사이드 스위블
이 피규어(제7, 8스텝)는 중앙을 비스듬히 보며 춘 페이더 스텝의 제3스텝에서 체크하여 출 수가있고 (SQQSS), 벽을 비스듬히 페이더 스텝을 계속하며 여자와 마주 대하게 된다 (QQS). 또한 리버스 회전의 제6스텝에서 체크하여 출 수도 있다. 이는 내츄럴계 피규어로 이어진다. PP로부터의 위브는 이 피규에의 제7스텝으로 계속할 수가 있다. PP로부터의 위브 얼라인먼트는 "19"의 왈츠 위브와 같으며 다만 제4, 5 스텝은 중앙을 비스듬히 보는 쪽으로 이동한다.

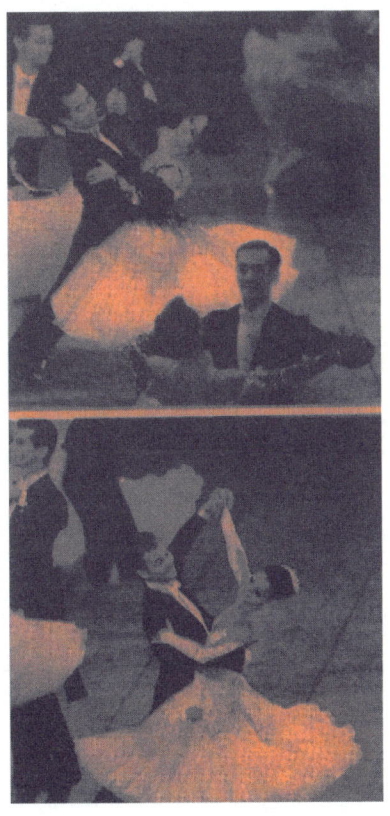

→

■ 남자

스텝	발의 위치	얼라인먼트	회전량	라이즈 앤드 팰	CBM	스웨이	리듬
1	왼 발 전진	중앙을 비스듬히 마주보고	왼쪽으로 회전하기 시작	1의 마지막에 라이즈	있음	똑바로	S
2	오른발 옆으로 벌린다	벽을 비스듬히 등지고	1~2에서 1/4	2~3까지 업	—	왼 쪽	Q
3	왼 발 PP로 옆쪽에	벽을 반대로 비스듬히 마주보고	2~3에서 1/4	3의 마지막에 로어	—	똑바로	Q
4	오른발 전진, PP로 교차하여 C-BMP에	위와 같음(벽쪽으로 이동)	왼쪽으로 회전하기 시작	4의 마지막에 라이즈	있음	똑바로	S
5	왼 발 옆으로 벌린다	LOD를 등지고	4~5에서 1/8	5~6까지 업	—	똑바로	Q
6	오른발 후퇴, 오른쪽 SL로	벽을 비스듬히 등지고	5~6에서 1/8	6의 마지막에 로어	—	똑바로	Q
7	왼 발 후퇴, CBMP로 오른발은 체중을 옮기지 않고 앞으로 교차 PP로 끝난다.	벽을 비스듬히 등지고(T를 안쪽으로 향하여) 중앙을 비스듬히 마주보며 끝난다.	7에서 1/4	—	있음	똑바로	S
8	오른발 전진 PP로 교차하여 CBMP에	위와 같음(중앙으로 이동)	—	8의 마지막에 라이즈	있음	똑바로	Q
9	왼 발 비스듬히 전진, 왼쪽 SL로 OP의 준비	중앙을 비스듬히 마주보고 위와 같음	—	9~10까지 업	—	오른쪽	Q
10	오른발 전진, CBMP로 OP에	위와 같음	—	10의 마지막에 로어	—	오른쪽	Q
11	왼 발 전진		—	—	있음	똑바로	S

• 풋워크 : 1. HT 2. T 3. TH 4. HT 5. T 6. TH 7. TH, 오른쪽 T에서 바닥에 압력을 준다. 8. HT 9. T 10. TH 11. H
• 주 1 : 오른발을 제7스텝에서 앞으로 교차시키기 시작할 때 발꿈치 또는 발끝의 어느 한쪽을 바닥에 붙여 두어도 되며 발꿈치는 바닥에서 부터 약간 떼고, 오른다리를 대략 곧게 펴며 발끝을 바닥에 붙인 채 끝낸다.
• 주 2 : 아웃사이드 스위블을 코어에서 춘다든가 방의 가운데 언저리에서 LOD를 따라 톱 스핀으로 계속할 때는 그 제1스텝(위의 제7스텝)의 회전을 작게 하고 제 8~10스텝을 LOD와 반대인 중앙을 비스듬히 보도록 한다.

→

■ 여자

스텝	발의 위치	얼라인먼트	회전량	라이즈 앤드 팰	CBM	스웨이	리듬
1	오른발 후퇴	중앙을 비스듬히 등지고	왼쪽으로 회전하기 시작	1의 마지막에 약간 R, NFR	있음	똑바로	S
2	왼 발 오른발에 모은다(발꿈치 회전)	벽을 비스듬히 마주보고	1~2에서 1/4	2 라이즈를 계속	—	오른쪽	Q
3	오른발 비스듬히 전진, PP로	위와 같음	—	3업, 마지막에 로어	—	똑바로	Q
4	왼 발 전진, PP로 교차하여 CBMP로	(벽 쪽으로 이동)	—	4의 마지막에 라이즈	—	똑바로	S
5	오른발 전진	벽을 비스듬히 마주보고	—	5~6까지 업	—	똑바로	Q
6	왼 발 전진, 왼쪽 SL로, OP로의 준비	위와 같음	—	6의 마지막에 로어	—	똑바로	Q
7	오른발 전진, CBMP로 OP에	벽을 비스듬히 마주보고	7에서 오른쪽으로	—	있음	똑바로	S
	왼 발 체중은 옮기지 않고 오른발의 약간 뒤로 모으고 PP로 끝낸다.	중앙을 비스듬히 마주보고					
8	왼 발 전진, PP로 교차하여 CBMP에	중앙을 반대로 비스듬히 마주보고(중앙을 이동)	왼쪽으로 회전하기 시작	8의 마지막에 라이즈	있음	똑바로	S
9	오른발 옆으로, 약간 뒤로	LOD를 등지고	8~9에서 1/8	9업	—	왼 쪽	Q
10	왼 발 후퇴, CBMP로 OP에	중앙을 비스듬히 등지고	9~10에서 1/8, 몸의 회전은 작게	10 업, NFR 마지막에 로어	—	왼 쪽	Q
11	오른발 후퇴	위와 같음	—	—	있음	있 음	S

• 풋워크: 1. TH 2. HT 3. TH 4. HT 5. T 6. HT 7. HT, H, 왼쪽 T의 IE에서 바닥에 압력을 준다. 8. HT 9. TH 10. TH 11. T

19 CURVED FEATHER TO BACK FEATHER
커브드 페이더로부터 백 페이더

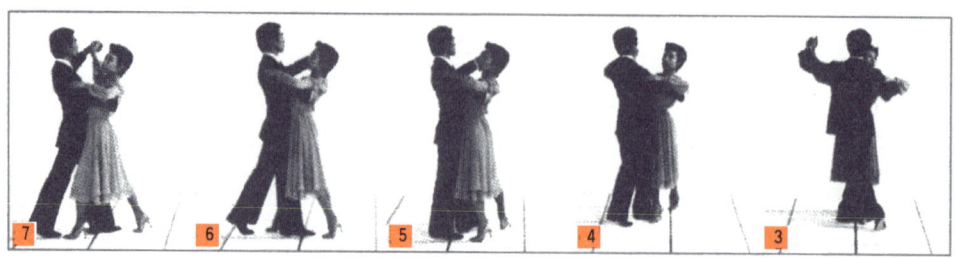

■ 남자

스텝	발의 위치	얼라인먼트	회전량	라이즈 앤드 팰	CBM	스웨이	리듬
1	오른발 전진	LOD를 마주보고	오른쪽으로 회전하기 시작	1의 마지막에 라이즈	있음	똑바로	S
2	왼 발 비스듬히 전진, 왼쪽로 SL로 OP로의 준비	벽을 비스듬히 마주보고	1~2에서 1/8	2~3까지 업	—	오른쪽	Q
3	오른발 전진, CBMP로 OP에	벽을 마주보고	2~3에서 1/8	3의 마지막에 로어	있음	오른쪽	Q
4	왼 발 후퇴, CBMP로	중앙을 비스듬히 등지고	3~4에서 1/8	4의 마지막에 R하기 시작하여 NFR	있음	똑바로	S
5	오른발 후퇴, 오른쪽 SL로	LOD쪽으로 커브하여	—	5까지 라이즈를 계속	—	왼 쪽	Q
6	왼 발 후퇴, CBMP로	LOD를 등지고	4~6에서 1/8	6업, 마지막에 로어	—	왼 쪽	Q
7	오른발 후퇴	위와 같음	—	—	—	똑바로	S

• 풋워크 : 1. HT   2. T   3. TH   4. TH   5. T   6. TH   7. T

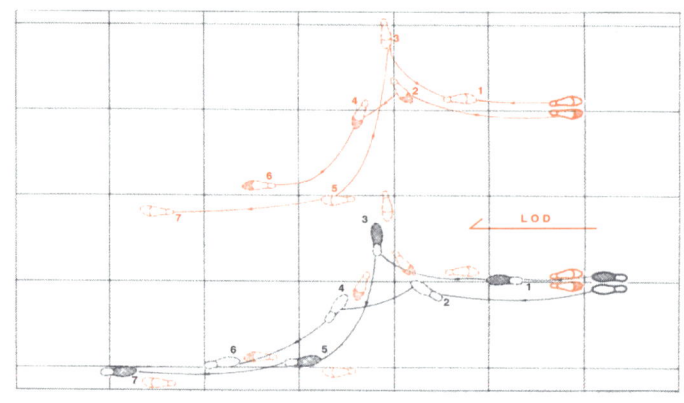

198

Foxtrot

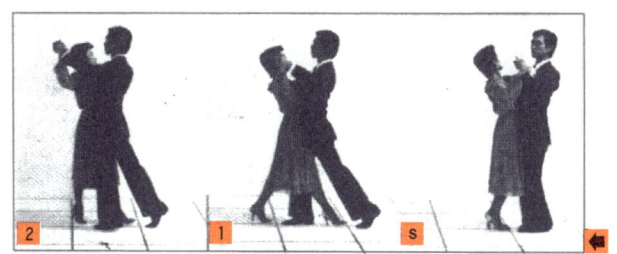

■ 여자

스텝	발의 위치	얼라인먼트	회전량	라이즈 앤드 폴	CBM	스웨이	리듬
1	왼 발 후퇴	LOD를 등지고	왼쪽으로 회전하기 시작	1의 마지막에 라이즈 NFR	있음	똑바로	S
2	오른발 후퇴, 오른쪽 SL로	벽을 비스듬히 등지고	1~2에서 1/8	2~3까지 업	—	왼 쪽	Q
3	왼 발 후퇴, CBMP로	벽을 등지고	2~3에서 1/8	3의 마지막에 로어	있음	왼 쪽	Q
4	오른발 전진, CBMP로 OP에	중앙을 비스듬히	3~4에서 1/8	4의 마지막에 라이즈하기 시작하고	있음	똑바로	S
5	왼 발 전진, 왼쪽 SL로	LOD쪽으로 커브하여	—	5까지 라이즈를 계속	—	오른쪽	Q
6	오른발 전진, CBMP로 OP	LOD를 마주보고	4~6에서 1/8	6업, 마지막에 로어	—	오른쪽	Q
7	왼 발 전진	위와 같음	—	—	있음	똑바로	S

• 풋워크 : 1. TH 2. T 3. TH 4. HT 5. T 6. TH 7. H
• 주 : 남녀의 제2스텝에서 발의 위치에 주의할 것. 풋워크에서 제3스텝의 왼쪽 발꿈치의 낮추기가 늦어진다. 제2스텝에서 여자가 오른쪽 발꿈치를 내리는 때도 있다.
• 아말가메이션
  1. 커브드 페이더로 회전을 많이 하고 LOD 반대의 벽을 비스듬히 마주보며(SQQ)—LOD쪽의 왼발(PO)에 체크백하의 팔어웨이 휘스크가 된다(SQQ)—중앙에 비스듬한 페이더 피니시(SQQS).
  2. 리버스 회전의 제6스텝을 추고 회전을 작게 하여 LOD 반대의 벽을 비스듬히 마주보고(SQQSQQ)—백 페이더(SQQS)—페이더 피니시(SQQ).
  3. 커브드 페이더(SQQS)—여자와 마주 대하며 오른발을 후퇴하며 왼쪽으로 회전(Q)—왼발 LOD를 따라 옆으로, PP로(Q)—오른발 PP로 전진하고 여자와 마주 대하여 벽을 비스듬히 페이더 피니시(SQQS) 또는 내츄럴 위브(SQQQQQS).

20 FALLAWAY REVERSE & SLIP PIVOT
팔어웨이 리버스 & 슬립 피보트

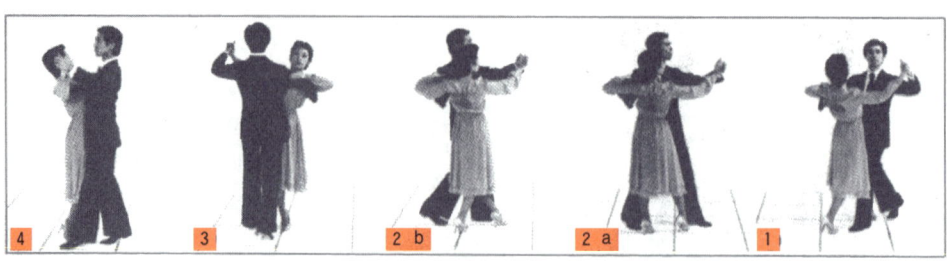

스텝	발의 위치	얼라인먼트	회전량	라이즈 앤드 폴	CBM	스웨이	리듬
1	왼 발 전진	중앙을 비스듬히 마주보고	왼쪽으로 회전하기 시작	1의 마지막에 라이즈	있음	없음	S
2	오른발 후퇴, 오른쪽 SL로 FA에	벽을 비스듬히 등지고 LOD를 이동	1~2에서 1/4	2~3까지 업	—		Q
3	왼 발 후퇴, CBMP로	LOD를 등지고	2~3에서 1/8 몸의 회전은 작게	3의 마지막에 로어	—		Q
4	오른발 후퇴, 왼발 CBMP로 유지	중앙에서 T는 안쪽으로 향하고 LOD를 마주보며 끝낸다.	3~4에서 1/4, 4에서 1/4, 4에서 1/4 슬립 피보트	—		있음	S

- 풋워크 : 1. HT 2. T 3. TH 4. THT
- 주 : 제4스텝에서 오른발을 이동할 때는 바닥에 단단히 압력을 줄 것. 제2스텝의 풋워크에 주의할 것. 만일 오른쪽 발꿈치를 내리면 체중은 뒤쪽으로 지나치게 빨리 가버리기 때문에 보기 흉한 몸의 선을 만들게 된다.

■ 여자

스텝	발의 위치	얼라인먼트	회전량	라이즈 앤드 폴	CBM	스웨이	리듬
1	오른발 후퇴	중앙을 비스듬히 등지고	—	1의 마지막에 라이즈, NFR	—	없	S
2	왼 발 왼쪽 SL로 FA에	중앙을 비스듬히 등지고 LOD로 이동	—	2~3까지 업	—		Q
3	오른발 후퇴, CBMP로 FA에 작게, 왼발 CBMP로 유지한다	중앙을 비스듬히 등지고 중앙을 마주보며 끝난다.	3에서 왼쪽으로 5/8 슬립 피보트	3의 마지막에 로어	있음		Q
4	왼발 전진, CBMP로, 오른발 CBMP로 유지	중앙으로 LOD를 등지고 끝난다.	4에서 왼쪽으로 1/4, 슬립 피보트	—	있음	음	S

- 풋워크 : 1. TH 2. T 3. T 4. TH
- 주 : 여자는 제3~4스텝에서 회전할 때, 왼쪽 허벅지를 남자의 오른족 허벅지에 단단히 붙이면 잘 된다. 팽팽한 FA포지션은 여자의 머리를 왼쪽으로 돌게 함으로써 비교적 용이하게 할 수 있다.

Foxtrot

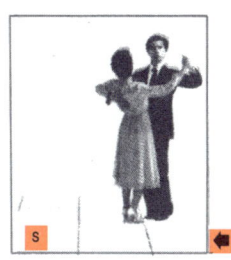
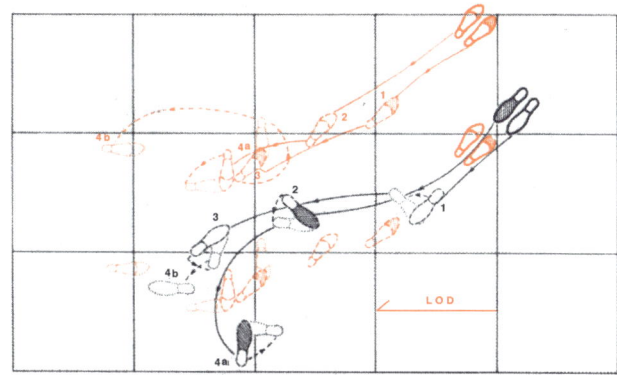

21 NATURAL HOVER TELEMARK
내츄럴 호버 텔레마크

발형의 그림은 내츄럴 텔레마크와 같다. 다만 리듬에 주의할것.

■ 남자

스텝	발의 위치	얼라인먼트	회전량	라이즈 앤드 폴	CBM	스웨이	리듬
1	오른발 전진	벽을 비스듬히 마주보고	오른쪽으로 회전 하기 시작	1의 마지막에 라이즈	있음	똑바로	S
2	왼 발 옆으로 벌린다	중앙을 비스듬히 등지고	1~2에서 1/4	2에서 업, 마지막에 로어	—	오른쪽	Q
3	오른발 옆으로	중앙을 비스듬히 마주보고	2~3에서 1/2	3다운, 마지막에 라이즈	—	왼 쪽	Q
4	왼무릎 안쪽으로 구부린다	위와 같음	몸을 약간 오른쪽으로 회전	4~5까지 업	—	왼 쪽	S
5	왼 발 비스듬히 전진, OP	위와 같음	—		—	왼 쪽	Q
6	오른발 전진, OP	위와 같음	—	6업, 마지막에 로어	—	똑바로	Q
7	왼 발 전진	위와 같음	—	—	있음	똑바로	S

■ 여자

스텝	발의 위치	얼라인먼트	회전량	라이즈 앤드 폴	CBM	스웨이	리듬
1	왼 발 후퇴	벽을 비스듬히 등지고	오른쪽으로 회전 하기 시작	1의 마지막에 약간 R, NFR	있음	똑바로	S
2	오른발 왼발에 모은다	LOD를 마주보고	1~2에서 3/8	2에서 라이즈를 계속, NFR	—	왼 쪽	Q
3	왼 발 옆으로	중앙을 등지고	2~3에서 3/8	3 다운	—	오른쪽	Q
4	오른발 왼발에 스친다	위와 같음	몸을 약간 오른쪽으로 회전	4~5까지 업	—	오른쪽	S
5	오른발 비스듬히 후퇴	위와 같음	—		—	오른쪽	Q
6	왼 발 후퇴	위와 같음	—	6업, NFR	—	똑바로	Q
7	오른발 후퇴	위와 같음	—	—	있음	똑바로	S

22. NATURAL ZIG ZAG FROM PP
PP 로 부터의 내츄럴 지그재그

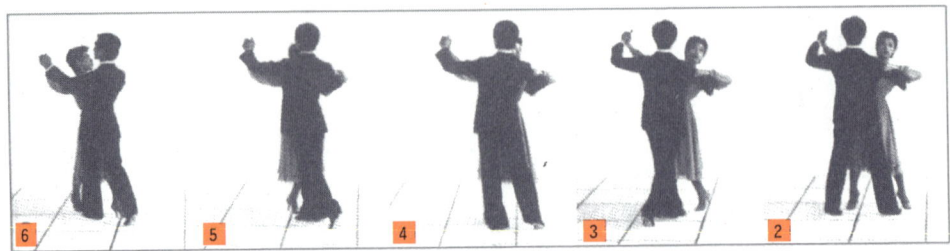

■ 여자

스텝	발의 위치	얼라인먼트	회전량	라이즈 앤드 팰	CBM	스웨이	리듬
1	오른발 전진, PP로 교차하여 CBMP에	벽을 비스듬히 마주보고 (LOD로 이동)	오른쪽으로 회전하기 시작	1의 마지막에 라이즈	있음	똑바로	S
2	왼 발 옆으로 벌린다	중앙을 등지고	1~2에서 1/8	—	—	똑바로	Q
3	오른발 후퇴, CBMP로	위와 같음	왼쪽으로 회전하기 시작	2~4까지 업	있음	똑바로	Q
4	왼 발 옆으로, 약간 앞으로	벽을 비스듬히 향하여	3~4에서 1/8 몸의 회전은 작게	—	—	오른쪽	Q
5	오른발 전진, CBMP로 OP에	벽을 비스듬히 마주보고	—	업, 마지막에 로어	—	오른쪽	Q
6	왼 발 전진	위와 같음	—	—	있음	똑바로	S

■ 여자

스텝	발의 위치	얼라인먼트	회전량	라이즈 앤드 팰	CBM	스웨이	리듬
1	왼 발 전진, PP로 교차하여 CBMP로	벽을 비스듬히 마주보고 (LOD로 이동)	—	1의 마지막에 라이즈	작게	똑바로	S
2	오른발 비스듬히 전진, 왼쪽 OP로의 준비	중앙을 비스듬히 마주보고	—	—	—	똑바로	Q
3	왼 발 전진, CBMP로, 왼쪽 OP에	위와 같음	왼쪽으로 회전하기 시작	2~4까지 업	있음	똑바로	Q
4	오른발 옆으로 벌린다	벽을 등지고	3~4에서 1/4	—	—	왼 쪽	Q
5	왼 발 후퇴, CBMP로	벽을 비스듬히 등지고	4~5에서 1/8, 몸의 회전은 작게	업, NFR 5의 마지막에 로어	—	왼 쪽	Q
6	오른발 후퇴	위와 같음	—	—	있음	똑바로	S

Foxtrot

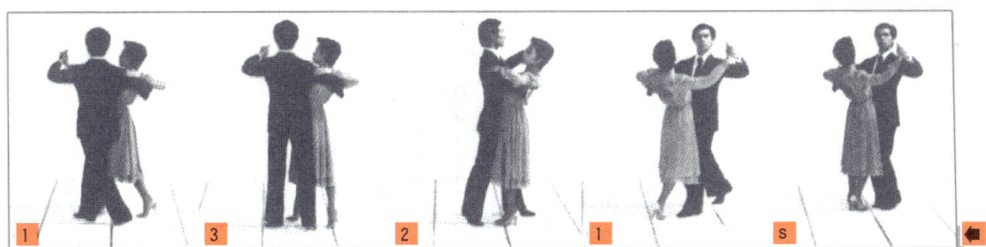

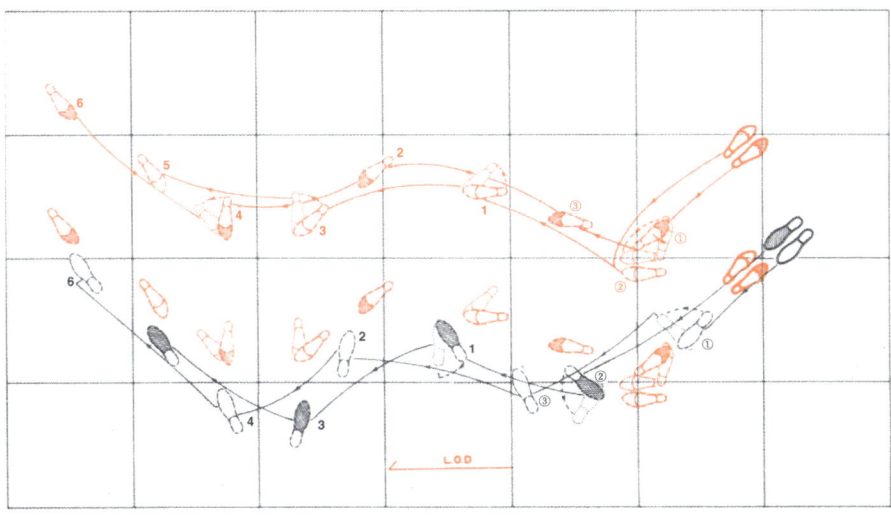

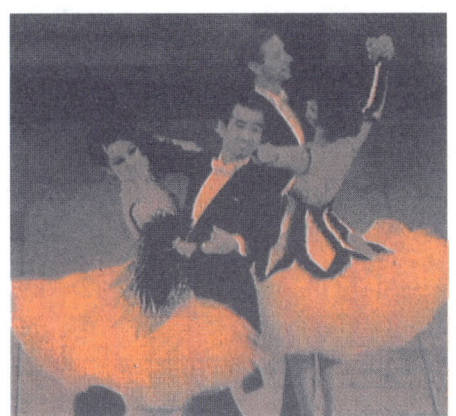

23 HOVER CROSS
호버 크로스

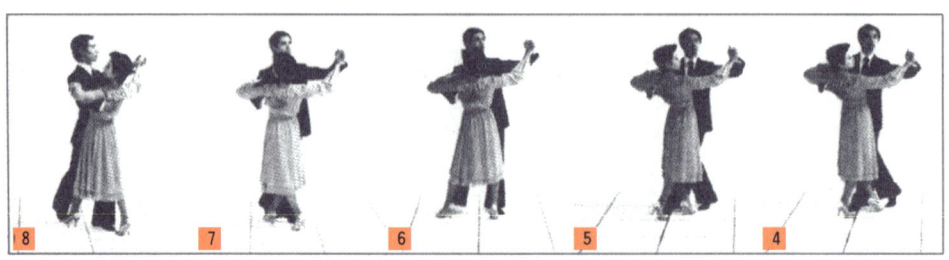

■ 남자

스텝	발의 위치	얼라인먼트	회전량	라이즈 앤드 폴	CBM	스웨이	리듬
1	오른발 전진	벽을 비스듬히 마주보고	오른쪽으로 회전하기 시작	1의 마지막에 라이즈	있음	똑바로	S
2	왼 발 옆으로 벌린다	중앙을 비스듬히 등지고	1~2에서 1/4		—	오른쪽	Q
3	오른발 옆으로 벌린다	새벽을 비스듬히 향하여	2~3에서 1/2 몸의 회전은 작게		—	똑바로	Q
4	왼 발 전진, 왼쪽에 OP로 CBMP에	새벽을 비스듬히 마주보고	몸을 약간 오른쪽으로 회전	2~6까지 업	—	왼 쪽	Q
5	오른발 체중을 되돌리며 CBMP로	중앙을 반대로 비스듬히 등지고	왼쪽으로 회전하기 시작		있음	똑바로	Q
6	왼 발 옆으로, 약간 앞으로	중앙을 비스듬히 향하여	5~6에서 1/4, 몸의 회전은 작게		—	오른쪽	Q
7	오른발 전진, CBMP로 OP에	중앙을 비스듬히 마주보고	—	7업, 마지막에 로어	—	오른쪽	Q
8	왼 발 전진	위와 같음	—		있음	똑바로	S

• 풋워크 : 1. HT 2. T 3. T 4. T 5. T 6. T 7. TH 8. H
• 주 : 제4스텝에서 가볍게 낮추어도 되지만 뒤꿈치는 바닥에 닿지 않도록 한다. 또한 이 제4스텝에서 회전하지 않도록 주의할 것.

Foxtrot

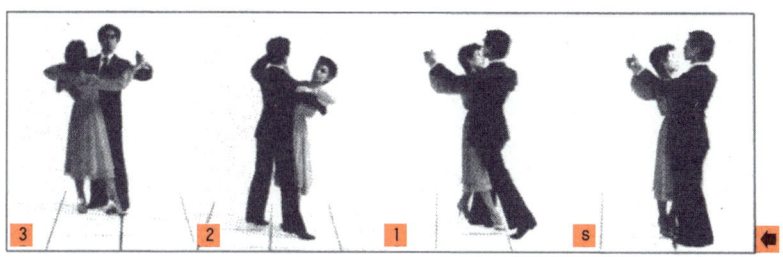

■ 여자

스텝	발의 위치	얼라인먼트	회전량	라이즈 앤드 팰	CBM	스웨이	리듬
1	왼 발 후퇴	벽을 비스듬히 등지고	오른쪽으로 회전하기 시작	1의 마지막에 약간 R, NER	있음	똑바로	S
2	오른발 왼발에 모은다(뒤꿈치 회전)	LOD를 마주보고	1~2에서 3/8	2 라이즈를 계속	—	왼 쪽	Q
3	왼 발 옆으로 벌린다	새LOD를 등지고	2~3에서 1/4		—	똑바로	Q
4	오른발 후퇴, CBMP로	새벽을 비스듬히 등지고	3~4에서 1/8 몸의 회전은 작게	3~6까지 업	—	오른쪽	Q
5	왼 발 체중을 되돌리고 왼쪽 OP로 CBMP에	중앙을 반대로 비스듬히 마주보고	왼쪽 회전을 시작한다		있음	똑바로	Q
6	오른발 옆으로 벌린다	LOD를 등지고	5~6에서 1/8		—	왼 쪽	Q
7	왼 발 후퇴, CBMP로	중앙을 비스듬히 등지고	6~7에서 1/8 몸의 회전은 작게	업, NFR 마지막에 로어	—	왼 쪽	Q
8	오른발 후퇴	위와 같음	—	—	있음	똑바로	S

• 풋워크 : 1. TH   2. HT   3. T   4. T   5. T   6. TH   7. TH   8. T
• 주 : 여자는 4~5스텝에서 머리를 오른쪽으로 회전해도 된다.
• 아말가메이션
  페이더 스텝 또는 스리 스텝에서부터 들어갈 수도 있도 직접 풀 스텝 또는 방향 전환으로 계속해도 된다. OP로부터 시작할 수도 있다. 또한 PP로부터 시작할 때 여자는 뒤꿈치 회전을 하지 않는다.

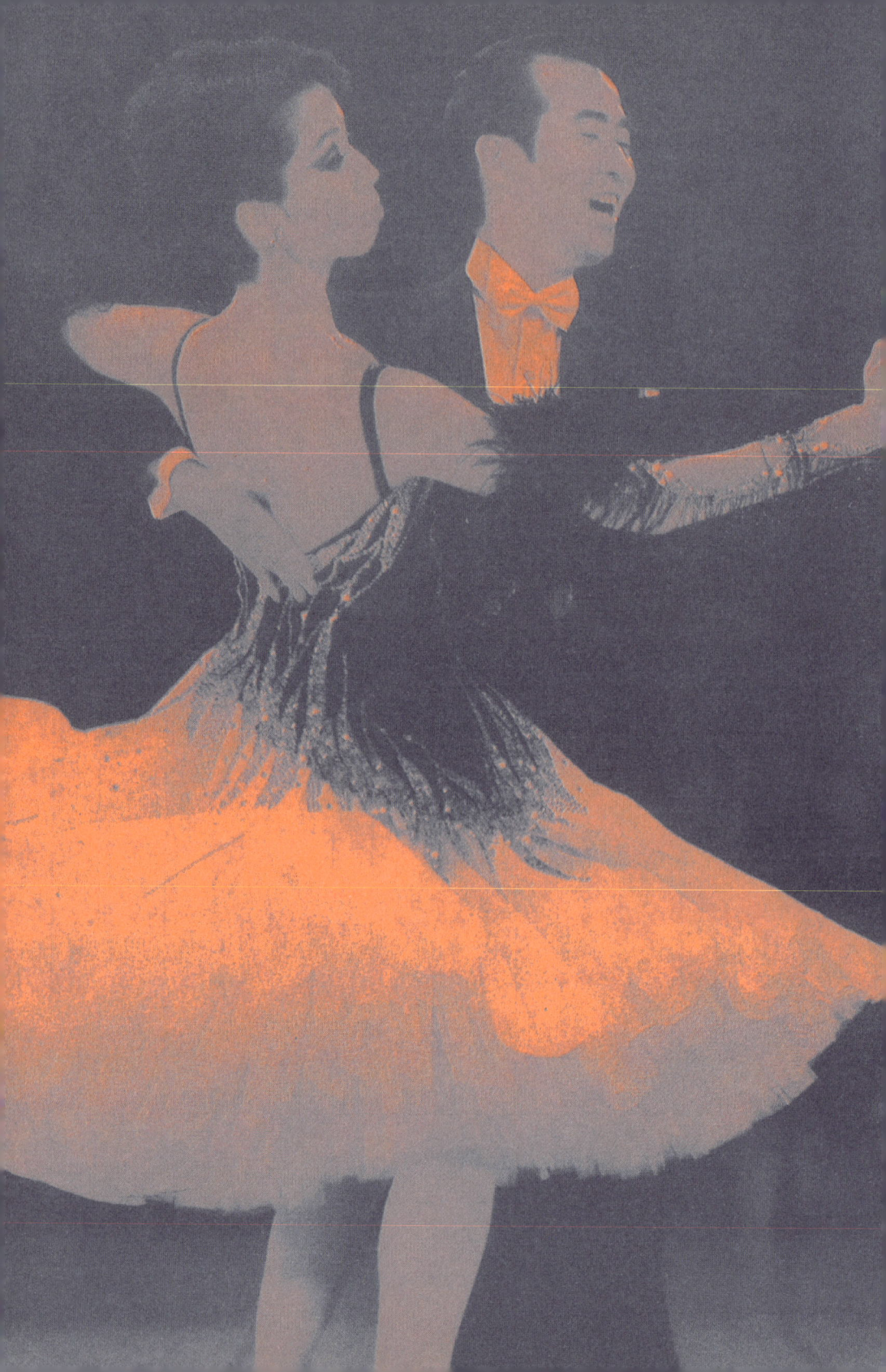

퀵스텝
Quickstep

- 타임 = 4/4
- 템포 = 48~52소절
- 리듬 = SS, QQ, 또는 QQSS

20세기 초두에 미국의 댄스 교사 카슬 부부에 의해 고안된 댄스 형식이다. 당시에는 오늘날과 같은 폭스트롯와 퀵스텝의 구별이 없었으며 한 가지로 추었다.
그러나 영국에서 댄스 테크닉이 정식으로 제정되었을 때 느린 폭스트롯의 음악으로 춤추는 오늘날의 폭스트롯과 빠른 음악으로 춤추는 퀵스텝으로 구별되었다.
퀵스텝은 즐겁고, 그리고 경쾌하게 추어야 한다.

1 QUARTER TURNS
1/4 회전

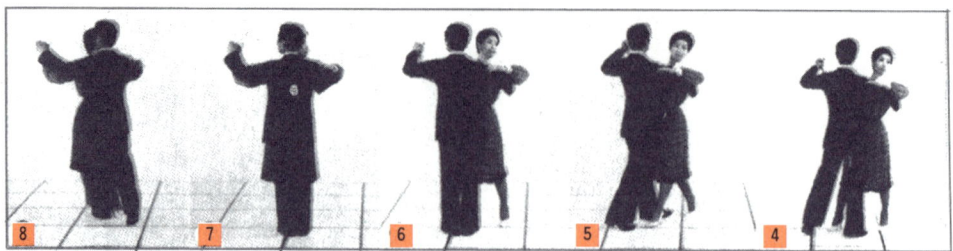

■ 남자

스텝	발의 위치	얼라인먼트	회전량	라이즈 앤드 펠	CBM	스웨이	리듬
1	오른발 전진	벽을 비스듬히 마주보고	오른쪽으로 회전하기 시작	1의 마지막에 라이즈를 시작한다	있음	똑바로	S
2	왼발 옆으로 벌린다	벽을 마주보고	1~2에서 1/8	2~3 라이즈를 계속	—	오른쪽	Q
3	오른발 왼발에 모은다	중앙을 비스듬히 등지고	2~3에서 1/8	—	—	오른쪽	Q
4	왼발 옆으로, 약간 뒤로	위와 같음	—	4업, 마지막에 로어	—	똑바로	S
5	오른발 후퇴	위와 같음	왼쪽으로 회전하기 시작	—	있음	똑바로	S
6	왼발 오른발 쪽으로 당긴다	7스텝 방향으로	오른쪽 H에서 회전을 계속 (뒤꿈치 피보트)	5~7 사이에서 약간 R, NFR	—	오른쪽	Q
7	왼발 오른발 약간 앞으로 모으고 체중을 얹지 않는다	벽을 비스듬히 마주보고	5~7에서 1/4	—	—	똑바로	Q
8	왼발 전진	위와 같음	—	—	있음	똑바로	S

• 풋워크 : 1. HT 2. T 3. T 4. TH 5. TH 6. H 7. 오른쪽 H, 왼쪽에 T에서 바닥에 압력을 준다. 8. H
• 주 : LOD를 마주보고 시작할 때는 1~2에서 1/4, 2~3에서 1/8회전 한다.
또한 제7스텝의 풋워크는 왼발의 앞뿌리로 바닥에 압력을 주지만 뒤꿈치는 약간 바닥으로부터 떨어뜨릴 것.

Quickstep

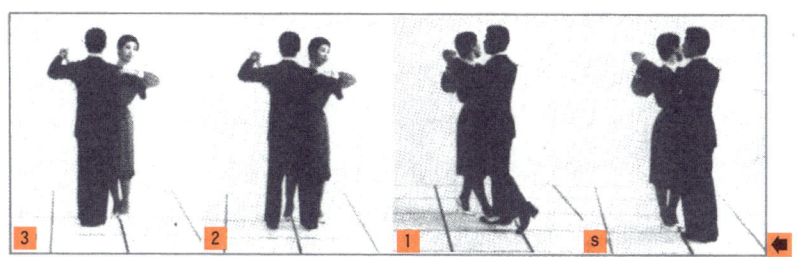

■ 여자

스텝	발의 위치	얼라인먼트	회전량	라이즈 앤드 펠	CBM	스웨이	리듬
1	왼 발 후퇴	벽을 비스듬히 등지고	오른쪽으로 회전하기 시작	1의 마지막에 R을 시작하여 NFR	있음	똑바로	S
2	오른발 옆으로 벌린다	중앙을 비스듬히 향하여	1~2에서 1/4 몸을 약간 회전	2~3까지 라이즈를 계속	—	왼 쪽	Q
3	왼 발 오른발에 모은다	중앙을 비스듬히 마주보고	몸의 회전은 작게		—	왼 쪽	Q
4	오른발 비스듬히 전진	위와 같음	—	4업, 마지막에 로어	—	똑바로	S
5	왼 발 전진	위와 같음	왼쪽으로 회전하기 시작	5의 마지막에 라이즈	있음	똑바로	S
6	오른발 옆으로 벌린다	벽을 등지고	5~6에서 1/8	6~7까지 업 7의 마지막에 로어	—	왼 쪽	Q
7	왼 발 오른발에 모은다	벽을 비스듬히 등지고	6~7에서 1/8		—	왼 쪽	Q
8	오른발 후퇴	위와 같음	—	—	있음	똑바로	S

- 풋워크 : 1. TH 2. T 3. T 4. TH 5. HT 6. T 7. TH 8. T
- 주 1 : 만일 LOD를 등지고 시작할 때에는 1~2에서 3/8(몸의 회전은 작게), LOD를 등지고 끝났을 때는 5~6에서 1/4, 6~7에서 1/8회전이 된다.
- 주 2 : 남자의 힐 피보트는 초보자의 경우에 사용하지 않아도 된다.

- 선행 : (A) 모든 힐 피보트. 오른발을 파트너의 바깥쪽으로 전진시켜 끝나는 모든 피규어. 코너에서의 내츄럴 회전 또는 내츄럴 피보트 회전. 내츄럴 피보트 또는 지그재그 백 록 앤드 러닝 피니시 뒤에 LOD로 끝났을 때
(M) 러닝 오른쪽 회전으로 LOD 또는 벽을 비스듬히 끝났을 때. 피시 테일. 텔레마크. 포 퀵 런.
- 후속 : (A) 벽을 비스듬히 끝났을 때는 모두 내츄럴계 피규어. 크로스 체이스. 방향 전환. LOD로 끝났을 때는 더블 리버스 스핀. 지그재그 백 록 앤드 러닝 피니시. (체이스 리버스는 바람직하지 않다). (M) 크로스 스위블. 퀵 오픈 리버스. 텔레마크. 오른쪽으로의 프로그레시브 체이스. 1/4회전의 제4스텝 뒤에는 리버스 피보트 또는 프로그레시브 체이스.

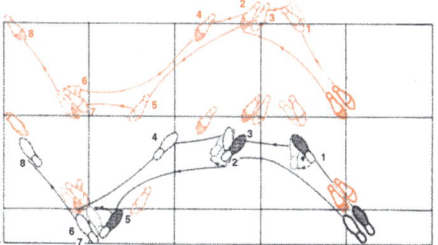

2 NATURAL TURN
내츄럴 회전

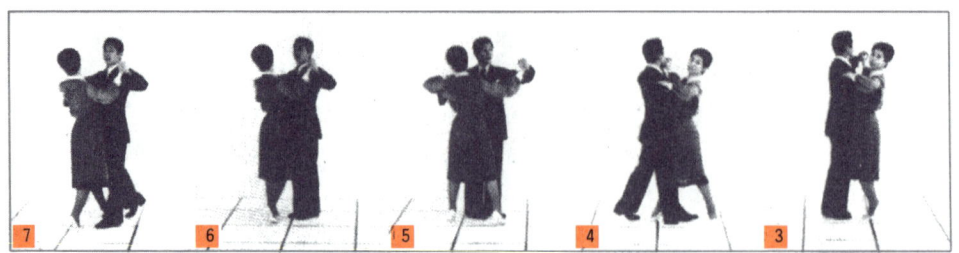

■ 남자

스텝	발의 위치	얼라인먼트	회전량	라이즈 앤드 펠	CBM	스웨이	리듬
1	오른발 전진	벽을 비스듬히 마주보고	오른쪽으로 회전하기 시작	1의 마지막에 라이즈	있음	똑바로	S
2	왼 발 옆으로 벌린다	중앙을 비스듬히 등지고	1~2에서 1/4	2~3까지 업	—	오른쪽	Q
3	오른발 왼발에 모은다	LOD를 등지고	2~3에서 1/8	3의 마지막에 로어	—	오른쪽	Q
4	왼 발 후퇴	위와 같음	오른쪽으로 회전하기 시작	—	있음	똑바로	S
5	오른발 옆으로 작게	새 LOD의 벽을 비스듬히 마주보고	4~5에서 3/8	—	—	똑바로	S
6	왼 발 전진	벽을 비스듬히 마주보고	—	—	약간	똑바로	S

- 풋워크 : 1. HT 2. T 3. TH 4. TH 5. H 발의 IE, WF 6. H
- 주 : LOD를 마주보고 시작할 때는 1~2에서 3/8, 2~3에서 1/8회전한다. 풀스텝으로 회전을 작게 하여 새 LOD를 마주보며 끝내도 된다.

■ 여자

스텝	발의 위치	얼라인먼트	회전량	라이즈 앤드 펠	CBM	스웨이	리듬
1	왼 발 후퇴	벽을 비스듬히 등지고	오른쪽으로 회전하기 시작	1의 마지막에 라이즈, NFR	있음	똑바로	S
2	오른발 옆으로 벌린다	LOD를 향하여	1~2에서 3/8 몸의 회전은 작게	2~3까지 업	—	왼 쪽	Q
3	왼 발 오른발에 모은다	LOD를 마주보고	몸의 회전을 완료	3의 마지막에 로어	—	왼 쪽	Q
4	오른발 전진	위와 같음	오른쪽으로 회전하기 시작	—	있음	똑바로	S
5	왼 발 옆으로 벌린다	새 LOD를 등지고	4~5에서 1/4	—	—	똑바로	S
6	왼 발 후퇴	벽을 비스듬히 등지고	5~6에서 1/8	—	약간	똑바로	S

- 풋워크 : 1. TH 2. T 3. TH 4. HH 5. TH 6. T
- 주 : LOD를 등지고 시작할 때는 1~2에서 1/2(몸의 회전은 작게), 만일 4~6스텝에서 1/4 또는 1/8 회전할 경우에는 회전은 제4~5스텝에서 완료할 것.

Quickstep

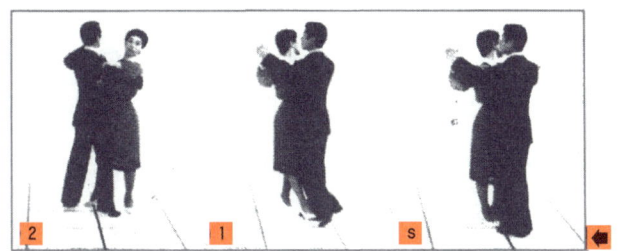

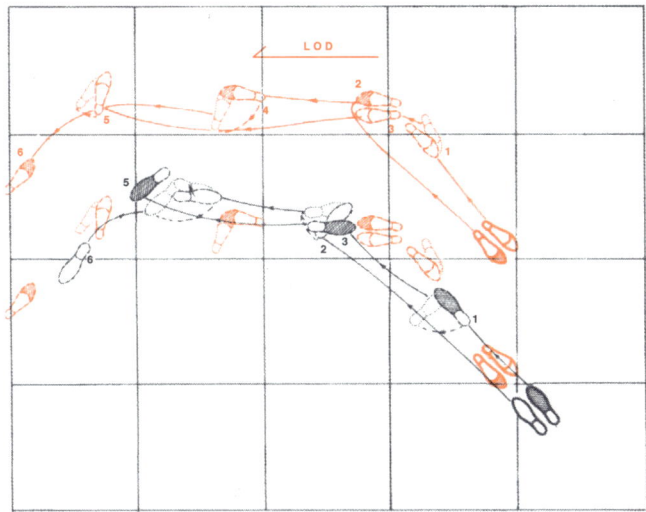

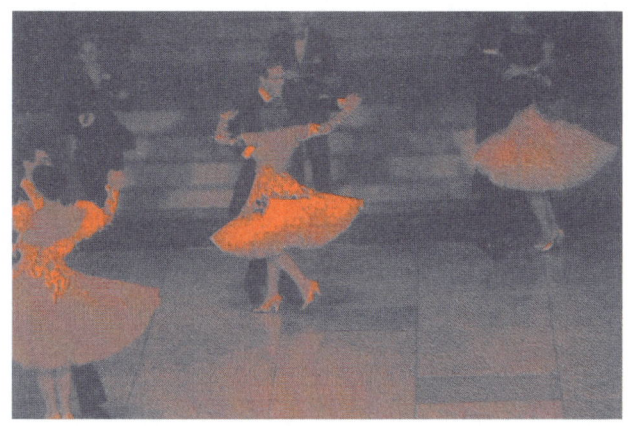

3 NATURAL PIVOT TURN
내츄럴 피보트 회전

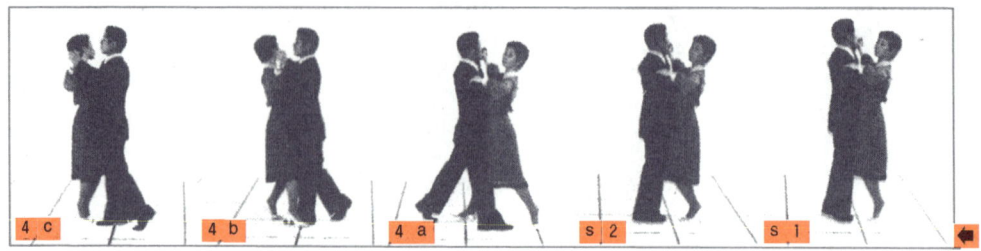

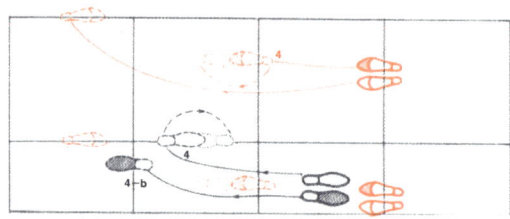

■ 남자

스텝	발의 위치	얼라인먼트	회전량	라이즈 앤드 팰	CBM	스웨이	리듬
1	오른발 전진	벽을 비스듬히 마주보고	오른쪽으로 회전 하기 시작	1의 마지막에 라이즈	있음	똑바로	S
2	왼 발 옆으로 벌린다	중앙을 비스듬히 등지고	1~2에서 1/4	2~3까지 업, 마지막에 로어	—	오른쪽	Q
3	오른발 왼발에 모은다	LOD를 등지고	2~3에서 1/8	—	—	오른쪽	Q
4	왼 발 후퇴(오른발을 CBMP로 유지한다)	위와 같음	4에서 오른쪽으로 1/2까지(피보트)	—	있음	똑바로	S

• 풋워크 : 1. HT 2. T 3. TH 4. THT

■ 여자

스텝	발의 위치	얼라인먼트	회전량	라이즈 앤드 팰	CBM	스웨이	리듬
1	왼 발 후퇴	벽을 비스듬히 등지고	오른쪽으로 회전 하기 시작	1의 마지막에 라이즈 NFR	있음	똑바로	S
2	오른발 옆으로 벌린다	LOD를 향하여	1~2에서 3/8, 몸의 회전은 작게	2~3까지 업	—	왼 쪽	Q
3	왼 발 오른발에 모은다	LOD를 등지고	몸의 회전은 완료	3의 마지막에 로어	있음	왼 쪽	Q
4	오른발 전진	위와 같음	4에서 오른쪽으로 1/2까지, 피보트의 동작	—	있음	똑바로	S

• 풋워크 : 1. TH 2. T 3. TH 4. HTH

4 NATURAL TURN WITH HESITATION
내츄럴 회전과 헤지테이션

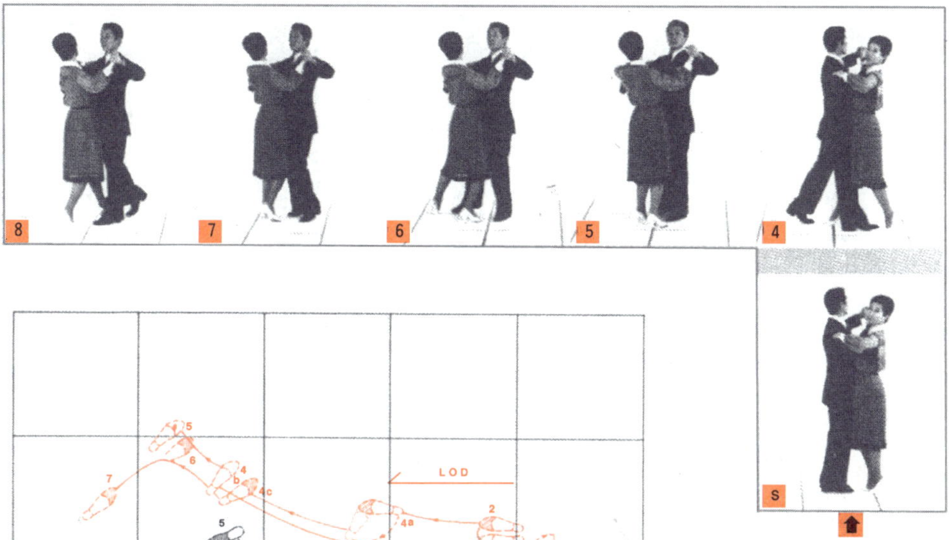

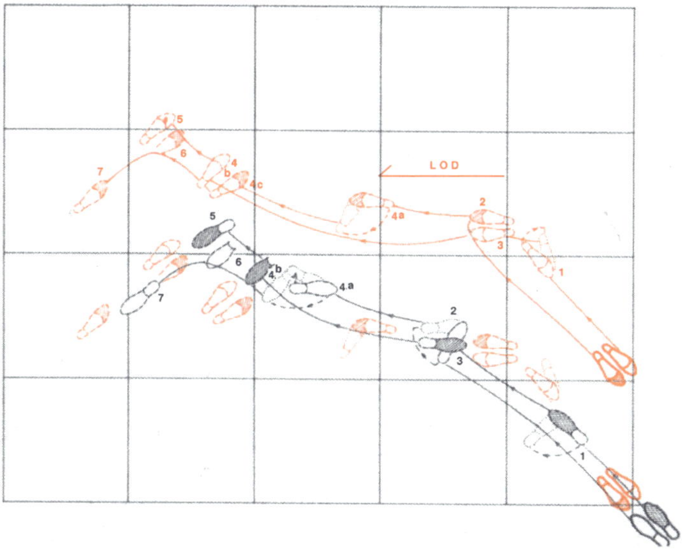

Quickstep

이 피규어는 코너 또는 발의 옆쪽에서도 사용할 수 있다. 발의 위치는 왈츠의 헤지테이션 체인지와 비슷하지만 제5스텝은 넓고 제6스텝의 왼발(여자는 오른발)을 스친다. 리듬은 SQQSSS.S.

- 풋워크 : 남자 4. TH 5. H, 발의 IE, WF 6. 왼발의 T의 IE 7. H, 여자 4. HT 5. TH 6. 오른발의 T의 IE 7. T
- 스웨이 : 제5, 6스텝에서 왼쪽(여자는 오른쪽)으로 붙이고 이어서 리버스계 또는 (M) 오른쪽으로의 프로그레시브 체이스를 계속한다.

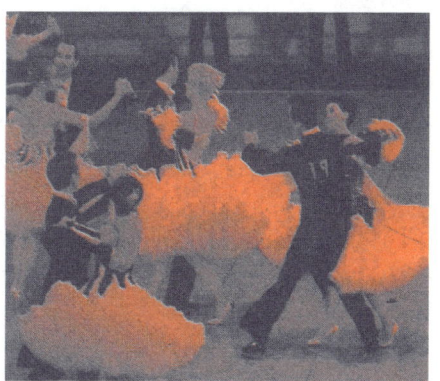

213

5 PROGRESSIVE CHASSE
프로그레시브 체이스

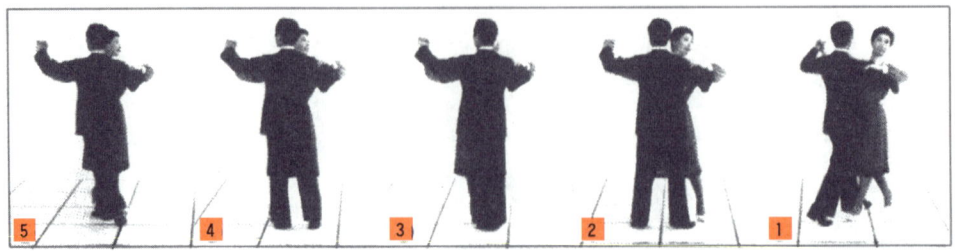

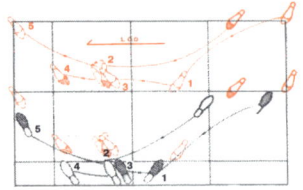

- 선행 : (A) 1/4회전의 4스텝. 체이스 리버스 회전의 3스텝. 내츄럴 스핀 회전.
  (M) 임피터스 회전. 퀵 오픈 리버스
- 후속 : (A) 모든 내츄럴계 피규어. 포워드 록 스텝.
  (M) 피시 테일. 만일 중앙에 비스듬하거나 LOD로 끝났을 때는 퀵 오픈 리버스. 여자 바깥쪽으로 왼발로 체크 백(S), 오른발 후퇴하여 포 퀵 런으로

■ 남자

스텝	발의 위치	얼라인먼트	회전량	라이즈 앤드 펠	CBM	스웨이	리듬
1	오른발 후퇴	중앙을 비스듬히 등지고	왼쪽으로 회전하기 시작	1의 마지막에 R하기 시작하여 NFR	있음	없음	S
2	왼 발 옆으로 벌린다	벽을 비스듬히 향하고	1~2에서 1/4, 몸 회전은 작게	2~3까지 라이즈를 계속	—		Q
3	오른발 왼발에 모은다	벽을 비스듬히 마주보고			—		Q
4	왼 발 옆으로, 약간 앞으로	위와 같음	몸을 약간 회전	4업, 마지막에 로어	—		S
5	오른발 전진, CBMP로 OP에	위와 같음	—	—	있음		S

- 풋워크 : 1. TH 2. T 3. T 4. TH 5. H

■ 여자

스텝	발의 위치	얼라인먼트	회전량	라이즈 앤드 펠	CBM	스웨이	리듬
1	왼 발 전진	중앙을 비스듬히 마주보고	왼쪽으로 회전하기 시작	1의 마지막에 라이즈하기 시작하며	있음	없	S
2	오른발 옆으로 벌린다	벽을 등지고	1~2에서 1/8	2~3까지 라이즈를 계속	—		Q
3	왼 발 오른발에 모은다	벽을 비스듬히 등지고	2~3에서 1/8 몸 회전은 작게		—		Q
4	오른발 옆으로, 약간 뒤로	위와 같음	—	4업, 마지막에 로어	—		S
5	왼 발 후퇴, CBMP로	위와 같음	—	—	있음	음	S

- 풋워크 : 1. HT 2. T 3. T 4. TH 5. T

6 NATURAL SPIN TURN
내츄럴 스핀 회전

Quickstep

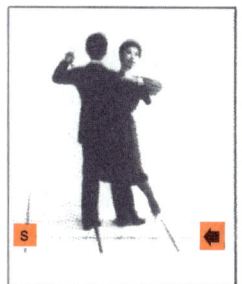

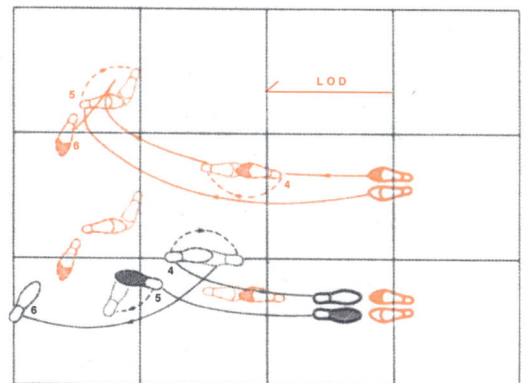

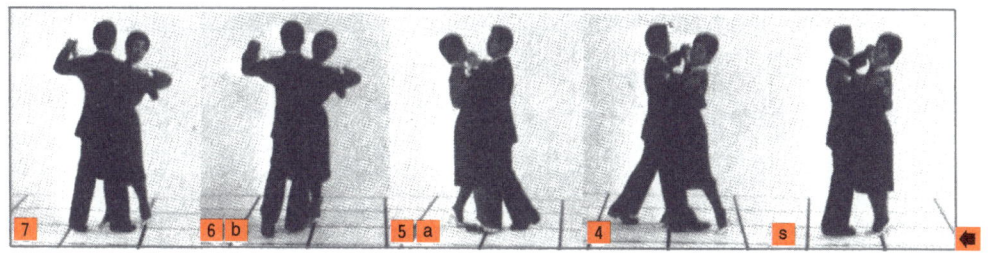

이 피규어는 왈츠의 항에 기록되어 있다. 다만 최초의 3스텝에서의 라이즈 앤드 펠과 리듬(아래 참조)을 제외하면 왈츠의 항과 완전히 동일하다.

- 라이즈 앤드 펠
  남자는 1의 마지막에 라이즈, 2~3까지 업, 3의 마지막에 로어
  여자는 1의 마지막에 라이즈 NFR, 2~3까지 업, 3의 마지막에 로어
- 리듬 : SQQSSS
- 선행 : 내츄럴 회전의 항과 같다.
- 후속 : (A) 1/4 히노전의 후반. 프로그레시브 체이스 또는 리버스 피보트.
  (M) 포 퀵 런. 또한 스핀 회전의 회전을 작게하고 이어지는 프로그레시브 체이스로 중앙을 비스듬히 마주보며 끝내고, 퀵 오픈 리버스 회전으로 이어진다.

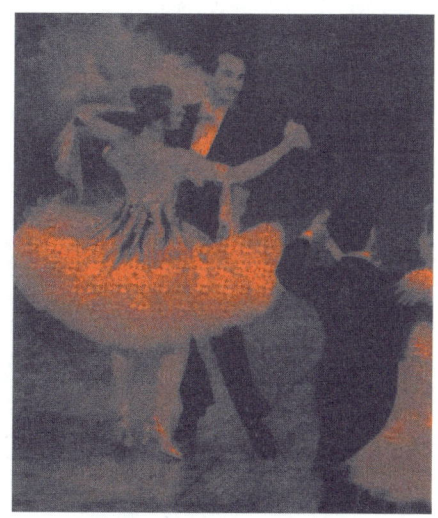

7 CHANGE OF DIRECTION
방향 전환

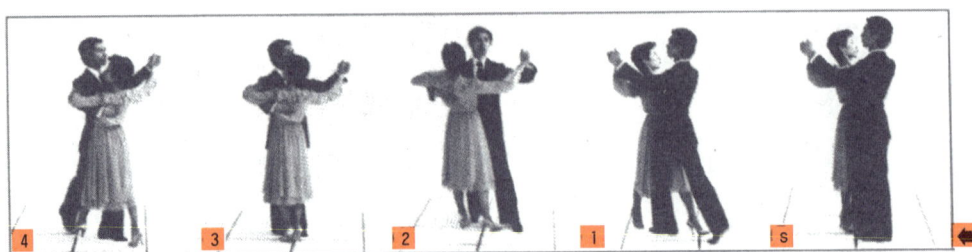

■ 남자

스텝	발의 위치	얼라인먼트	회전량	라이즈 앤드 팰	CBM	스웨이	리듬
1	왼발 전진	벽을 비스듬히 마주보고	왼쪽으로 회전하기 시작	없	있음	똑바로	S
2	오른발 비스듬히 전진, 오른쪽 SL로	벽을 비스듬히 오른발끝을 L-OD쪽으로 향하고	1~3에서 1/4	—		똑바로	S
3	왼발 오른발 약간 앞으로 모으고 체중은 옮기지 않는다	중앙을 비스듬히 마주보고	—	—		왼쪽	S
4	왼발 전진, CBMP로	위와 같음	—	음	있음	똑바로	S

- 풋워크 : 1. H 2. T의 IE, H 3. 왼발 T의 IE 4. H
- 주 : 이 피규어를 코너에서 출 때는 1/2까지 회전해도 된다.

■ 여자

스텝	발의 위치	얼라인먼트	회전량	라이즈 앤드 팰	CBM	스웨이	리듬
1	오른발 후퇴	벽을 비스듬히 등지고	왼쪽으로 회전하기 시작	없	있음	똑바로	S
2	왼발 비스듬히 후퇴, 왼쪽 SL로	위와 같음	1~3에서 1/4		—	똑바로	S
3	오른발 왼발의 약간 뒤로 모으고 체중은 옮기지 않는다	중앙을 비스듬히 등지고	—		—	오른쪽	S
4	오른발 후퇴, CBMP로	위와 같음	—	음	있음	똑바로	S

- 풋워크 : 1. TH 2. T, T의 IE, H 3. 오른발 T의 IE 4. T
- 주 : 오른쪽으로의 프로그레시브 체이스를 피규어의 뒤로 이을 때 이 피규어의 제4스텝은 CBMP로 하지 말 것.

Quickstep

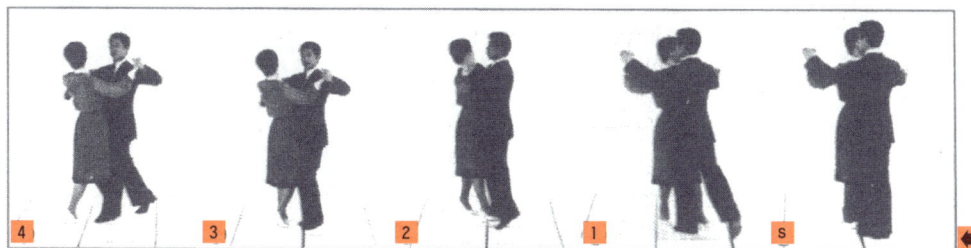

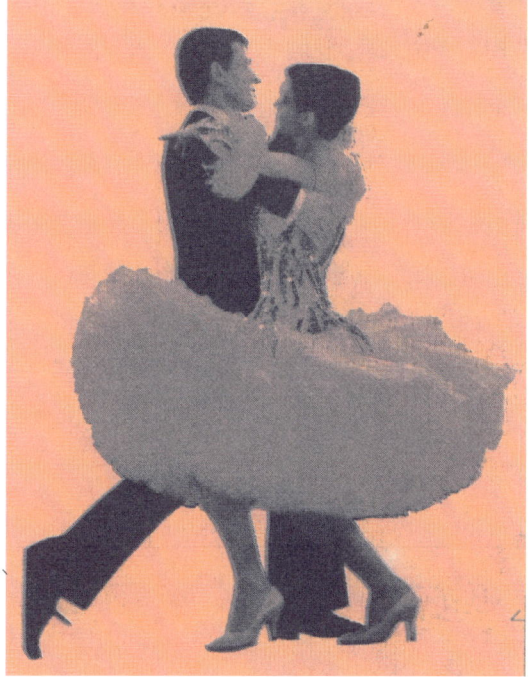

- 선행 : (A) 모두 힐 피보트, 더블 리버스 스핀 또는 리버스 피보트로부터도 출 수가 있지만 바람직하지 않다.
- 후속 : (A) 체이스 리버스 회전이 통상적인 끝내기이다. 지그재그 백 록 앤드 러닝 피니시는 사용할 수 있지만 바람직하지 못하다. 코너에서는 크로스 체이스를 사용한다.
(M) 오른쪽으로의 프로그레시브 체이스는 매우 바람직한 끝내기이다. 그러나 퀵 오픈 리버스는 바람직하지 못하다.

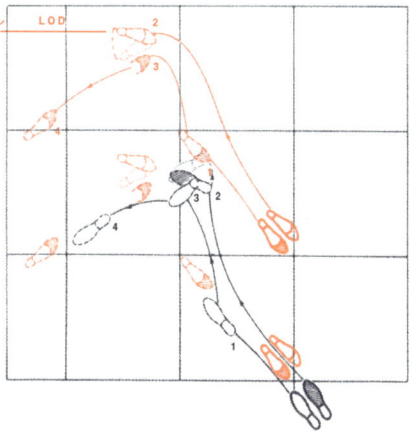

8 CHASSE REVERSE TURN
체이스 리버스 회전

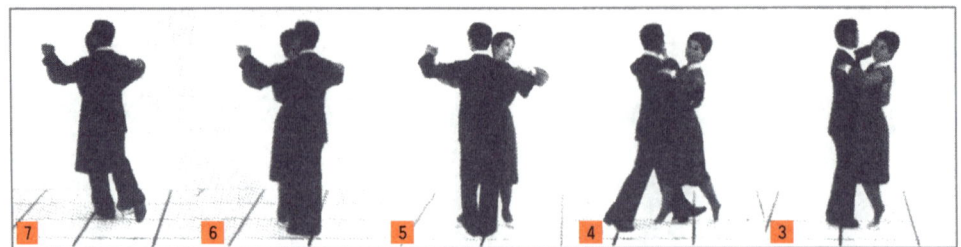

■ 남자

스텝	발의 위치	얼라인먼트	회전량	라이즈 앤드 폴	CBM	스웨이	리듬
1	왼발 전진	중앙을 비스듬히 마주보고	왼쪽으로 회전하기 시작	1의 마지막에 라이즈	있음	똑바로	S
2	오른발 옆으로 벌린다	벽을 비스듬히 등지고	1~2에서 1/4	2~3업 2의 마지막에 로어	—	왼 쪽	S
3	왼 발 오른발에 모은다	LOD를 등지고	2~3에서 1/8		—	왼 쪽	Q
4	오른발 후퇴	위와 같음	왼쪽으로 회전하기 시작		있음	똑바로	S
5	왼 발 오른발쪽으로 모은다	6스텝의 방향으로	오른쪽 뒤꿈치로 회전을 계속	4~6에서 약간 라이즈, NFR	—	오른쪽	Q
6	왼 발 오른발의 약간 앞으로 모으지만 체중은 옮기지 않는다.	벽을 비스듬히 마주보고	4~6에서 3/8 (뒤꿈치 피보트)		—	오른쪽	Q
7	오른발 전진	위와 같음	—	—	있음	똑바로	S

• 풋워크 : 1. HT   2. T   3. TH   4. TH   5. H   6. 오른쪽 H, 왼쪽 T로 바닥에 압력을 준다. 7. H

■ 여자

스텝	발의 위치	얼라인먼트	회전량	라이즈 앤드 폴	CBM	스웨이	리듬
1	오른발 후퇴	중앙을 비스듬히 등지고	왼쪽으로 회전하기 시작	1의 마지막에 라이즈 NFR	있음	똑바로	S
2	왼 발 옆으로 벌린다	LOD를 향하여	1~2에서 3/8 몸의 회전은 작게	2~3까지 업 3의 마지막에 로어	—	오른쪽	Q
3	오른발 왼발에 모은다	LOD를 마주보고	몸의 회전을 완료		—	오른쪽	Q
4	왼 발 전진	위와 같음	왼쪽으로 회전하기 시작	4의 마지막에 라이즈	있음	똑바로	S
5	오른발 옆으로 벌린다	벽을 등지고	4~5에서 1/4	5~6까지 업, 6의 마지막에 로어	—	왼 쪽	Q
6	왼 발 오른발에 모은다	벽을 비스듬히 등지고	5~6에서 1/8		—	왼 쪽	Q
7	오른발 후퇴	위와 같음	—		있음	똑바로	S

• 풋워크 : 1. TH   2. T   3. TH   4. HT   5. T   6. TH   7. T

Quickstep

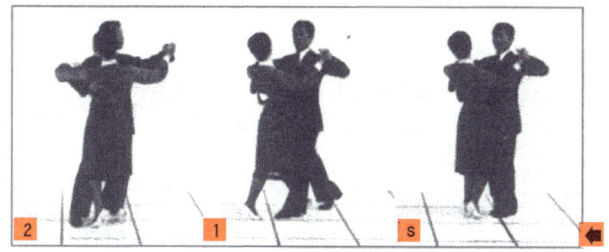

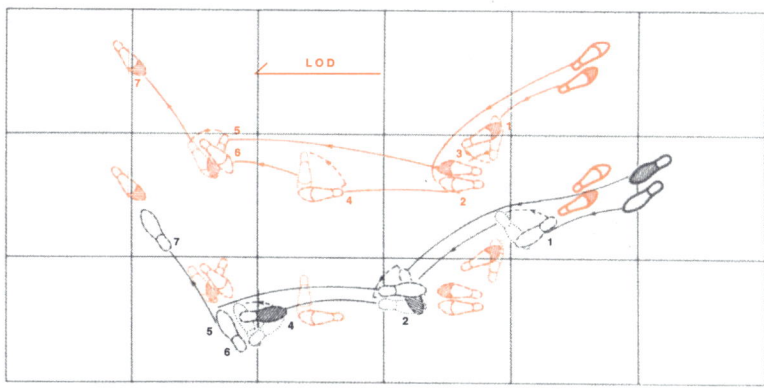

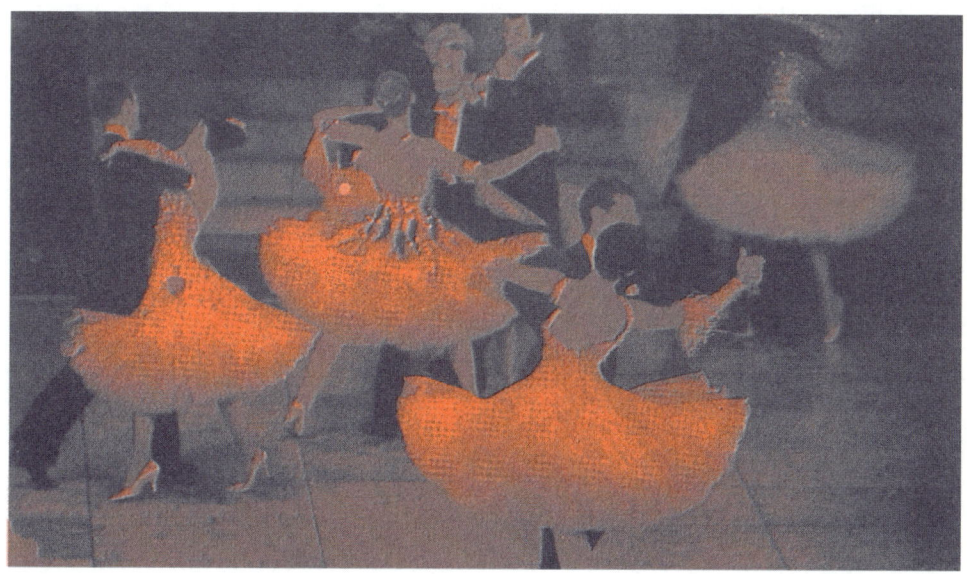

9a FORWARD LOCK STEP
포워드 록 스텝

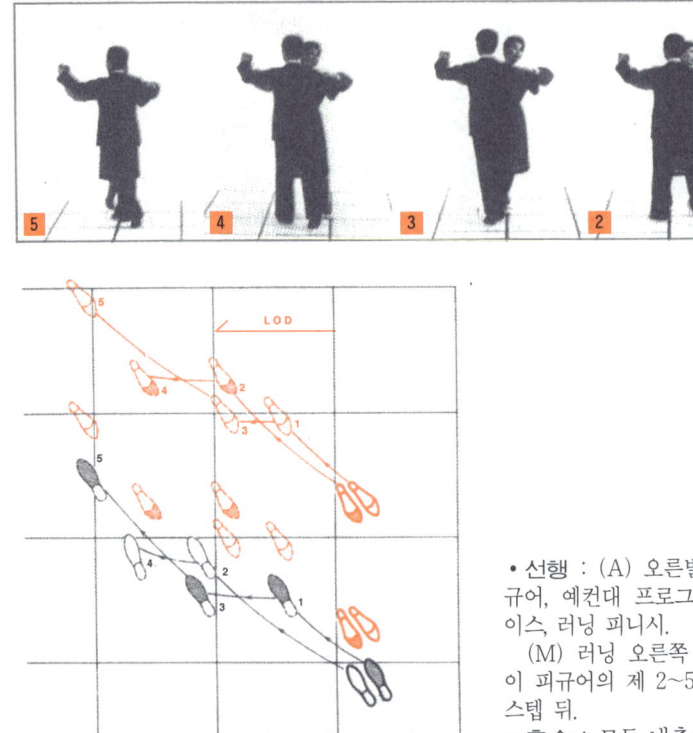

- 선행 : (A) 오른발이 OP로 끝나는 모든 피규어, 예컨대 프로그레시브 셰이스, 크로스 셰이스, 러닝 피니시.
  (M) 러닝 오른쪽 회전. 텔레마크. 포 퀵 런. 이 피규어의 제 2~5스텝은 내츄럴 회전의 제5스텝 뒤.
- 후속 : 모든 내츄럴계 피규어 포워드 록 스텝을 중앙 비스듬히 추었을 때는 퀵 오픈 리버스를 계속한다. 피시 테일은 선행도 후속도 가능하지만 그리 바람직 하다고는 할 수 없다.

■ 남자・여자

스텝	발의 위치	얼라인먼트	회전량	라이즈 앤드 폴	CBM	스웨이	리듬
1	오른발 전진, CBMP로 OP에	벽을 비스듬히 마주보고		1의 마지막에 라이즈하기 시작하고 2~3까지 라이즈를 계속	약간		S
2	왼 발 비스듬히 전진	위와 같음			—		Q
3	오른발 왼발 뒤로 교차	위와 같음	없음		—	없음	Q
4	왼 발 비스듬히 전진	위와 같음		4업, 마지막에 로어	—		S
5	오른발 전진, CBMP로 OP에	위와 같음		—	있음		S

- 풋워크 : 1. HT 2. T 3. T 4. TH 5. H
- 주 : 피규어는 시종 벽을 비스듬히 보는 방향으로 진행되어가지만 몸은 벽과 벽 사이르 비스듬히 마주본다.

9b BACKWARD LOCK STEP　　　　　　　　　　Quickstep
백워드 록 스텝

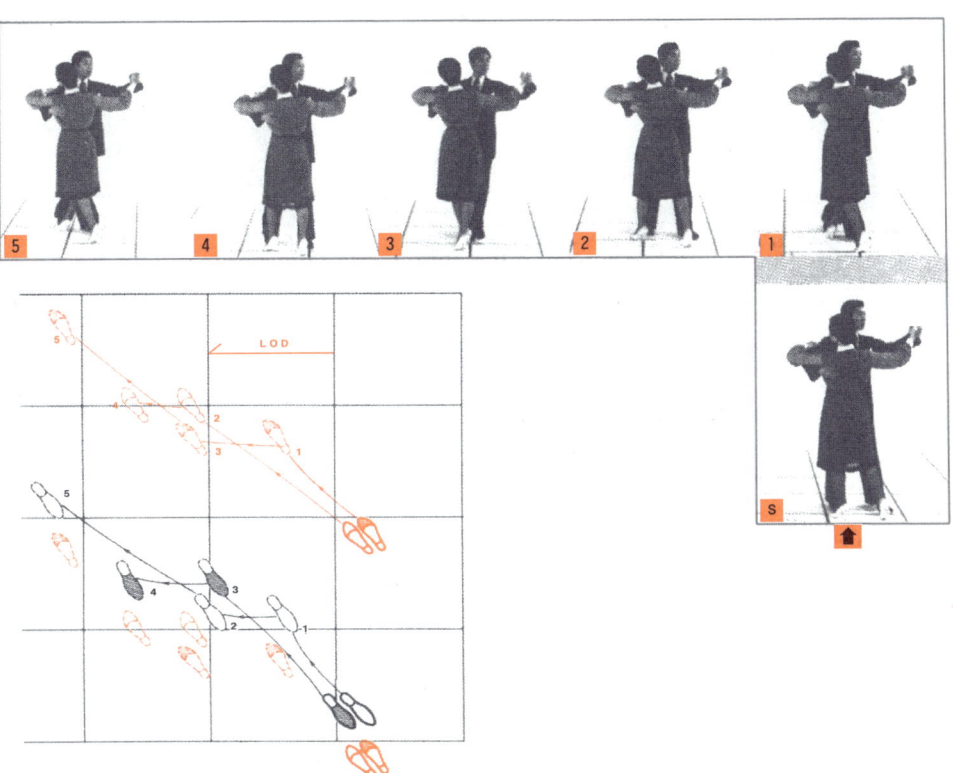

■ 남자 · 여자

스텝	발의 위치	얼라인먼트	회전량	라이즈 앤드 펠	CBM	스웨이	리듬
1	왼 발 후퇴, CBMP로	벽을 비스듬히 등지고		1의 마지막에 R하기 시작하여 NFR 2~3까지 라이즈를 계속	약간		S
2	오른발 후퇴	위와 같음			—		Q
3	왼 발 오른발 앞에 교차	위와 같음	없 음		—	없 음	Q
4	오른발 비스듬히 후퇴	위와 같음		4업, 마지막에 로어	—		S
5	왼 발 후퇴, CBMP로	위와 같음		—		있음	S

• 풋워크 : 1. TH　2. T　3. T　4. TH　5. T
• 주 : 남자는(여자는 다르다) 1에서 풋 라이즈를 해도 무방하다. 그 때의 풋워크는 「THT」가 되지만 왼발의 힐은 급히 올려서는 안된다. 특히 여자는 제1~3스텝에서 후퇴시키는 왼발의 뒤꿈치를 바닥에서 떼서는 안된다.
　몸은 전체를 통해 벽과 벽 사이를 등지고 있어야 한다.

10. TIPPLE CHASSE TO RIGHT

오른쪽으로의 티플 체이스
내츄럴 회전의 제3스텝 이후에

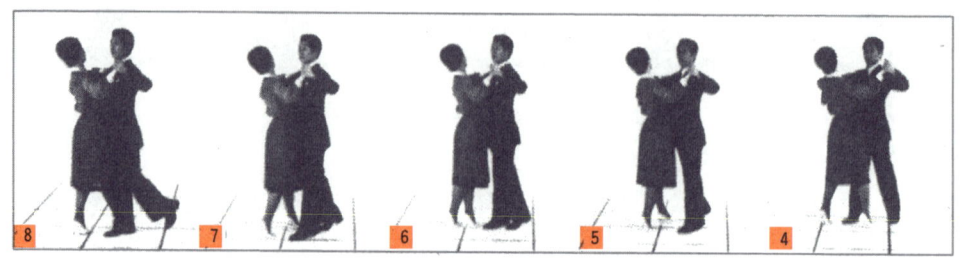

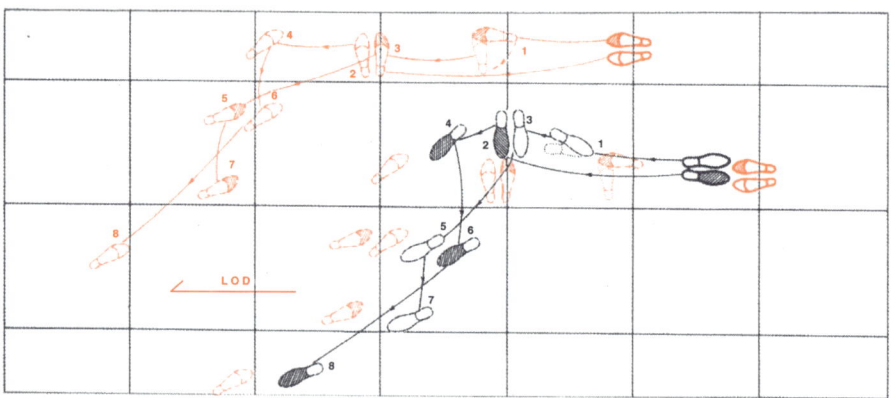

■ 남자

스텝	발의 위치	얼라인먼트	회전량	라이즈 앤드 폴	CBM	스웨이	리듬
1	왼발 후퇴	LOD를 등지고	오른쪽으로 회전 하기 시작	1의 마지막에 R하기 시작하여 NFR	있음		S
2	오른발 옆으로 벌린다	새 LOD를 마주보고	1~2에서 1/4	2~3까지 라이즈를 계속	—		Q
3	왼발 오른발에 모은다	LOD를 마주보고	—	—	—		Q
4	오른발 옆으로, 약간 앞으로	벽을 비스듬히 마주보고	3~4에서 1/8		—	없음	S
5	왼발 비스듬히 전진, 왼쪽 SL로	위와 같음	—	업 7의 마지막에 로어	—		Q
6	오른발 왼발 뒤로 교차	위와 같음	—		—		Q
7	왼발 비스듬히 전진	위와 같음	—		—		S
8	오른발 전진, CBMP로 OP에	위와 같음	—	—	있음		S

• 풋워크 : 1. TH 2. T 3. T 4. T 5. T 6. T 7. TH 8. H

Quickstep

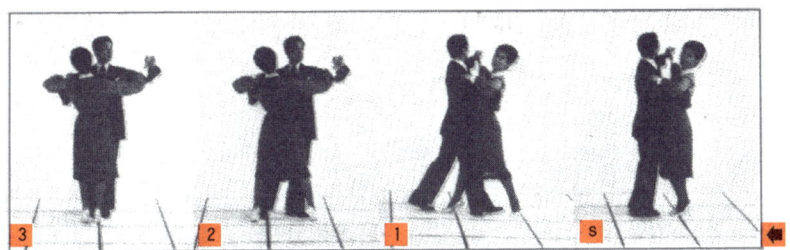

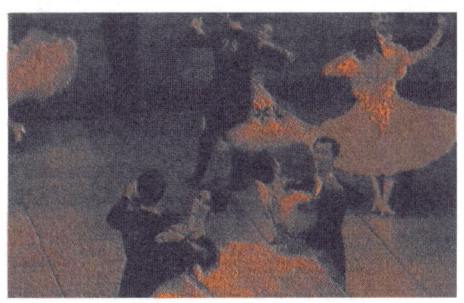

■ 여자

스텝	발의 위치	얼라인먼트	회전량	라이즈 앤드 폴	CBM	스웨이	리듬
1	오른발 전진	LOD를 마주보고	오른쪽으로 회전하기 시작	1의 마지막에 R하기 시작하여	있음	없음	S
2	왼발 옆으로 벌린다	새 LOD를 등지고	1~2에서 1/4	2~3까지 라이즈를 계속	—		Q
3	오른발 왼발에 모은다	LOD를 등지고	—		—		Q
4	왼발 옆으로, 약간 뒤로	벽을 비스듬히 등지고	3~4에서 1/8	업	—		S
5	오른발 후퇴, 오른쪽 SL로	위와 같음	—	7의 마지막에 로어	—		Q
6	왼발 오른발의 앞으로 교차	위와 같음	—		—		Q
7	오른발 비스듬히 뒤로	위와 같음	—		—		S
8	왼발 후퇴, CBMP로	위와 같음	—	—	있음		S

- 풋워크 : 1. HT 2. T 3. T 4. T 5. T 6. T 7. TH 8. T
- 주 : 이 오른쪽으로의 티플 체이스의 간단히 추는 방법과 다음 페이지에 적은 시작은 모두 어소시에이트 경기에 필요하다. 또한 이들 피규어에는 록 스텝의 정규 라이즈를 사용하지 않는다는 점에 유의할 것.
- 선행 : "내츄럴 회전"의 항과 같다.
- 후속 : "포워드 록"의 항과 같다.
  (M) 만일 방의 가운데 부분 외에서 춤추고 중앙을 비스듬히 보며 끝났을 때는 퀵 오픈 리버스로 계속한다.

11. TIPPLE CHASSE TO RIGHT
오른쪽으로의 티플 체이스 ②
백 록의 제4스텝 뒤에

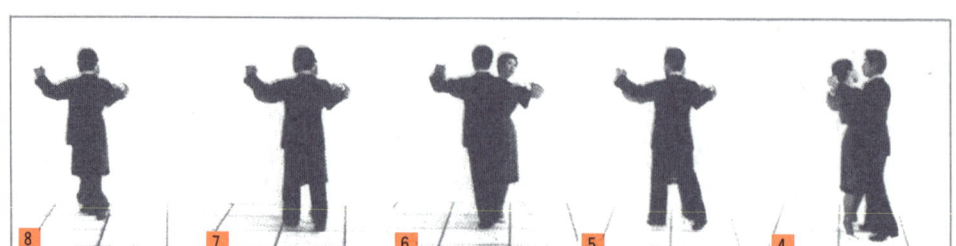

■ 남자

스텝	발의 위치	얼라인먼트	회전량	라이즈 앤드 팰	CBM	스웨이	리듬
1	왼발 후퇴, CBMP로	벽을 비스듬히 등지고	오른쪽으로 회전하기 시작	1의 마지막에 R하기 시작하여 NFR	있음	없	S
2	오른발 옆으로 벌린다	LOD를 향하여	1~2에서 3/8, 몸의 회전을 작게	2~3까지 라이즈를 계속	—		Q
3	왼발 오른발에 모은다	LOD를 마주보고	몸의 회전을 완료		—		Q
4	오른발 옆으로, 약간 앞으로	벽을 비스듬히 마주보고	3~4에서 1/8	4업	—		S
5 ~ 8	앞 페이지의 제5~8스텝				— — 있음	음	Q Q SS

• 풋워크 : 1. TH 2. T 3. T 4. T 5. T 6. T 7. TH 8. T

■ 여자

스텝	발의 위치	얼라인먼트	회전량	라이즈 앤드 팰	CBM	스웨이	리듬
1	오른발 전진, CBMP로 OP에	벽을 비스듬히 마주보고	오른쪽으로 회전하기 시작	1의 마지막에 라이즈하기 시작하여	있음	없	S
2	왼발 옆으로 벌린다	중앙을 비스듬히 등지고	1~2에서 1/4	2~3까지 라이즈를 계속	—		Q
3	오른발 왼발에 모은다	LOD를 등지고	2~3에서 1/8		—		Q
4	왼발 옆으로, 약간 뒤로	벽을 비스듬히 등지고	3~4에서 1/8	4업	—		S
5 ~ 8	앞 페이지의 제5~8스텝				8스텝 있음	음	Q Q SS

• 풋워크 : 1. HT 2. T 3. T 4. T 5. T 6. T 7. TH 8. T
• 주 1 : 스웨이가 사용되는 (주2의 3 참조) 경우가 있다. 스웨이를 오른쪽으로(여자는 왼쪽으로).

Quickstep

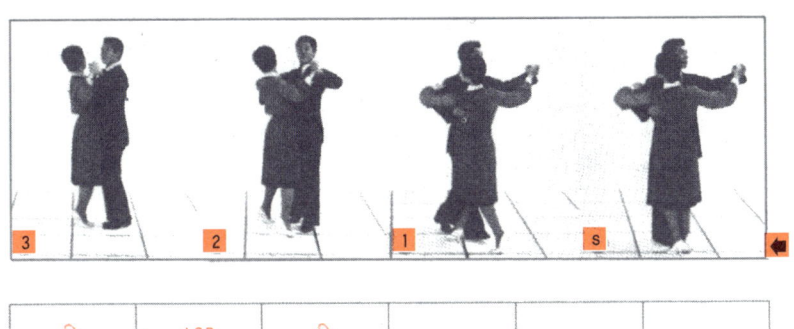

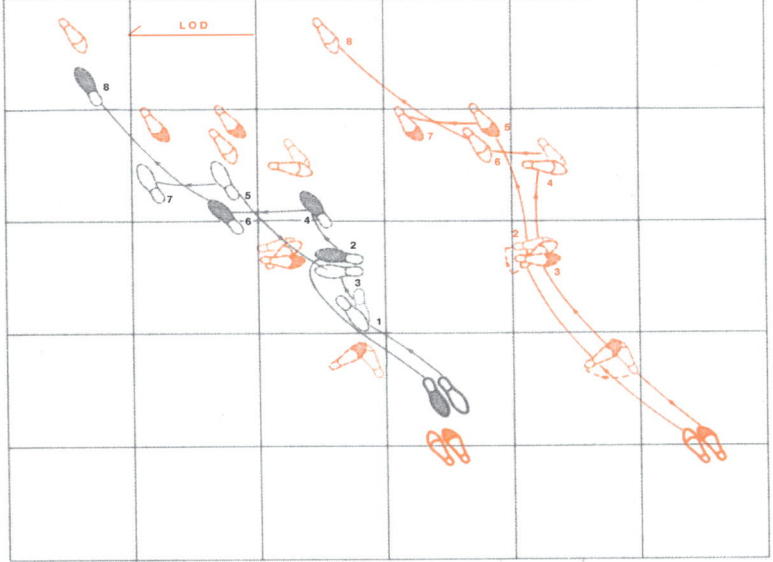

• 주 2 : (남녀용)
1. 코너에서 내츄럴 회전의 제1~3스텝 뒤에 출 때는, 제4스텝의 회전을 작게 하고 새 LOD를 마주보며 제4스텝을 옆으로 취한다(옆으로 작게, 앞이 아니다). 이 풋워크는 "TH"와 왼발 끝의 IE에서 양무릎을 헐겁게 하며 회전을 멈추고 새 LOD의 중앙 비스듬히 향해 록 스텝의 제2~5스텝을 계속한다. 이 경우, 여자의 제5스텝의 얼라인먼트는 「비스듬히 뒤(뒤가 아니다)」이며 이 라이즈는 정규의 록 스텝의 라이즈를 사용한다. 이어서 퀵 오픈 리버스로 계속한다.
2. 같은 아말가메이션을 방의 가운데 부분에서 사용할 때는 3/8회전하여 중앙을 비스듬히 보며 끝내도록 한다.
3. 이 티플 체이스에서는 머리를 오른쪽으로 회전하여(여자는 왼쪽) 오른쪽으로 스웨이해도 된다. 그리고 2와 3에서 약간 올리고 4에서 낮춘다. 또한 포워드 록을 계속할 때는 4의 마지막에 라이즈하기 시작하고 5~6에서 라이즈를 계속하며 7에서 업, 7의 마지막에 낮춘다.
4. 호버 코르테를 시작으로 사용해도 좋다. (여자만)

12 ZIG ZAG, BACK LOCK & RUNNING FINISH
지그재그, 백 록과 러닝 피니시

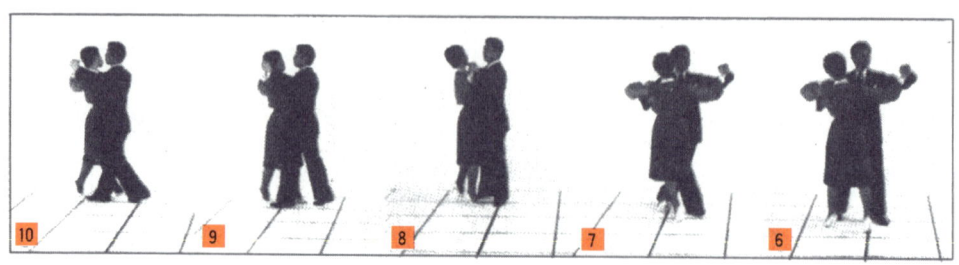

■ 여자

스텝	발의 위치	얼라인먼트	회전량	라이즈 앤드 펠	CBM	스웨이	리듬
1	왼 발 전진	LOD를 마주보고	왼쪽으로 회전하기 시작		있음	똑바로	S
2	오른발 옆으로 벌린다	벽을 등지고	1~2에서 1/4		—	똑바로	S
3	왼 발 후퇴, CBMP로	벽을 비스듬히 등지고	2~3에서 1/8 몸의 회전은 작게	3의 마지막에 라이즈를 시작, NFR	약간	똑바로	S
4	오른발 후퇴	위와 같음	—	4~5까지 라이즈를 계속		똑바로	Q
5	왼 발 오른발 앞으로 교차	위와 같음	—			똑바로	Q
6	오른발 비스듬히 후퇴	위와 같음	—	6업, 마지막에 로어		똑바로	S
7	왼 발 CBMP로	위와 같음	오른쪽으로 회전하기 시작	7의 마지막에 라이즈	있음	똑바로	Q
8	오른발 옆으로 약간 앞으로	LOD를 향하여	7~8에서 3/8 몸의 회전은 작게	8~9까지 업 9의 마지막에 로어	—	왼 쪽	Q
9	왼 발 전진, 왼쪽 SL로 OP로의 준비를 한다.	LOD를 마주보고	몸을 오른쪽으로 회전			왼 쪽	S
10	오른발 전진, CBMP로 OP에	위와 같음	—	—	있음	똑바로	S

- 풋워크 : 1. HT 2. TH 3. TH 4. T 5. T 6. TH 7. T 8. T 9. TH 10. H
- 주 1 : 제4~6스텝에서의 오른쪽 SL은 여기에서 필요없다. 왜냐하면 폼은 이미 제2~3스텝에서 회전을 작게하여 벽 록으로의 다른 방향을 향하고 있기 때문이다.
- 선행 : 모든 힐 피보트. 리버스 피보트. 더블 리버스 스핀. 내츄럴 회전과 방향 전환의 최종 스텝으로부터도 무방하다.
- 후속 : (A) 모든 내츄럴계 피규어. 포워드 록 스텝. (M) 퀵 오픈 리버스.

Quickstep

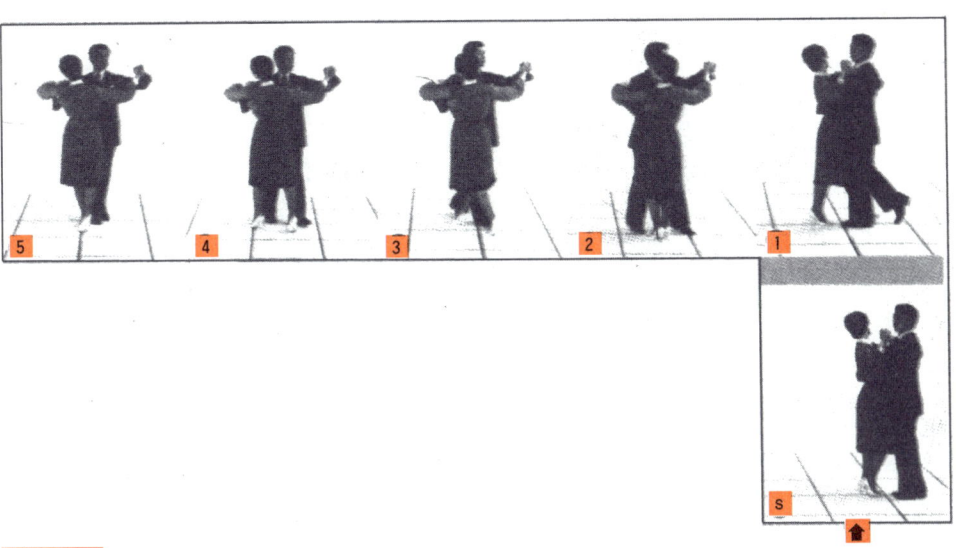

■ 여자

스텝	발의 위치	얼라인먼트	회전량	라이즈 앤드 폴	CBM	스웨이	리듬
1	오른발 후퇴	LOD를 등지고	왼쪽으로 회전하기 시작	—	있음	똑바로	S
2	왼 발 오른발에 모으고 (뒤꿈치 회전)	벽을 비스듬히 마주보고	1~2에서 3/8, 몸의 회전은 작게	—	—	똑바로	S
							S
3	오른발 전진, CBMP로 OP에 후퇴	위와 같음	—	3의 마지막에 라이즈를 시작	약간	똑바로	
							Q
4	왼 발 비스듬히 전진	위와 같음	—	4~5까지 라이즈를 계속	—	똑바로	Q
5	오른발 왼발 뒤로 교차	위와 같음	—	—	—	똑바로	S
6	왼 발 비스듬히 전진	위와 같음	—	6업, 마지막에 로어	—	똑바로	Q
7	오른발 전진, CBMP로 OP에	위와 같음	오른쪽으로 회전하기 시작	7의 마지막에 라이즈	있음	똑바로	Q
8	왼 발 옆으로 벌린다	중앙을 비스듬히 등지고	7~8에서 1/4	8~9까지 업 9의 마지막에 로어	—	오른쪽	
							S
9	오른발 후퇴, 오른쪽 SL로	LOD를 등지고	8~9에서 1/8	—	—	오른쪽	
10	왼 발 후퇴, CBMP로	위와 같음	—	—	있음	똑바로	S

• 풋워크 : 1. TH 2. H 3. HT 4. T 5. T 6. TH 7. HT 8. T 9. TH 10. T

13 REVERSE PIVOT
리버스 피보트
LOD를 등지고 시작한다

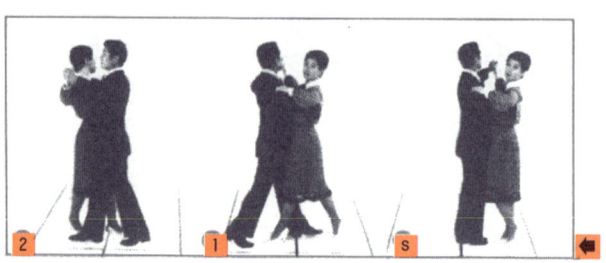

- 선행 : (A) 1/4회전의 제4스텝. 스핀 회전. 체이스 리버스 회전의 3스텝
 (M) 임피터스 회전. 퀵 오픈 리버스 회전의 3스텝.
- 후속 : (A) 벽을 비스듬히 끝냈을 때는 크로스 체이스. 방향 전환. LOD로 끝났을 때는 모든 리버스 계의 피규어.
 (M) 벽을 비스듬히 끝났을 때는 크로스 스위블. LOD 또는 중앙 비스듬히 끝났을 때는 퀵 오픈 리버스 회전. 오른쪽으로의 프로그레시브 체이스.

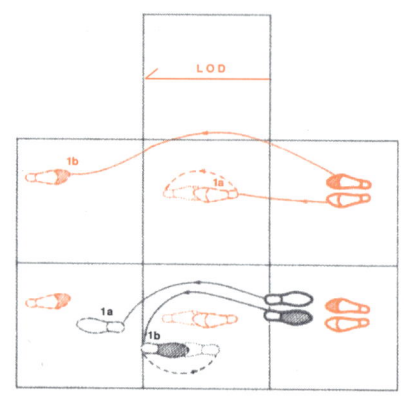

■ 남자

스텝	발의 위치	얼라인먼트	회전량	라이즈 앤드 펠	CBM	스웨이	리듬
1	오른발 후퇴, CBMP로(작게) 왼발은 CBMP로 유지	중앙 비스듬히 발끝을 안쪽으로 향하고	왼쪽으로 1/2 까지	—	있음	—	S

- 풋워크 : 1. THT
- 주 : 리듬은 "S" 이외에 "Q" 또는 "&"로 하는 수도 있다.

■ 여자

스텝	발의 위치	얼라인먼트	회전량	라이즈 앤드 펠	CBM	스웨이	리듬
1	왼발 전진, CBMP로(작게) 오른발은 CBMP로 유지	중앙에 비스듬히	왼쪽으로 1/2 까지	—	있음	—	S

- 풋워크 : 1. TH
- 주 : 리버스 피보트를 중앙 비스듬히 등지고 시작할 때는 (남자) 피보트의 얼라인먼트는 「중앙으로, 발끝을 안쪽으로 향하게 하여」가 된다. 또한 이 스텝은 오른발을 슬립 백 하면서 몸을 왼쪽으로 강하게 회전하므로 CBMP가 된다는 점에 유의할 것.

14 DOUBLE REVERSE SPIN   Quickstep
더블 리버스 스핀

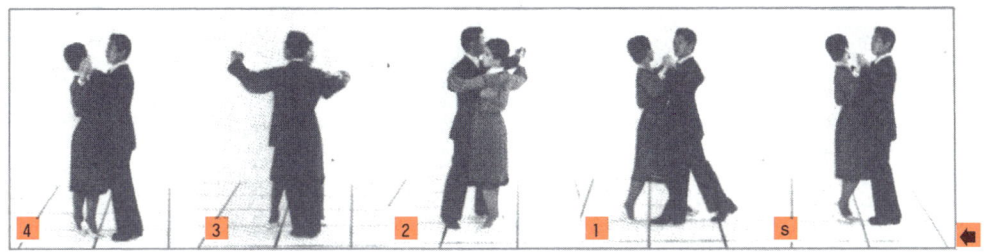

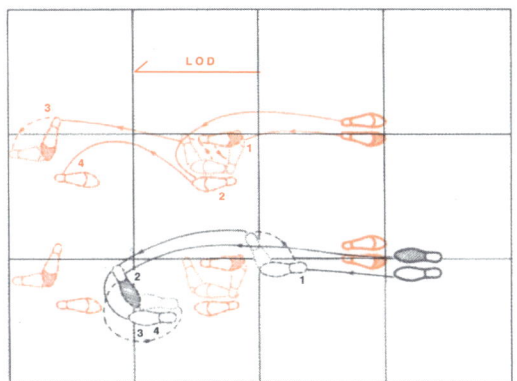

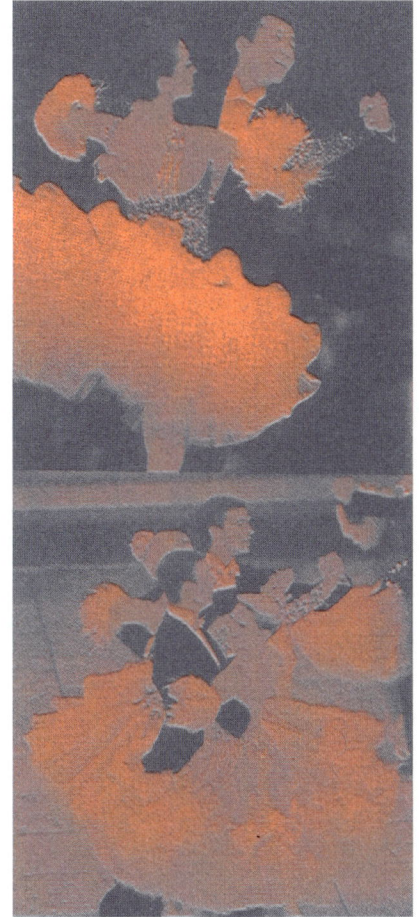

 이 피규어는 왈츠의 항에 적혀 있다. 리듬 이외에는 테크닉이 모두 동일하다.
- 리듬 : SSQQ
- 선행 : 모든 힐 피보트. 리버스 피보트. 더블 리버스 스핀을 2회 계속하면 효과적이다.
- 후속 : 지그재그 백 록 앤드 러닝 피니시. 크로스 체이스. 방향 전환.
 (M) 텔레마크. 크로스 스위블. 퀵오픈 리버스. 오른쪽으로의 프로그레시브 체이스. 체이스 리버스 회전은 별로 바람직하지 못하다.

15 CROSS CHASSE
크로스 체이스

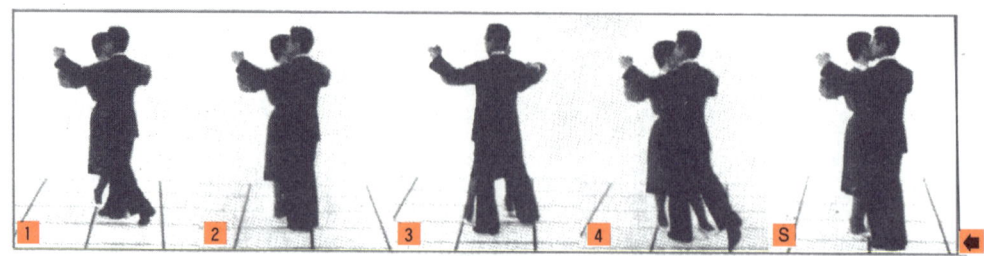

- 선행 : 모든 힐 피보트, 리버스 피보트, 더블 리버스 스핀. 내츄럴 회전의 제6스텝으로부터도 사용할 수가 있다.
- 후속 : 모든 내츄럴계 피규어. 록 스텝.
  (M) 피시 테일.

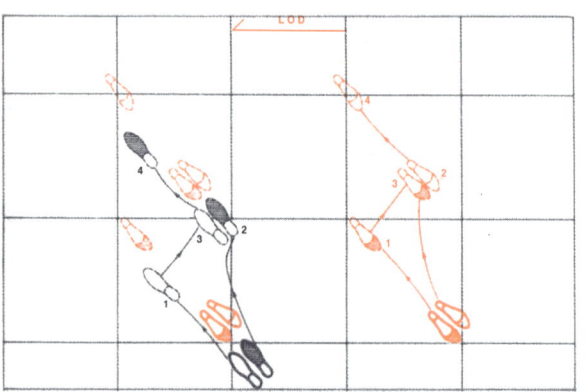

■ 남자

스텝	발의 위치	얼라인먼트	회전량	라이즈 앤드 폴	CBM	스웨이	리듬
1	왼 발 전진	벽을 비스듬히 마주보고		1의 마지막에 라이즈	있음	똑바로	S
2	오른발 옆으로 벌린다	위와 같음	없음	업	—	왼쪽	Q
3	왼 발 오른발에 모은다	위와 같음		업, 마지막에 로어	—	왼쪽	Q
4	오른발 전진, CBMP로 OP에	위와 같음		—	있음	똑바로	S

• 풋워크 : 1. HT 2. T 3. TH 4. H

■ 여자

스텝	발의 위치	얼라인먼트	회전량	라이즈 앤드 폴	CBM	스웨이	리듬
1	오른발 후퇴	벽을 비스듬히 등지고		1의 마지막에 라이즈, NFR	있음	똑바로	S
2	왼 발 옆으로 벌린다	위와 같음	없음	업	—	오른쪽	Q
3	오른발 왼발에 모은다	위와 같음		업, 마지막에 로어	—	오른쪽	Q
4	왼 발 후퇴, CBMP로	위와 같음		—	있음	똑바로	S

• 풋워크 : 1. TH 2. T 3. TH 4. T

16 QUICK OPEN REVERSE　　　　　　　　　Quickstep
퀵 오픈 리버스

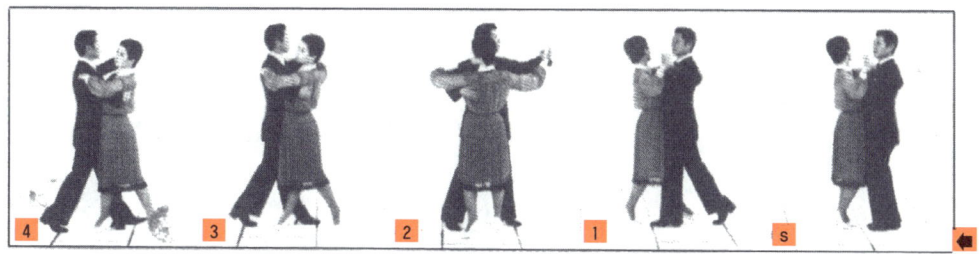

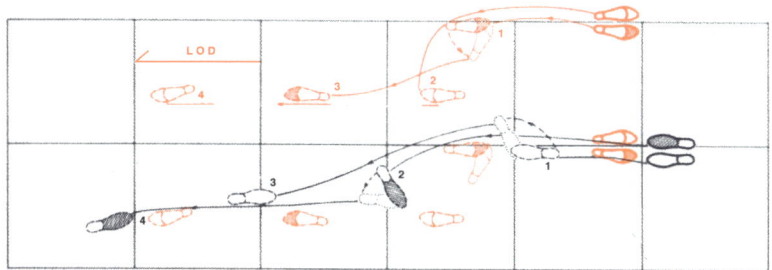

■ 남자

스텝	발의 위치	얼라인먼트	회전량	라이즈 앤드 펄	CBM	스웨이	리듬
1	왼 발 전진	LOD를 마주보고	왼쪽으로 회전하기 시작	1의 마지막에 라이즈	있음	똑바로	S
2	오른발 옆으로 벌린다	벽을 비스듬히 등지고	1~2에서 3/8	2~3까지 업	—	왼쪽	Q
3	왼 발 후퇴, CBMP로	LOD를 등지고	2~3에서 1/8	3의 마지막에 로어	있음	왼쪽	Q
4	오른발 후퇴	위와 같음	—	—	—	똑바로	S

- 풋워크 : 1. HT　2. T　3. TH　4. T
- 주 : 중앙 비스듬히 시작했을 때는 1~2에서 1/4 회전한다. 리버스 피보트를 제4스텝에서 사용할 수 있다.

■ 여자

스텝	발의 위치	얼라인먼트	회전량	라이즈 앤드 펄	CBM	스웨이	리듬
1	오른발 후퇴	LOD를 등지고	왼쪽으로 회전하기 시작	1의 마지막에 라이즈 NFR	있음	똑바로	S
2	왼 발 옆으로 약간 앞으로	LOD를 향하여	1~2에서 1/2 몸의 회전은 작게	업	—	오른쪽	Q
3	오른발 전진, CBMP로	LOD를 등지고	몸을 약간 회전	업 마지막에 로어	—	오른쪽	Q
4	왼 발 전진	위와 같음	—	—	있음	있음	S

- 풋워크 : 1. TH　2. T　3. TH　4. H

17 CROSS SWIVEL
크로스 스위블
(사진은 옆페이지)

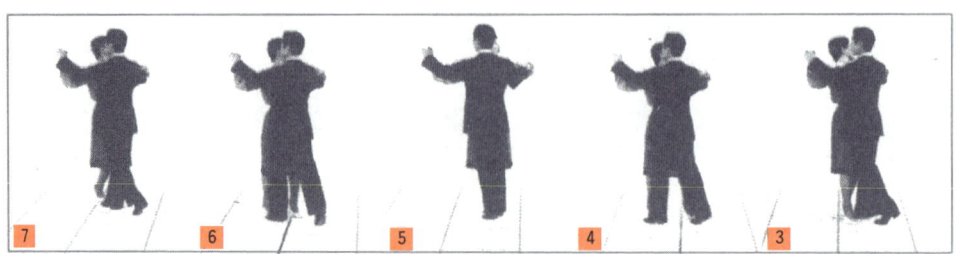

■ 남자

스텝	발의 위치	얼라인먼트	회전량	라이즈 앤드 펠	CBM	스웨이	리듬
1	왼 발 전진	벽을 비스듬히 마주보고	왼쪽으로 회전하기 시작		있음	똑바로	S
2	오른발 왼발에 (또는 왼발 가까이에) 모은다. 약간 뒤로, 체중은 옮기지 않는다.	중앙을 비스듬히 마주보고	1~2에서 1/4	없음	—	왼쪽	S
3	오른쪽 전진, CBMP로 OP에	위와 같음	—		있음	똑바로	S

• 풋워크 : 1. H   2. 왼발 F에서 T로 바닥에 압력을, 오른발의 T의 IE에서 바닥에 압력을   3. H

■ 여자

스텝	발의 위치	얼라인먼트	회전량	라이즈 앤드 펠	CBM	스웨이	리듬
1	오른발 후퇴	벽을 비스듬히 등지고	왼쪽으로 회전하기 시작		있음	똑바로	S
2	왼 발 오른발에 모으고 약간 앞으로 (체중은 옮기지 않는다)	중앙을 비스듬히 등지고	1~2에서 1/4	없음	—	오른쪽	S
3	왼 발 후퇴, CBMP로	위와 같음	—		있음	똑바로	S

• 풋워크 : 1. TH   2. H 이어서 T의 IE   3. T
• 주 : 제1스텝의 오른발의 뒤꿈치는 회전이 완료되기까지 내리지 않는다.
• 선행 : 모든 힐 피보트. 리버스 피보트. 더블 리버스 스핀. 윙.
• 후속 : 피시 테일. 체크 백하여 러닝 피니시 또는 오픈 피니시. 새 LOD의 벽을 비스듬히 끝냈을 때는 내츄럴계 피규어 또는 록 스텝으로 계속할 수 있지만 바람직한 끝내기는 아니다.

18 FISH TAIL Quickstep
피시 테일
(사진은 230~231페이지)

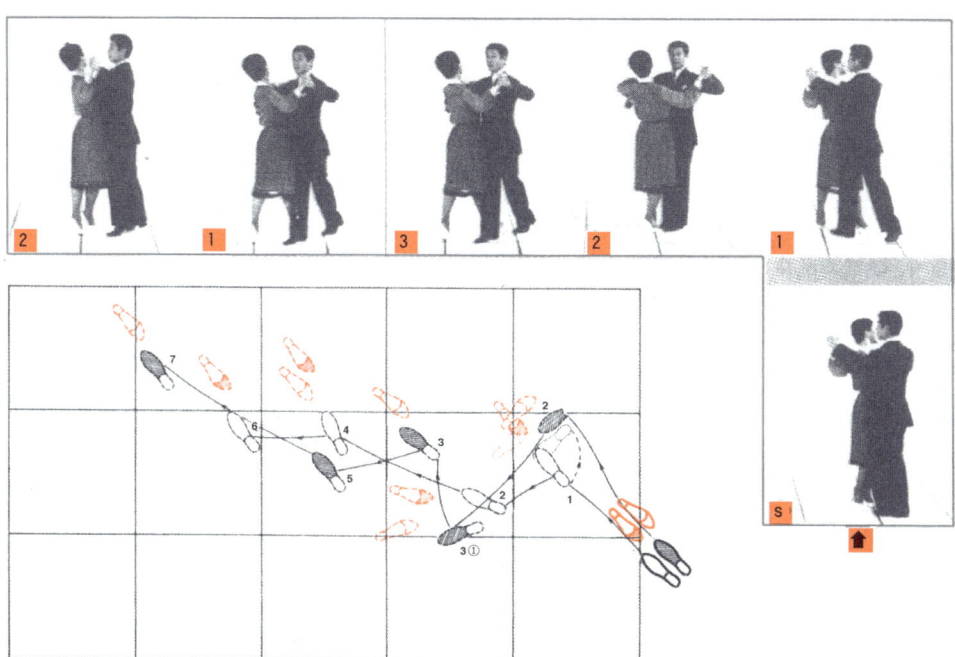

■ 남자

스텝	발의 위치	얼라인먼트	회전량	라이즈 앤드 팰	CBM	스웨이	리듬
1	오른발 전진, CBMP로 OP에	중앙을 비스듬히 마주보고	오른쪽으로 회전하기 시작	1의 마지막에 라이즈	있음	똑바로	S
2	왼 발 오른발 뒤로 교차	LOD를 마주보고	1~2에서 1/8		—	오른쪽	Q
3	오른발 앞, 약간 옆으로 작게	벽을 비스듬히 마주보고	2~3에서 1/8	2~5까지 업	—	똑바로	Q
4	왼 발 비스듬히 전진, 왼쪽 SL로	위와 같음	—		—	똑바로	Q
5	오른발 왼발 뒤로 교차	위와 같음	—		—	똑바로	Q
6	왼 발 비스듬히 전진	위와 같음	—	업, 6의 마지막에 로어	—	똑바로	S
7	오른발 전진, CBMP로 OP에	위와 같음	—	—	있음	똑바로	S

• 풋워크 : 1. HT 2. T 3. T 4. T 5. T 6. TH 7. H
• 주 : 피시 테일은 회전하지 않고 벽을 비스듬히 보며 추어도 된다.

■ 여자

스텝	발의 위치	얼라인먼트	회전량	라이즈 앤드 폴	CBM	스웨이	리듬
1	왼 발 CBMP로	중앙을 비스듬히 등지고	오른쪽으로 회전하기 시작	1의 마지막에 라이즈	있음	똑바로	S
2	오른발 왼발 앞으로 교차	LOD를 등지고	1~2에서 1/8		—	왼 쪽	Q
3	왼 발 뒤, 약간 옆으로 작게	벽을 비스듬히 등지고	2~3에서 1/8	2~5까지 업	—	똑바로	Q
4	오른발 비스듬히 후퇴, 오른쪽 SL로	위와 같음	—		—	똑바로	Q
5	왼 발 오른발 앞으로 교차	위와 같음	—		—	똑바로	Q
6	오른발 비스듬히 후퇴	위와 같음	—	업, 6의 마지막에 로어	—	똑바로	S
7	왼 발 후퇴, CBMP로	위와 같음	—	—	있음	똑바로	S

- 풋워크 : 1. T 2. T 3. T 4. T 5. T 6. TH 7. T
- 주 : 제2스텝의 오른발을 왼발 앞으로 교차하기 시작할 대 오른발의 뒤꿈치를 바닥에 둘 것. 물론 교차 완료시에는 발끝이 된다.
- 선행 : 크로스 스위블 또는 여자의 바깥쪽으로 오른발을 전진시켜 끝나는 모든 피규어. 예컨대 크로스 체이스, 록 스텝, 프로그레시브 체이스, 텔레마크, 러닝 피니시, 러닝 오른쪽 회전.
- 후속 : 모든 내츄럴계 피규어. 록 스텝.
- 아말가메이션
  오픈 임피터스 - 윙 - 텔레마크 - 피시 테일.

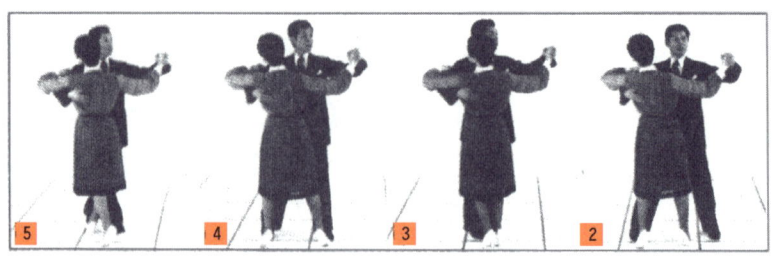

19 PROGRESSIVE CHASSE TO RIGHT　　　Quickstep
오른쪽으로의 프로그레시브 체이스
방향 전환 뒤에

■ 남자

스텝	발의 위치	얼라인먼트	회전량	라이즈 앤드 폴	CBM	스웨이	리듬
1	왼 발 전진	중앙을 비스듬히 마주보고	왼쪽으로 회전하기 시작	1의 마지막에 라이즈하기 시작하고	있음		S
2	오른발 옆으로 벌린다	벽을 등지고	1~2에서 1/8	2~3까지 라이즈를 계속	―	없음	Q
3	왼 발 오른발에 모은다	벽을 비스듬히 등지고	2~3에서 1/8, 몸의 회전은 작게	―	―		Q
4	오른발 옆으로, 약간 뒤로	위와 같음	―	4업, 마지막에 로어	―		S
5	왼 발 후퇴, CBMP로	위와 같음	―	―	있음		S

- 풋워크 : 1. HT　2. T　3. T　4. TH　5. T
- 주 : 방향 전환의 마지막 스텝(이 스텝의 제1스텝으로서 사용하는 경우)은 CBMP로 하지 않는다.

■ 여자

스텝	발의 위치	얼라인먼트	회전량	라이즈 앤드 폴	CBM	스웨이	리듬
1	오른발 후퇴	중앙을 비스듬히 등지고	왼쪽으로 회전하기 시작	1의 마지막에 R하기 시작하고 NFR	있음		S
2	왼 발 옆으로 벌린다	벽을 비스듬히 향하여	1~2에서 1/4 몸의 회전은 작게	2~3까지 라이즈를 계속	―	없음	Q
3	오른발 왼발에 모은다	벽을 비스듬히 마주보고	몸을 약간 회전	―	―		Q
4	왼 발 옆으로, 약간 뒤로	위와 같음	―	4업, 마지막에 로어	―		S
5	오른발 전진, CBMP로 OP에	위와 같음	―	―	있음		S

- 풋워크 : 1. TH　2. T　3. T　4. TH　5. H
- 주 : 프로그레시브 체이스에서 1/2 회전할 때의 회전량은 다음과 같이 된다.
  서 1~2에서 1/4, 2~3에서 1/8, 4~5에서 1/8.
  여자는 1~2에서 3/8(몸의 회전은 작게), 3에서 몸의 회전을 완료. 3~4에서 1/8(몸의 회전은 작게).

- 선행 : 방향 전환과 또 하나 S카운트를 넣은 내츄럴 회전이 바람직한 시작이다. 그밖에 힐 피보트, 리버스 피보트, 더블 리버스 스핀, 윙이 있다.
- 후속 : 백 록. 러닝 피니시, 오른쪽으로의 티플 체이스 가 가장 좋은 끝내기이다.
- 아말가메이션
1. 1/4회전 – 방향 전환 – 오른쪽으로의 프로그레시브 체이스 – 백 록 – 러닝 피니시.
2. 내츄럴 회전과 헤지테이션(SQQSSS) – 왼발 전진하여 오른쪽으로의 프로그레시브 체이스 – 러닝 피니시.
3. 오픈 임피터스로부터 윙(SQQSSS, SQQ). 왼발을 왼쪽 바깥으로 전진시켜 오른쪽으로의 프로그레시브 체이스, 왼쪽으로 회전하여 중앙을 비스듬히 등지고 – 브이 식스의 6~8스텝을 계속한다 – 포워드 록.

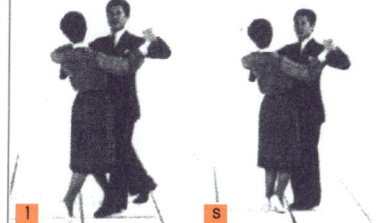

20 FOUR QUICK RUN
포 퀵 런
퀵 리버스의 제3스텝 이후에

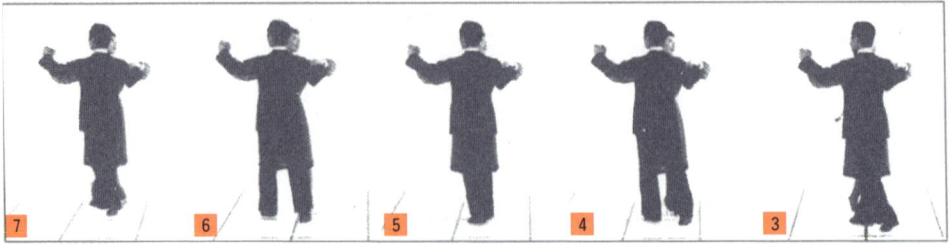

■ 남자

스텝	발의 위치	얼라인먼트	회전량	라이즈 앤드 폴	CBM	스웨이	리듬
1	오른발 후퇴	LOD를 등지고	왼쪽으로 회전하기 시작	1의 마지막에 라이즈	있음	—	S
2	왼 발 옆으로, 약간 앞으로	벽을 비스듬히 향하여	1~2에서 3/8, 몸의 회전은 작게		—		Q
3	오른발 전진, CBMP로 OP에	벽을 비스듬히 마주보고	몸의 약간 좌회전	2~5까지 업	—	없음	Q
4	왼 발 비스듬히 전진	위와 같음	—		—		Q
5	오른발 왼발 뒤로 교차	위와 같음	—		—		Q
6	왼 발 비스듬히 전진	위와 같음	—	6 업의 마지막에 로어	—		S
7	오른발 전진, CBMP로 OP에	위와 같음	—	—	있음		S

• 풋워크 : 1. THT 2. T 3. T 4. T 5. T 6. TH 7. H

■ 여자

스텝	발의 위치	얼라인먼트	회전량	라이즈 앤드 폴	CBM	스웨이	리듬
1	왼 발 전진	LOD를 마주보고	왼쪽으로 회전하기 시작	1의 마지막에 라이즈	있음	—	S
2	오른발 옆으로 벌린다	벽을 비스듬히 마주보고	1~2에서 1/4		—		Q
3	왼 발 후퇴, CBMP로	벽을 비스듬히 등지고	2~3에서 1/8 몸을 회전은 작게	2~5까지 업	—	없음	Q
4	오른발 비스듬히 후퇴	위와 같음	—		—		Q
5	왼 발 오른발 앞에 교차	위와 같음	—		—		Q
6	오른발 비스듬히 후퇴	위와 같음	—	6업, 마지막에 로어	—		S
7	왼 발 후퇴, CBMP로	위와 같음	—	—	있음		S

• 풋워크 : 1. HT 2. T 3. T 4. T 5. T 6. TH 7. T

Quickstep

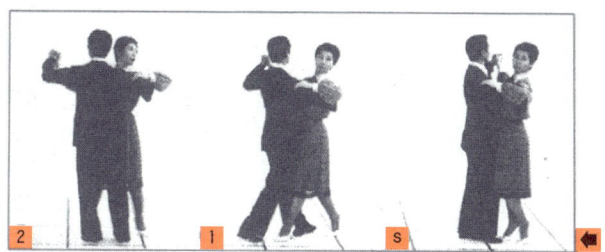

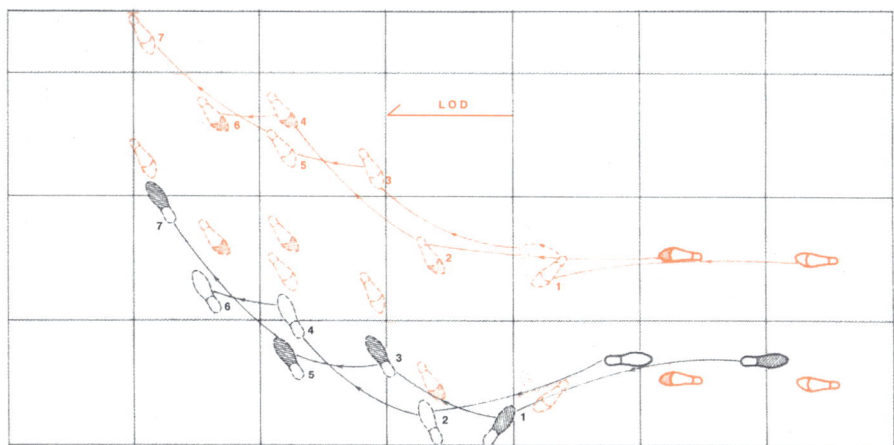

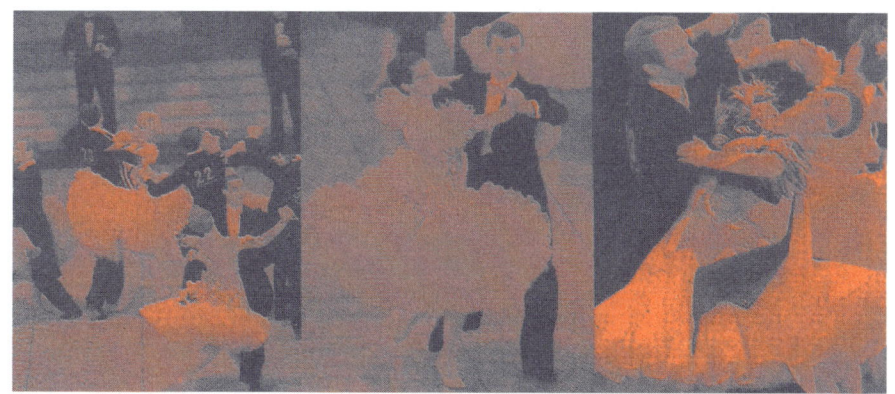

- 주 : 제4스텝에서 오른발의 "비스듬히 후퇴"는 보편적인 백 록에서부터 진행(Progression)한다.
- 선행 : 모든 리버스 회전의 1~3스텝. 1/4회전의 1~4스텝. 내츄럴 스핀 회전.
- 후속 : 모든 내츄럴계 피규어. 포워드 록 스텝. 피시 테일.

21 V.6 브이 식스
내츄럴 회전의 1~3스텝의 이후에

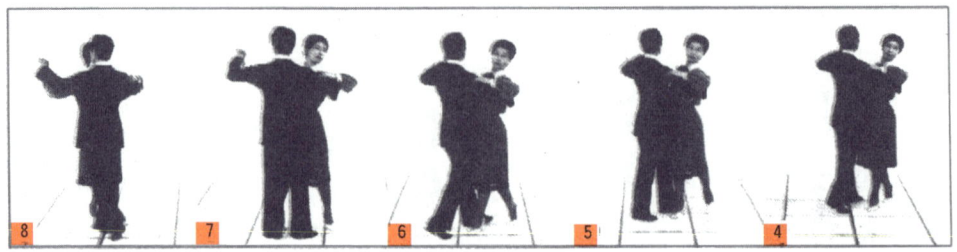

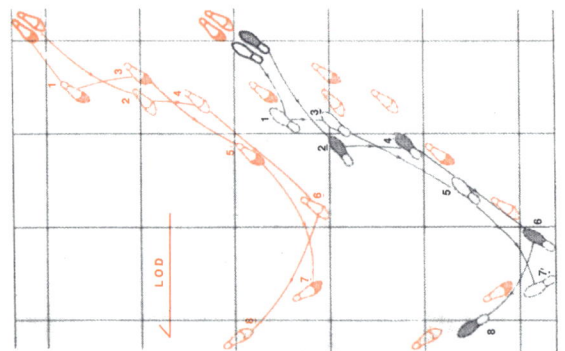

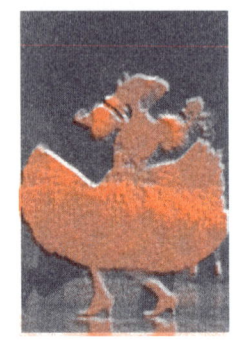

■ 남자

스텝	발의 위치	얼라인먼트	회전량	라이즈 앤드 폴	CBM	스웨이	리듬
1	왼 발 후퇴	중앙을 비스듬히	—	1의 마지막에 R하기 시작하여 NFR	있음	없음	S
2	오른발 후퇴, 오른쪽 SL로	위와 같음	—	—	—		Q
3	왼 발 오른발 앞으로 교차	위와 같음	—	2~3까지 라이즈를 계속	—		Q
4	오른발 후퇴	위와 같음	—	4 업, 마지막에 로어	—		S
5	왼 발 후퇴, CBMP로	위와 같음	—	5의 마지막에 R하기 시작하여 NFR	—		S
6	오른발 후퇴	위와 같음	왼쪽으로 회전하기 시작	6에서 라이즈를 계속	있음		Q
7	왼 발 옆으로, 약간 앞으로	벽을 비스듬히 향하여	6~7에서 1/4, 몸의 회전은 작게	7 업, 마지막에 로어	—		Q
8	오른발 전진, CBMP로 OP로	벽을 비스듬히 마주보고	—	—	있음		S

이어서 록 스텝의 2~5스텝을 계속한다.
• 풋워크 : 1. TH 2. T 3. T 4. TH 5. TH 6. T 7. TH 8. H

Quickstep

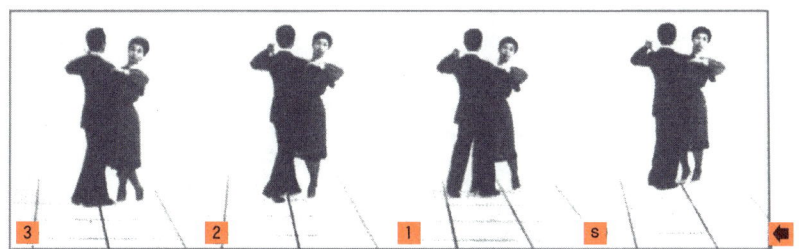

■ 여자

스텝	발의 위치	얼라인먼트	회전량	라이즈 앤드 펠	CBM	스웨이	리듬
1	오른발 전진	중앙을 비스듬히 마주보고	—	1의 마지막에 라이즈 하기 시작하고	있음		S
2	왼 발 전진, 왼쪽 SL로	위와 같음	—	2~3까지 라이즈를 계속	—		Q
3	오른발 왼발 뒤로 교차	위와 같음	—		—		Q
4	왼 발 전진, OP로의 준비	위와 같음	—	4 에서 업, 마지막에 로어	—	없음	S
5	오른발 전진, CBMP로 OP에	위와 같음	—	5의 마지막에 라이즈하기 시작하고	—		S
6	왼 발 전진	위와 같음	왼쪽으로 회전하기 시작	6에서 라이즈를 계속	있음		Q
7	오른발 옆으로, 약간 뒤로	벽을 비스듬히 등지고	6~7에서 1/4, 몸의 회전은 작게	7 업, 마지막에 로어	—		Q
8	왼 발 후퇴, CBMP로	위와 같음	—	—	있음		S

- 풋워크 : 1. HT 2. T 3. T 4. TH 5. HT 6. T 7. TH 8. T
- 아말가메이션
  1. 스핀 회전. 브이 식스의 2~8스텝으로 계속한다.
  2. 프로그레시브 체이스를 코너 가까이에서 끝내고 그 제1스텝을 여자 OP에서 체크 백(왼발)하고 브이 식스.
  3. 브이 식스의 제6~8스텝에서 회전을 많이 하여 중앙 비스듬히 또는 LOD에서 끝낸 다음 퀵 오픈 리버스로부터 포 퀵 런으로.
  4. 브이 식스의 제 1~8스텝에서 오른발을 전진(OP로)시켜 피시 테일로.

22 RUNNING RIGHT TURN
러닝 오른 회전

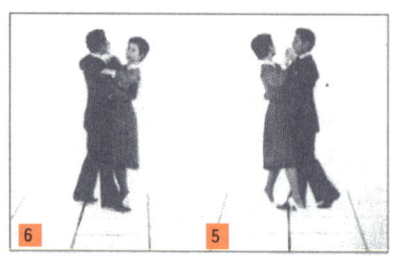

- 기타 얼라인먼트
  코너를 가로지를 때는 피보트에서 3/8, 내츄럴 회전에서 1/2, 러닝 피니시에서 3/8. 두 개의 코너를 돌 때는 피보트에서 3/8, 내츄럴 회전에서 3/8, 러닝 피니시에서 1/4. 벽을 따라 사용할 때는 피보트에서 1/2, 내츄럴 회전에서 1/2, 러닝 피니시에서 3/8. 또한 제8~9스텝에서 3/8 회전할 때와 제9스텝의 얼라인먼트는 "마주보고"가 아니라 "향하여"가 된다.
- 선행 : "1/4회전"의 항과 같다.
- 후속 : 모든 내츄럴계 피규어. 록 스텝. 만일 중앙을 비스듬히 보며 끝낸 경우에는 본래의 얼라인먼트인 벽을 비스듬히 보며 되돌아가되, 피시 테일을 계속하거나 또는 똑바로 퀵 오픈 리버스를 한다.

■ 남자

스텝	발의 위치	얼라인먼트	회전량	라이즈 앤드 팰	CBM	스웨이	리듬
1~3	내츄럴 회전의 1~3 스텝						SQ
4	왼 발 후퇴	LOD를 등지고	4에서 오른쪽으로 1/2(피보트)		있음	똑바로	Q
5	오른발 전진, CBMP로	LOD를 마주보고	오른쪽으로 회전을 계속	5의 마지막에 라이즈	있음	똑바로	S
6	왼 발 옆으로 빌린다	중앙을 비스듬히 등지고	5~6에서 3/8	6~7까지 업, 7의 마지막에 로어	—	오른쪽	S
7	오른발 후퇴, 오른쪽 SL로	LOD를 등지고	6~7에서 1/8		—	오른쪽	S
8	왼 발 후퇴, CBMP로	위와 같음	오른쪽으로 회전을 계속	8의 마지막에 라이즈	있음	똑바로	Q
9	오른발 옆으로, 약간 앞으로	새 LOD를 마주보고	8~9에서 1/4	9~10까지 업, 10의 마지막에 로어	—	왼 쪽	Q
10	왼 발 전진, 왼쪽 SL로 OP로의 준비	LOD를 마주보고	—		—	왼 쪽	S
11	오른발 전진, CBMP로 OP에	위와 같음	—	—	있음	똑바로	S

- 풋워크 : 1. HT 2. T 3. TH 4. THT 5. HT 6. T 7. TH 8. T 9. T 10. TH 11. H

Quickstep

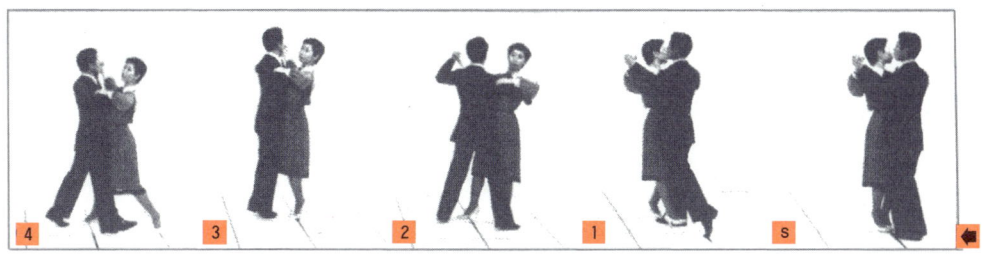

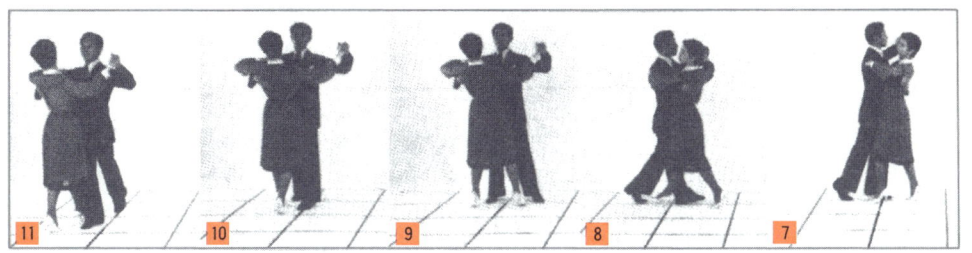

■ 여자

스텝	발의 위치	얼라인먼트	회전량	라이즈 앤드 폴	CBM	스웨이	리듬
1~3	내츄럴 회전의 1~3스텝						
4	오른발 전진	LOD를 마주보고	4에서 오른쪽으로 1/2(피보트의 동작)	—	있음	똑바로	S
5	왼 발 후퇴	LOD를 등지고	회전을 계속	5의 마지막에 약간 R, NFR	있음	똑바로	S
6	오른발 왼발에 모은다 (뒤꿈치 회전)	LOD를 마주보고	5~6에서 1/2	6까지 라이즈를 계속	—	왼 쪽	S
7	왼 발 전진, 왼쪽 SL로 OP로의 준비	위와 같음	—	7 업, 마지막에 로어	—	왼 쪽	S
8	오른발 전진, CBMP로 OP에	위와 같음	회전을 계속	8의 마지막에 로어	있음	똑바로	Q
9	왼 발 옆으로	새 중앙 비스듬히 등지고	8~9에서 1/8	업	—	오른쪽	Q
10	오른발 후퇴, 오른쪽 SL로	새 LOD를 등지고	9~10에서 1/8	업, 마지막에 로어	—	오른쪽	S
11	왼 발 후퇴, CBMP로	LOD를 등지고	—	—	있음	똑바로	S

• 풋워크 : 1. TH 2. T 3. TH 4. HTH 5. TH 6. HT 7. TH 8. HT 9. T 10. TH 11. T

23 NATURAL TURN, BACK LOCK & RUNNING FINISH
내츄럴 회전, 백 록 & 러닝 피니시
내츄럴 회전의 1~3스텝에서부터

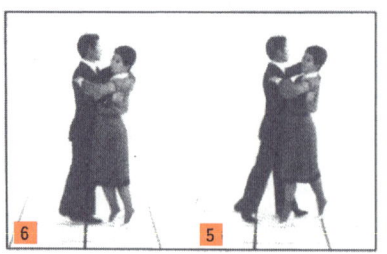

■ 남자

스텝	발의 위치	얼라인먼트	회전량	라이즈 앤드 폴	CBM	스웨이	리듬
1	내츄럴 회전의				있음	똑바로	S
2	제1~3스텝				—	오른쪽	Q
3					—	오른쪽	Q
4	왼 발 후퇴	LOD를 등지고	—	4의 마지막에 라이즈하기 시작하여 NFR	있음	똑바로	S
5	오른발 후퇴, 오른발 SL로	위와 같음	—	5~6까지 라이즈를 계속	—	똑바로	Q
6	왼 발 오른발 앞으로 교차	위와 같음	—		—	똑바로	Q
7	오른발 비스듬히 후퇴	위와 같음		7 업, 마지막에 로어	—	똑바로	S
8	왼 발 후퇴, CBMP로	위와 같음	오른쪽으로 회전하기 시작	8의 마지막에 라이즈	있음	똑바로	Q
9	오른발 옆으로, 약간 앞으로	새 벽을 비스듬히 향하여	8~9에서 3/8, 몸의 회전은 작게	9~10까지 업, 10의 마지막에 업	—	왼 쪽	Q
10	왼 발 전진, 왼쪽 SL로 OP로의 준비	벽을 비스듬히 마주보고	몸을 오른쪽으로 회전		—	왼 쪽	S
11	오른발 전진, CBMP로 OP에		—		있음	똑바로	S

- 풋워크 : 1. HT 2. T 3. TH 4. TH 5. T 6. T 7. TH 8. T 9. T 10. TH 11. H
- 주 : 제7스텝에서는 오른쪽 어깨가 제5스텝에서의 상태로 남아 있으므로 러닝 피니시의 제2스텝에 해당되는 제9스텝에서 3/8 회전할 때 "향하여"가 사용된다.
- 아말가메이션
1. LOD를 따라, 이 피규어를 중앙을 비스듬히 마주보며 끝내고 퀵 오픈 리버스 또는 피시 테일을 계속한다.
2. 내츄럴 회전의 제1~3스텝에서 회전을 많이 하여 벽에 비스듬하게 백 록을 추고 러닝 피니시로 LOD에서 끝낸다.
3. 내츄럴 회전의 제1~3스텝에서 회전을 작게 하여 새 LOD 벽을 비스듬히 보는 위치로 백 록에서부터 러닝 피니시로 가고 이어서 새 LOD로.

Quickstep

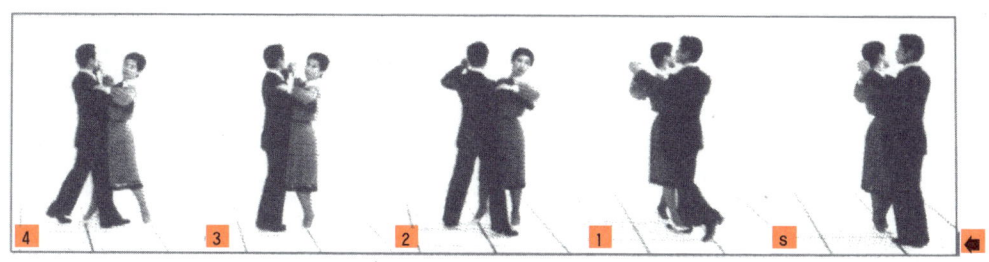

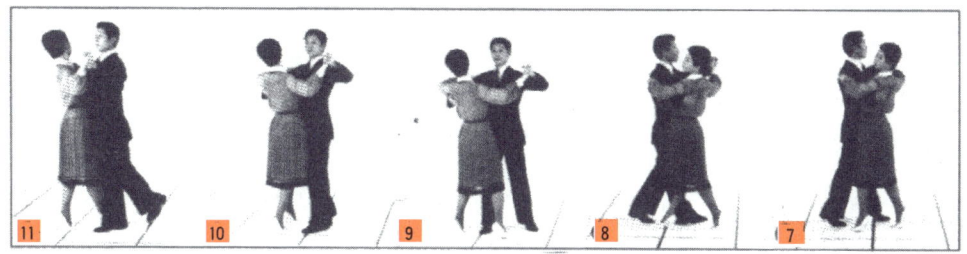

■ 여자

스텝	발의 위치	얼라인먼트	회전량	라이즈 앤드 폴	CBM	스웨이	리듬
1~3	내츄럴 회전의 제1~3스텝				있음 — —	똑바로 왼 쪽 왼 쪽	S Q Q
4	오른발 전진	LOD를 마주보고	—	4의 마지막에 라이즈하기 시작하고	있음	똑바로	S
5	왼 발 전진, 왼쪽 SL로	위와 같음	—	5~6까지 라이즈를 계속	—	똑바로	Q
6	오른발 왼발 뒤로 교차	위와 같음	—		—	똑바로	Q
7	왼 발 비스듬히 전진, OP로의 준비	위와 같음	—	7업, 마지막에 로어	—	똑바로	S
8	오른발 전진, CBMP로 OP에	위와 같음	오른쪽으로 회전하기 시작	8의 마지막에 라이즈	있음	똑바로	Q
9	왼 발 옆으로 벌린다	새 LOD를 등지고	8~9에서 1/4	9~10까지 업 10의 마지막에 업	—	오른쪽	Q
10	오른발 후퇴, 오른쪽 SL로	벽을 비스듬히 등지고	9~10에서 1/8	—	—	오른쪽	S
11	왼 발 후퇴, CBMP로	위와 같음	—		있음	똑바로	S

• 풋워크 : 1. TH 2. T 3. TH 4. HT 5. T 6. T 7. T 8. HT 9. T 10. TH 11. T

다음의 피규어는 다른 종목에서도 사용되며 그 선행과 후속은 다음과 같다.

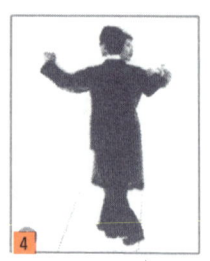

24. 텔레마크
- 리듬 : SSSS, SQQS 또는 QQSS(리버스 피보트 뒤에)
- 선행 : 모든 힐 피보트, 리버스 피보트, 더블 리버스 스핀, 윙.
- 후속 : 모든 내츄럴계 피규어. 록 스텝. 피시 테일. 중앙을 비스듬히 보며 끝났을 때는 퀵 오픈 리버스.

25. 오픈 텔레마크
- 리듬 : 텔레마크의 항과 같다.
- 선행 : 위와 같음.
- 후속 : 오픈 임피터스 회전의 항과 같다.

26. 임피터스 회전
- 리듬 : SQQSSS
- 선행 : 1/4회전의 항과 같다.
- 후속 : 코너에서 사용할 때는 내츄럴 스핀 회전의 끝내기와 같다. LOD를 따라 사용했을 때는 중앙으로의 프로그레시브 체이스로부터 퀵 오픈 리버스로 계속하는 것이 일반적이다. 또한 제4~6스텝은 폭스트롯의 내츄럴 회전 뒤에 사용할 수도 있다.

27. 오픈 임피터스 회전
- 리듬 : SQQSSS
- 선행 : 1/4회전의 항과 같다.
- 후속 : 가장 바람직한 끝내기는 윙 – 클로즈드 텔레마크 – 피시 테일이다. (SQQ, SSSS, QQQQSS).

28. 아웃사이드 스핀
- 리듬 : SSS 또는 QQS
- 선행 : 백 록의 제4스텝 뒤에, 그리고 폭스트로트의 내츄럴 회전의 제3스텝 뒤에 사용할 수 있다.
- 후속 : 모든 내츄럴계 피규어.

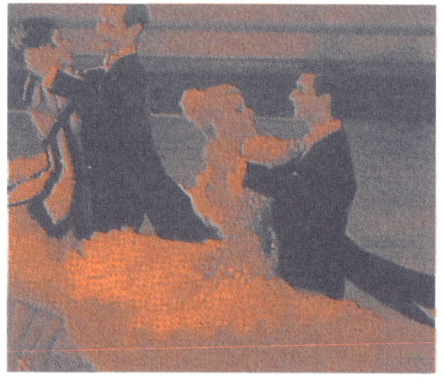

29 HOVER CORTE
호버 코르테
퀵 오픈 리버스의 제3스텝 뒤에

Quickstep

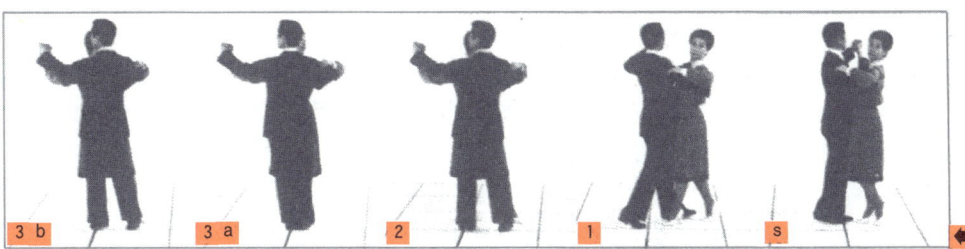

■ 남자

스텝	발의 위치	얼라인먼트	회전량	라이즈 앤드 펄	CBM	스웨이	리듬
1	오른발 후퇴	LOD를 등지고	왼쪽으로 회전하기 시작	1의 마지막에 R하기 시작하여 NFR	있음	똑바로	S
2	왼 발 옆으로, 약간 앞으로	벽을 비스듬히 향하여	1~2 사이에서 3/8 몸의 회전은 작게 2에서 몸의 회전을 계속	2까지 라이즈를 계속	—	오른쪽	S
3	오른발 체중을 되돌린다, 옆으로 약간 뒤로	중앙을 반대로 비스듬히 등지고	—	3 업, 마지막에 로어	—	똑바로	S
4	왼 발 후퇴, CBMP로	위와 같음	—	4 업, 마지막에 로	있음	똑바로	S

• 풋워크 : 1. TH 2. T 3. TH 4. T
• 주 : 중앙을 비스듬히 등지고 시작했을 때는 1/4 또는 3/8회전, 어느 쪽이든 무방하다.

■ 여자

스텝	발의 위치	얼라인먼트	회전량	라이즈 앤드 펄	CBM	스웨이	리듬
1	왼 발 전진	LOD를 마주보고	왼쪽으로 회전하기 시작	1의 마지막에 라이즈하기 시작하고	있음	똑바로	S
2	오른발 옆으로, 왼발을 오른발 쪽으로 스친다	중앙을 마주보고 마지막은 반대로 마주본다	1~2 에서 1/4, 2에서 1/8회전을 계속	2까지 라이즈를 계속	—	왼 쪽	S
3	왼 발 비스듬히 전진	중앙을 반대로 비스듬히 마주보고	—	3 업, 마지막에 로어	—	똑바로	S
4	오른발 전진, CBMP로 OP에	위와 같음	—	—	있음	똑바로	S

• 풋워크 : 1. HT 2. T 3. TH 4. H
• 선행 : 퀵 오픈 리버스가 가장 바람직하다. 스핀 회전이나 1/4회전의 제4스텝으로부터도 가능하지만 이들은 모두 스피드가 부족하다.
• 후속 : 제4스텝을 아웃사이드 스핀의 제1스텝과 같이 사용하여 러닝 피니시 또는 오픈 러닝 피니시. 오른쪽으로의 티플 체이스로부터 포워드 록 스텝의 2~5스텝(이 티플 체이스는 벽을 마주보며 끝나고 포워드 록에서 벽을 비스듬히 보며 이동한다. 또한 이 때 오른쪽 스웨이를 티플 체이스의 마지막 스텝에서 사용하면 효과적이다).

30 SIX QUICK RUN
식스 퀵 런
여자를 바깥쪽에 두고 왼발 후퇴로부터

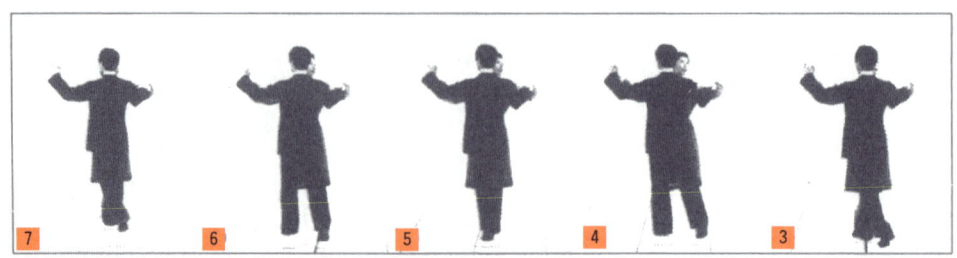

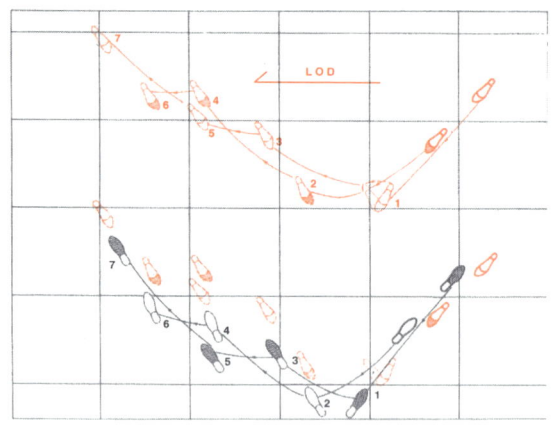

■ 남자

스텝	발의 위치	얼라인먼트	회전량	라이즈 앤드 폴	CBM	스웨이	리듬
1	오른발 후퇴	중앙을 비스듬히 등지고	왼쪽으로 회전하기 시작	선행 스텝의 마지막에 R, NFR	있음	없	Q
2	왼 발 옆으로, 약간 앞으로	벽을 비스듬히 향하여	1~2 에서 1/4, 몸의 회전은 작게	—	—		Q
3	오른발 전진, CBMP로 OP에	벽을 비스듬히 마주보고	—	2~5까지 업	—		Q
4	왼 발 비스듬히 전진	위와 같음	—		—		Q
5	오른발 왼발 뒤로 교차	위와 같음	—		—		Q
6	왼 발 비스듬히 전진	위와 같음	—	6업, 마지막에 로어	—		Q
7	오른발 전진, CBMP로 OP에	위와 같음	—	—	있음	음	S

• 풋워크 : 1. T   2. T   3. T   4. T   5. T   6. TH   7. T

Quickstep

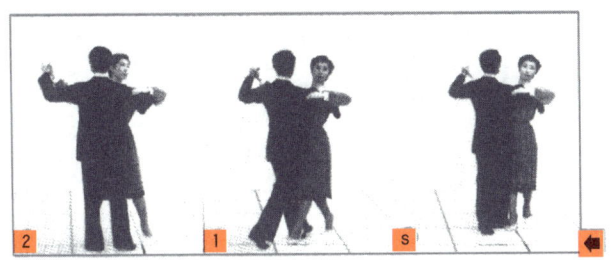

■ 여자

스텝	발의 위치	얼라인먼트	회전량	라이즈 앤드 팰	CBM	스웨이	리듬
1	왼 발 전진	중앙을 비스듬히 마주보고	왼쪽으로 회전하기 시작	선행 스텝의 마지막에 R. 업	있음		Q
2	오른발 옆으로, 약간 뒤로	벽을 비스듬히 등지고	1~2 에서 1/4 몸의 회전은 작게		—		Q
3	왼 발 후퇴, CBMP로	위와 같음	—	2~5까지 업	—	없음	Q
4	오른발 비스듬히 후퇴	위와 같음	—		—		Q
5	왼 발 오른발 앞으로 교차	위와 같음	—		—		Q
6	오른발 비스듬히 후퇴	위와 같음	—	6 업 마지막에 로어 —	—		Q
7	왼 발 CBMP로 후퇴	위와 같음	—		있음		S

- 풋워크 : 1. T   2. T   3. T   4. T   5. T   6. TH   7. T
- 주 : 여자의 회전은 제1~제2스텝 사이에서 완료된다. 따라서 제2스텝은 "옆으로, 약간 뒤로"가 된다.
- 아말가메이션
  1. 코너 또는 LOD를 따라 프로그레시브 체이스 – 왼발 PO로 체크 백(S) – 이어서 오른발 후퇴하여.
  2. 브이 식스의 1~5스텝 뒤. 중앙을 비스듬히 보며 오른발 후퇴하여 식스 퀵 런에.
  3. 오픈 임피터스(SQQSSS) – 윙(SQQ) – 중앙을 비스듬히 보며 왼발을 전진시켜 오른쪽으로의 프로그레시브 체이스(SQQSS)로 중앙을 비스듬히 등지고 – 오른발 후퇴하여 식스 퀵 런으로.

31 RUMBA CROSS
룸바 크로스

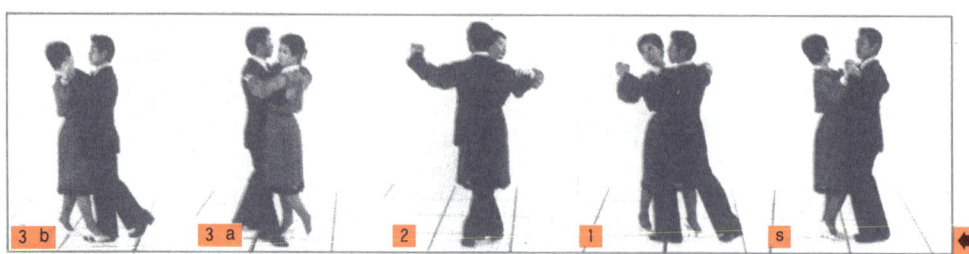

■ 남자

스텝	발의 위치	얼라인먼트	회전량	라이즈 앤드 폴	CBM	스웨이	리듬
1	왼 발 전진, 크게	LOD를 마주보고	마지막에 오른쪽으로 약간	1의 마지막에 라이즈	없음	똑바로	Q
2	오른발 왼발 뒤로 교차	벽을 마주보고	1~2 사이에서 1/4	2~3까지 업		오른쪽	Q
3	왼 발 옆으로 약간 뒤로, 오른발은 앞쪽 CBMP로 끝난다.	LOD를 등지고 LOD를 마주보고 끝난다	2~3 사이에서 1/4, 회전을 계속하고 3에서 1/2	3의 마지막에 로어		똑바로	S

• 풋워크 : 1. HT   2. T   3. THT
• 주 : 앞의 내츄럴 회전의 제5스텝에서 왼쪽으로 스웨이하고 그 스웨이를 제1스텝의 시작까지 유지하면 된다.

■ 여자

스텝	발의 위치	얼라인먼트	회전량	라이즈 앤드 폴	CBM	스웨이	리듬
1	오른발 후퇴, 크게	LOD를 등지고	마지막에 오른쪽으로 약간	1의 마지막에 라이즈	없음	똑바로	Q
2	왼 발 오른발 앞으로 교차	벽을 등지고	1~2 사이에서 1/4	2~3까지 업, 3의 마지막에 로어		왼 쪽	Q
3	오른발 남자의 양발 사이로 전진, 왼발 뒤쪽에서 끝난다	LOD를 마주보고 시작, LOD를 등지고 끝난다	회전을 계속하고 3에서 1/2 (피보트의 동작)			똑바로	S

• 풋워크 : 1. T   2. T   3. TH
• 주 : 피보팅 액션은 오른발을 전진시켜 피보트 하는 것을 말하며 왼발은 CBMP로 유지하지 않고 뒤쪽 약간 옆으로 유지하는 동작을 말한다.
• 아말가메이션
1. 내츄럴 회전의 제1~5스텝 – 룸바 크로스에서 LOD를 마주보고 – 오른발 전진하여 러닝, 오른 회전의 제5~11스텝으로.
2. 내츄럴 회전의 제1~5스텝 – 룸바 크로스에서 회전을 작게 하여 중앙을 비스듬히 마주보고 오른발 옆으로 (QQQQ) – 왼발을 뒤로 교차하여 휘스크 (S) – 여자와 정면으로 보면서 프로그레시브 체이스 또는 사이드 룩으로 계속한다.

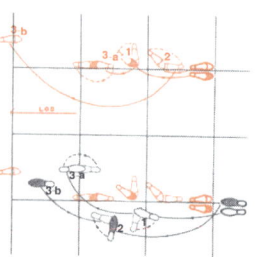

32 TIPSY 팁시   Quickstep

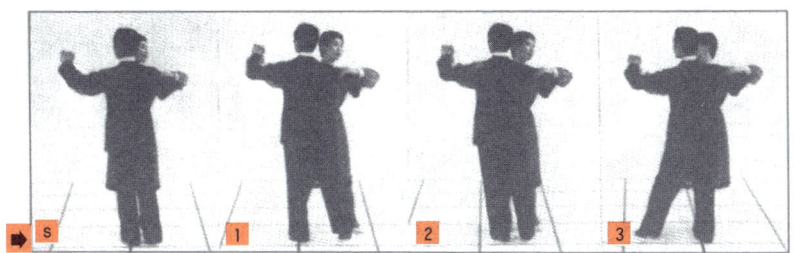

■ 남자

스텝	발의 위치	얼라인먼트	회전량	라이즈 앤드 폴	CBM	스웨이	리듬
1	오른발 옆으로, 작게	LOD 또는 벽을 비스듬히 마주보고		1~2에서 약간 라이즈		똑바로	Q
2	왼 발 오른발쪽으로 절반 정도 이동	위와 같음	없음	그의 마지막에 로어	없음	왼 쪽	&
3	오른발 옆으로 작게	위와 같음		양무릎을 릴랙스시키며 다운		왼 쪽	Q

- 풋워크 : 1. T   2. T   3. T의 IE, 왼쪽 T의 IE
- 주 : 이어서 포워드 록 스텝의 제 2~5스텝(QQSS)으로 계속한다. 또한 스웨이는 「똑바로 똑바로 오른쪽」으로 해도 된다. 이 경우의 리듬 QQS는 1/2, 1/2, 1이다.

■ 여자

스텝	발의 위치	얼라인먼트	회전량	라이즈 앤드 폴	CBM	스웨이	리듬
1	왼 발 옆으로, 작게	LOD 또는 벽을 비스듬히 등지고		1~2에서 약간 라이즈		똑바로	Q
2	오른발 왼발쪽으로 절반 정도 이동	위와 같음	없음	2의 마지막에 로어	없음	오른쪽	&
3	왼 발 옆으로 작게	위와 같음		양무릎을 긴장시킨 뒤 릴랙스하여 다운		오른쪽	Q

- 풋워크 : 1. T   2. T   3. T의 IE, 왼쪽 T의 IE
- 아말가메이션
1. 퀵 오픈 리버스의 제3스텝 - 호버 코르테(SSSS)에서 벽을 비스듬히 마주보며 PO-LOD를 반대로 옆쪽으로 팁시에서 벽을 마주보며(Q&Q)-LOD를 따라 록 스텝 (QQSS).
2. 퀵 오픈 리버스의 제4스텝에서 왼쪽으로 피보트하고 (SQQS) - 왼발로 벽을 비스듬히 보며 전진(S) - 오른쪽으로 체이스의 제2스텝에서 벽을 비스듬히 또는 LOD를 마주보고(QQ) - 이어서 팁시(Q&Q) - 록 스텝으로 (QQSS).

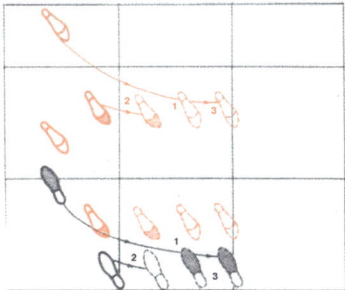

탱 고
TANGO

탱고는 19세기 후반, 아르헨티나의 수도인 부에노스 아이레스의 동남부라플라타강 연안의 선착장을 중심으로 한 서민가에서 만들어졌다. 즉 외국으로부터 찾아든 선원에 의해 도입된 쿠바의 하바넬라 리듬과 아르헨티나의 토착 민족 음악인 포르테니아 음악(미롱가 및 칸도베 등)이 융합하여 탄생된 것이다.

초기의 탱고는 미롱가의 영향이 강했으며 템포도 빨랐다. 그리고 생활 수준이 보잘것 없는 계층에서 만들어졌다 하여 음악으로도 또한 댄스 음악으로도 받아들여지지 않았던 시기가 있었다. 그러나 20세기 초엽(1910년경) 독일에서 밴드네온이 수입되는 것을 계기로 독특한 음색을 가진 이 악기는 이내 탱고 연주의 주요 악기가 되었고 연주 스타일도 비약적으로 발전되었다. 이 새 악기를 중심으로 피아노, 바이올린, 콘드라베이스를 가미하는 연주 형태가 발생하였으며 이로써 탱고의 전성기를 마지하게 되었다.

이 탱고의 여명기에 태어나 아직도 명곡으로 명성을 떨치고 있는 음악으로는 라 쿤바르시타를 비롯 돈판, 엘 엔트렐리아노, 엔초크로, 라 모로차, 페리시아 등이 있다.

1. 탱고를 배움에 있어서

이 댄스는 다른 무빙 댄스(W. F. Q)와 많은 차이가 있기 때문에 구별하여 해설할 필요가 있다. 우선 워크에 대한 해설부터 시작하기로 하자.

[1] 전진 워크
균형이나 체중의 배분은 다른 댄스와 같다. 이제부터 그 중요한 차이점만을 적어 보겠다. 춤을 추기 시작한 위치를 이해하기 위해서는 양발을 모으고 LOD를 마주보고 서며, 양발을 바닥에 대고 1/8만 왼쪽으로 회전함과 동시에 오른발을 5cm에서 7cm정도 뒤로 미끄러지게 하면 오른발 끝은 대략 왼발등과 같은 위치에 온다. (스타트의 발형 위치를보라.)
① 왼발로의 전진 스텝은 모두 발뒤꿈치 원주 안쪽 선과 접하고 왼발끝은 컷 아웃에 놓이며 모두 CBMP가 된다. 오른발로 전진하는 스텝인 경우에는 오른발끝이 그림에서처럼 원주위의 바깥쪽 선과 접하게 된다. 즉 컷 인으로 놓이게 되며 오른쪽 슐더 리딩(SL)이 되어, 일련의 연속은 왼쪽으로 커브를 그리게 된다. (여기서의 원주는 가느다란 선이 아니라 1cm 폭 정도로 한다.)
② 양무릎은 느슨하게 하지만 그 다리 부분과 몸의 긴장에 의하여 균형을 유지하며, 신체의 상하 움직임은 없어야 한다.
③ 양발은 통상적으로 어느 스텝이나 약간만 바닥에 떨어뜨려 스텝되는 위치에 놓고, 바닥 위를 스치듯 걷는 때는 없다. 발은 뒤꿈치부터 바닥에 놓인다. 뒷발의 움직임이 다소 느리기 때문에 거기에 이어지는 다음 전진으로의 움직임은 예리해진다.

[2] 후퇴 워크
위의 탱고에서 워크의 차이는 여자가 후퇴할 때에도 적용되지만 여자는 보편적으로 어느 스텝에서나 발을 바닥에서부터 지나치게 높이 드는 일이 없도록 주의해야 한다.
탱고에 사용되는 표제는 다음과 같다.
• 발의 위치(Position of feet)
기본적으로는 다른 댄스의 경우와 같지만 다음과 같은 차이점이 있음을 기억해 두면 된다.
① 흔히 왼발로 전진하는 모든 스텝은 CBMP이다.
② 흔히 오른발로 전진하는 모든 스텝은 오른쪽 SL(오른쪽 어깨 리드)이다.
③ PP(프롬나드 포지션)는 발의 위치로서 취급한다.
④ 발을 클로즈할 때는 "약간 뒤"나 "약간 앞"이라 적는다.
⑤ 프롬나드 피규어의 제2스텝은 "PP에서 CBMP로 가로질러 전진"하는 식으로 설명했지만 때로는 단지 "PP에서 CBMP로 전진(가로질러가 아니라)"이라는 표현을 할 때도 있다. 이 두 용어의 차이를 이해하기 위해서는 클로즈드 프롬나드와 내츄럴 프롬나드 회전의 처음 2스텝인 발의 위치와 얼라인먼트를 참조하면 된다. 클로즈드 프롬나드의 제2스텝은 "PP에서 오른발을 CBMP로 가로질러 전진"이며 LOD를 따라 이동해가기때문에 왼발을 가로질러 스텝하게 된다.

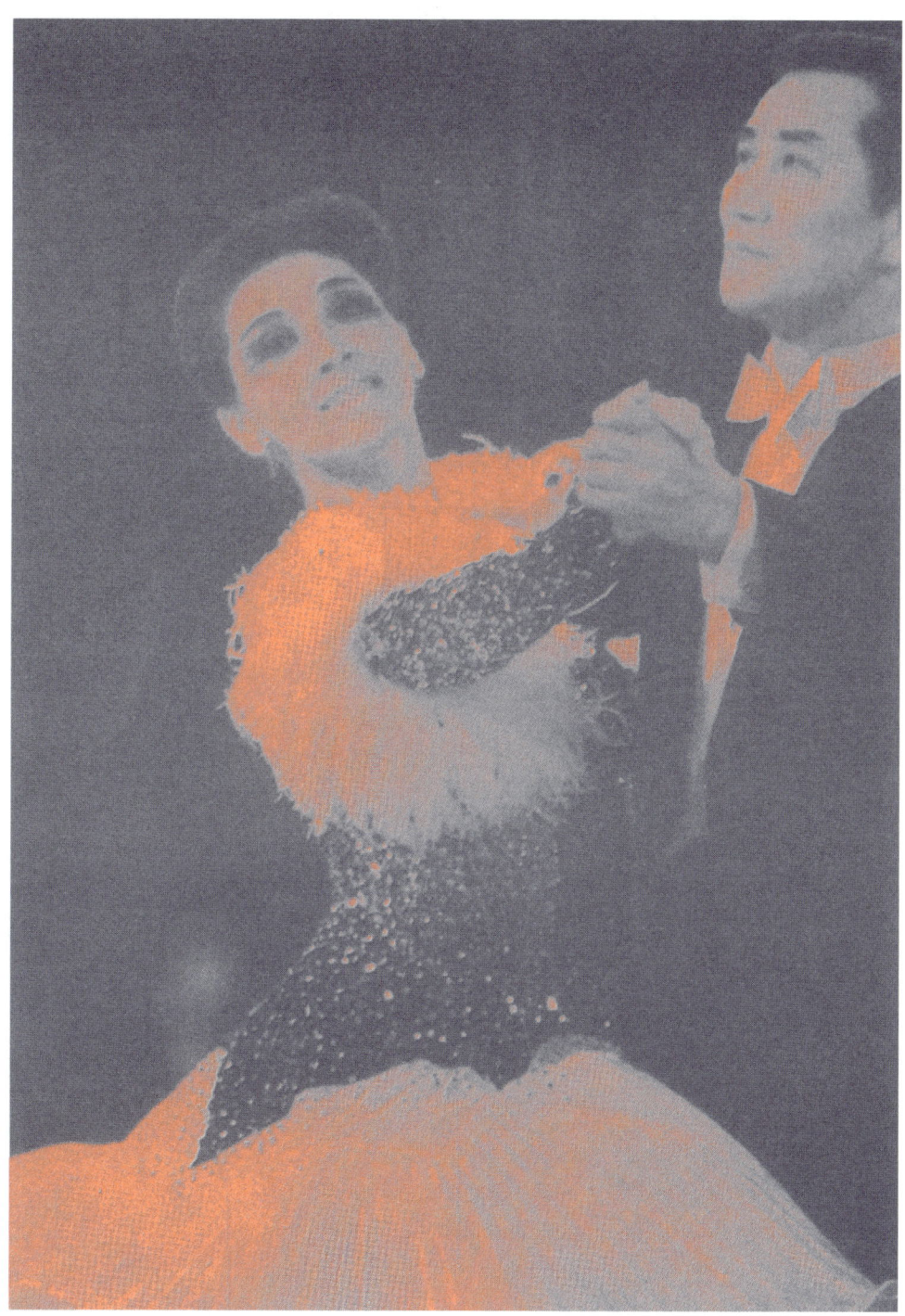

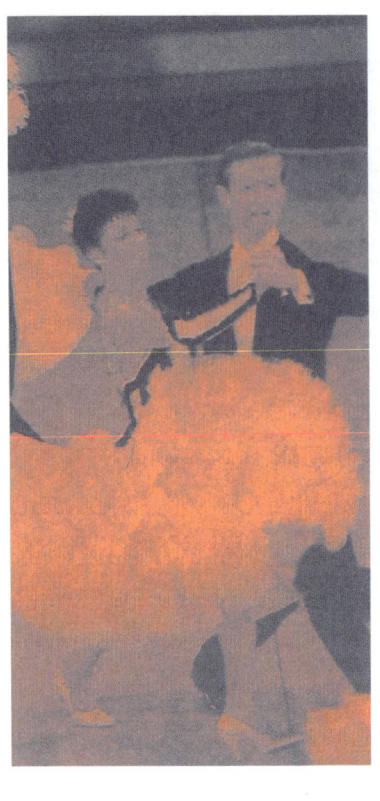
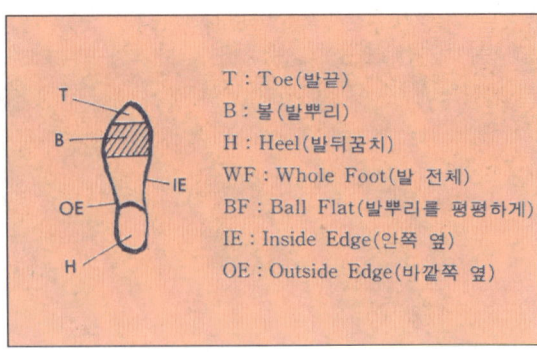

    내츄럴 프롬나드 회전의 제2스텝 얼라인먼트는 "벽을 비스듬히"이다. 따라서 오른발은 "벽에 비스듬한" 방향으로 이동하며, 체중을 지탱하고 있는 왼발이 향하고 있는 라인을 가로질러 스텝하지는 않는다. 즉 "가로지른다"는 말은 발의 위치로부터 제외되어 있는 것이다.

    다른 댄스의 상급 피규어 중에서는 거의 모든 경우에 이 "가로지른다"는 말은 생략된다. 다만 폭스트롯의 오픈 텔레마크의 제4스텝(여자만), 왈츠의 오픈 텔레마크로부터 윙(남자의 제4스텝), 크로스 헤지테이션(여자의 제4스텝), 휘스크로부터의 체이스(남자, 여자의 제1스텝), PP로부터의 위브(남자의 제1스텝)는 제외한다.

- 회전량(Amount of Turn)

    탱고는 각 스텝 간의 회전량을 하나하나 나타내지 않고 피규어 전체에서의 회전량을 나타내면된다.

- 얼라인먼트의 방향(Alignment & Direction)

    무빙 댄스에서의 얼라인먼트는 발이 향하고 있는 곳을 대상으로 하지만 텡고에서는 스텝을 진행시키는 방향도 나타내는 용어를 사용한다. 다음의 법칙을 이해하면 매우 간단하다는 것을 알 수 있다.

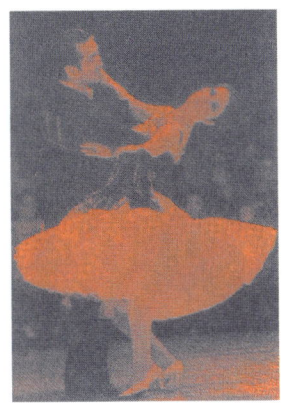

① 모든 전진 후퇴 스텝은 방향으로 나타낸다. 사용되는 용어는 "LOD를 반대로", "LOD를", "중앙을 비스듬히" 등이다.
② 옆으로의 스텝은 다른 댄스에서와 마찬가지로 취급된다. "향하여" 및 "등지고"가 사용된다. 양발이 클로즈되는 때는 "마주보고"가 사용된다.
③ 프롬나드의 제1스텝과 제2스텝의 스텝은 "LOD를 따라, 벽을 비스듬히 향하여"로 그 방향과 얼라인먼트 양쪽을 모두 나타낸다.
　만일 왼발을 LOD를 등지고 왼쪽 SL로 후퇴하게 되면 양발과 몸은 중앙을 비스듬히 등지게 된다는 점에 주의해야 한다. 이러한 스텝에 "등지고"라는 말을 사용하면 혼란이 생기므로 탱고에서의 방향을 나타내는 용어가 사용될 수밖에 없다.

• 풋워크(Footwork)
　탱고에서는 발끝(T) 대신에 발뿌리(B)가 사용되며 도표 안에서는 "B"로 간단하게 나타낸다. 그밖에 "발의 인사이드 에지"라든가 "발의 B의 인사이드 에지" 또는 홀풋(Whole foot) 등의 용어가 사용된다. 주의해야 할 여러 법칙은 다음과 같다.
① 모든 전진 스텝은 그것이 CBMP이든 슐더 리드이든 발뒤꿈치 "H"로 표현하면 된다. "H, 이어서 플래트(Flat)"라고 할 필요도 없다. 프롬나드의 처음 2스텝도 "H"만으로 무방한 것이다.
② CBMP로 후퇴하는 모든 스텝은 B, H이다.
③ 슐더 리드로 후퇴하는 모든 스텝은 발뿌리의 인사이드 에지, 발뒤꿈치(B의 IE), 발 뒤꿈치로 이루어진다.
④ 옆으로의 스텝은 갖가지이다. 어느 것은 발의 인사이드 에지이기도 하고 어느 것은 발뿌리의 인사이드 에지이기도 하며 드물게 "발뿌리 뒤꿈치(B, H)"나 홀 풋 (WF)이 되기도 한다.
⑤ 클로즈하는 발도 갖가지이다. 어소시에이트 경기로서 정해진 피규어 중의 대부분을 "홀풋(WF)"이지만 멤버의 경기용 피규어 중 몇가지 클로즈 스텝은 B, H이다.

1 WALK
워크

4 4
4 3
4 2
4 1
4 S

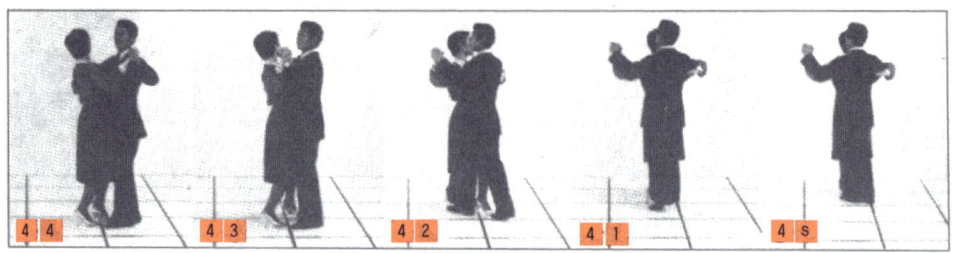

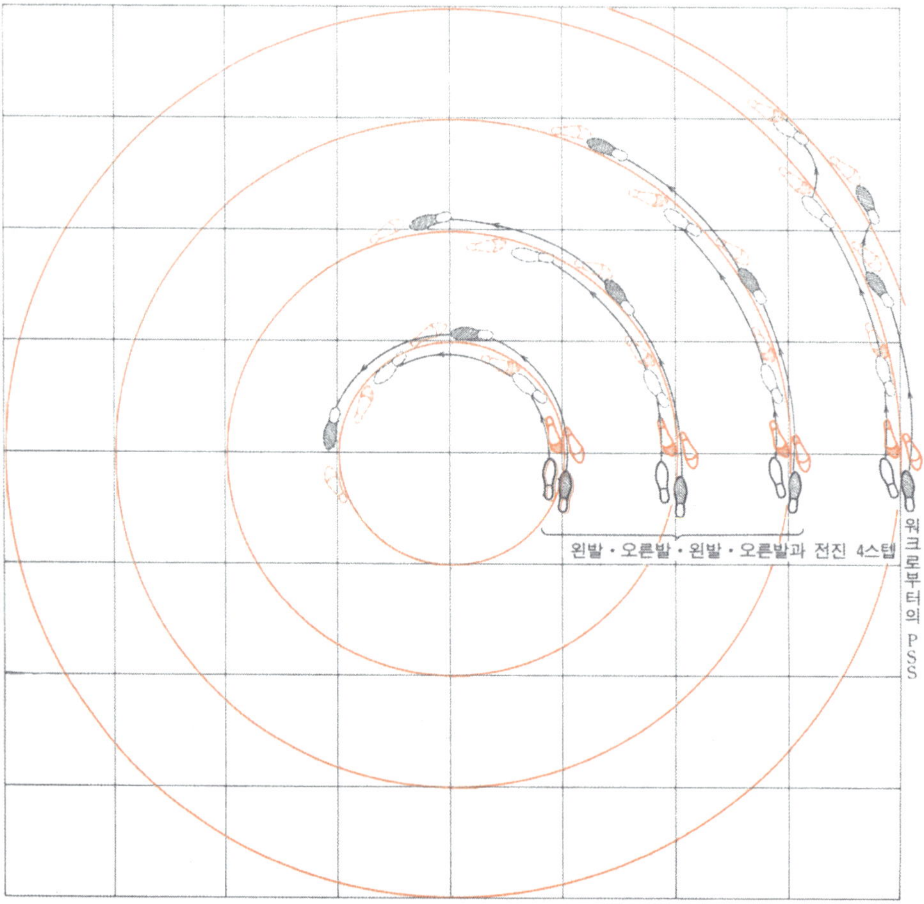

왼발 · 오른발 · 왼발 · 오른발과 전진 4스텝
워크로부터의 PSS

2 PROGRESSIVE LINK　　　　　　　　　　　　　　　Tango
프로그레시브 링크

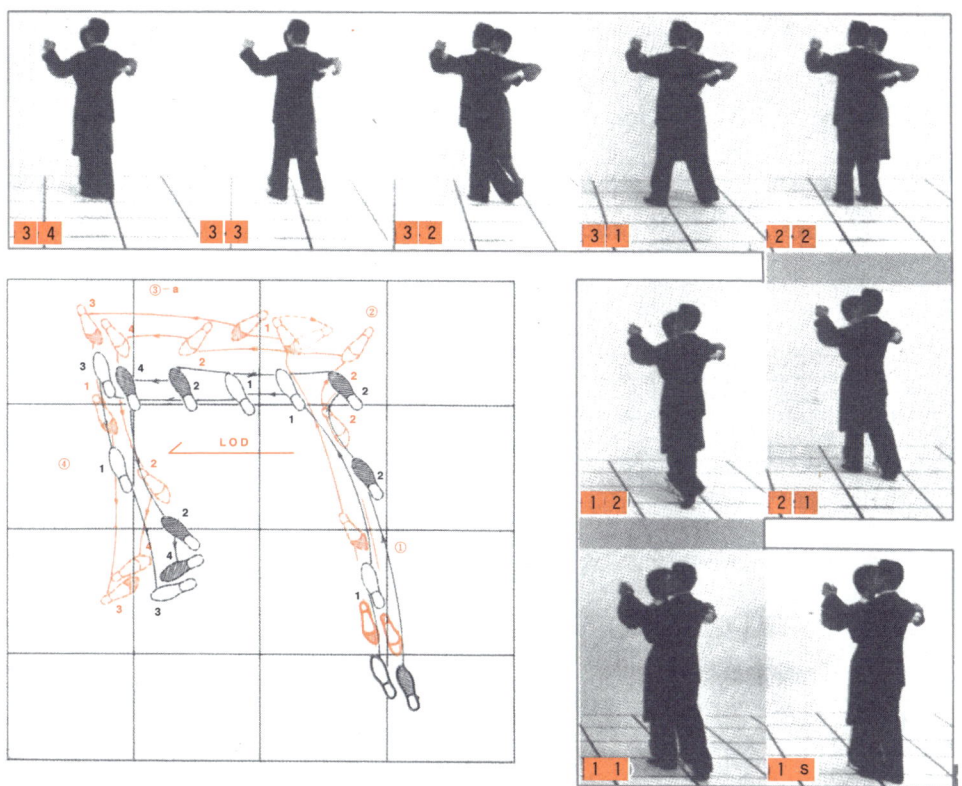

■ 남자

스텝	발의 위치	얼라인먼트와 방향	회전량	CBM	리듬
1	왼 발 전진, CBMP로	벽을 비스듬히	없음	없음	Q
2	오른발 옆으로, 약간 뒤로, PP로	벽을 비스듬히 마주보고	없음	없음	Q

• 풋워크 : 1. H 2 발의 IE, 왼발 B의 IE
• 주 : 제2스텝에서는 오른 어깨를 가볍게 뒤로 이동할 것.

■ 여자

스텝	발의 위치	얼라인먼트와 방향	회전량	CBM	리듬
1	왼 발 후퇴, CBMP로	벽을 비스듬히	오른쪽으로 1/4	없음	Q
2	오른 발 옆으로, 약간 뒤로, PP로	중앙을 비스듬히 마주보고	회전	없음	Q

• 풋워크 : 1. BH 2 BH의 IE, 오른발 B의 IE
• 주 : 제2스텝의 위치는 몸에 대해 약간 뒤이며 LOD에 있지 않다. 제1스텝의 오른발 뿌리 회전은 오른발 뒤꿈치를 내리기 전에 할 것.

3a CLOSED PROMENADE
클로즈드 프롬나드

■ 남자

스텝	발의 위치	얼라인먼트와 방향	회전량	CBM	리듬
1	왼 발 옆으로 PP로	LOD를 따라 벽을 비스듬히 향해	없음	없음	S
2	오른 발 전진, PP로 가로 질러 CBMP로	위와 같음			Q
3	왼 발 옆으로 약간 앞으로	벽을 비스듬히 향해			Q
4	오른 발 왼발의 약간 뒤로 모은다	벽을 비스듬히 마주보고			S

- 풋워크 : 1. H 2. H 3 발의 IE 4 WF
- 주 : 남자는 제3스텝에서 여자와 정면으로 대하며 중앙을 비스듬히 등지고 끝날 수도 있고 남자의 풋워크는 「B의 IE, H」 여자는 「발의 IE」.

■ 여자

스텝	발의 위치	얼라인먼트와 방향	회전량	CBM	리듬
1	오른발 옆으로 PP	LOD를 따라 벽을 비스듬히 향해	—	—	S
2	왼 발 전진, PP로 가로 질러 CBMP로	위와 같음	2~3 사이에서 왼쪽으로 4/1 회전	있음	Q
3	오른 발 옆으로 약간 뒤로	벽을 비스듬히 등지고		—	Q
4	왼 발 오른발의 약간 앞으로 모은다	위와 같음		—	S

- 풋워크 : 1. H 2 H 3 B의 IE, H 4 WF
- 선행 : (A) 오른발 워크. 모든 클로즈드 피니시. 오픈 프로나드 또는 오픈 피니시로 왼발을 오른발에 모으지만 체중은 얹지 않는다. 내츄럴 트위스트 회전. 내츄럴 프롬나드 회전. 프로그래시브 링크.
  (M) 포스텝. 팔어웨이 프롬나드. 브러시 탭.
- 후속 : (A) 왼발 워크. PSS. 모든 프롬나드 피규어. 주로 코너에서는 백 코르테 또는 왼발의 록. 방의 중간 부분에서는 여자와 마주대하고 프로그레시브 링크.
  (M) 포스텝. 프롬나드 링크. FA 프롬나드. 왼발 전진하여 브러시 탭. 여자를 바깥쪽에 두고 왼발 후퇴하여 아웃사이드 스위블.

3b OPEN PROMENADE
오픈 프롬나드

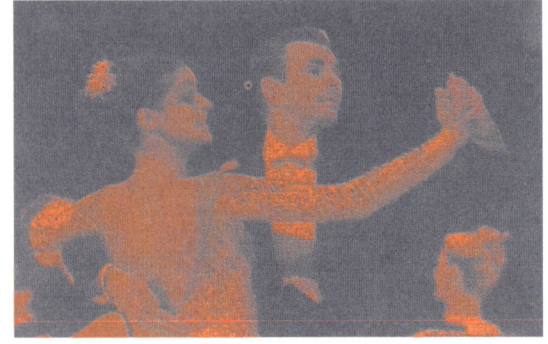

남녀 모두
(1~3까지 위와 같음)
제4스텝은
남자 : 오른발 전진, OP에서 CBMP로
여자 : 왼발 후퇴, CBMP로
- 선행 : 위의 클로즈드 프롬나드와 같음.
- 후속 : 오픈 피니시의 그것과 같음.

4 BACK CORTE
백 코르테
Tango

■ 남자

스텝	발의 위치	얼라인먼트와 방향	회전량	CBM	리듬
1	왼 발 후퇴, 왼쪽 SL로	LOD로	2~3 사이에서 왼쪽으로 4/1 회전	—	S
2	오른 발 후퇴, CBMP로	중앙을 비스듬히		있음	Q
3	왼 발 옆으로, 약간 앞으로	벽을 비스듬히		—	Q
4	오른 발 왼발의 약간 뒤로 모은다	벽을 비스듬히 마주보고		—	S

• 풋워크 : 1. B의 IE, H   2. BH   3. 발의 IE   4. WF

■ 여자

스텝	발의 위치	얼라인먼트와 방향	회전량	CBM	리듬
1	오른 발 전진, 오른쪽 SL로	LOD로	2~3 사이에서 왼쪽으로 4/1 회전	—	S
2	왼 발 전진, CBMP로	중앙을 비스듬히		있음	Q
3	오른 발 옆으로, 약간 뒤로	벽을 비스듬히 등지고		—	Q
4	왼 발 오른발의 약간 앞으로 모은다	위와 같음		—	S

• 풋워크 : 1. H   2. H   3. B의 IE, H   4. WF

• 얼라인먼트
  위의 얼라인먼트도 무방하지만, 본서에서는 사진 및 발형으로 나타낸 얼라인먼트를 사용했다.

• 선행 : (A) 중앙을 비스듬히 등지고 끝나는 모든 클로즈드 피니시. 코너에서 끝난 클로즈드 프롬나드 또는 클로즈드 피니시. 1과 2에 CBM을, 또한 1에서 CBMP를 사용하여 오픈 프롬나드 또는 오픈 피니시. 오른발의 록. PSS 리버스의 4스텝. 내츄럴 트위스트 회전. 내츄럴 프롬나드 회전(바람직하지는 않다).
  (M) 프롬나드 링크 브러시 탭.

• 후속 : (A) 왼발 워크 PSS . 모든 프롬나드계 피규어. 프로그레시브 링크 . 왼발 후퇴하여 왼발 록.
  (M) 포스텝. FA 프롬나드. 왼발 전진하여 브러시 탭. 여자 바깥쪽에서 왼발 후퇴하여 아웃사이드 스위블.

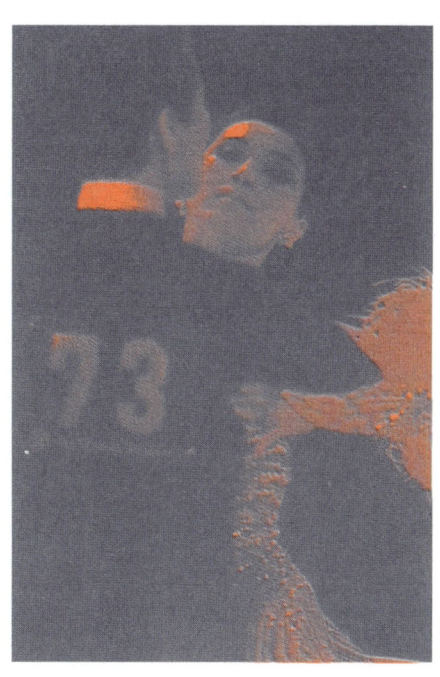

5a OPEN REVERSE TURN CLOSED FINISH (Lady in Line)
오픈 리버스 회전 클로즈드 피니시 (여자는 라인 안에)

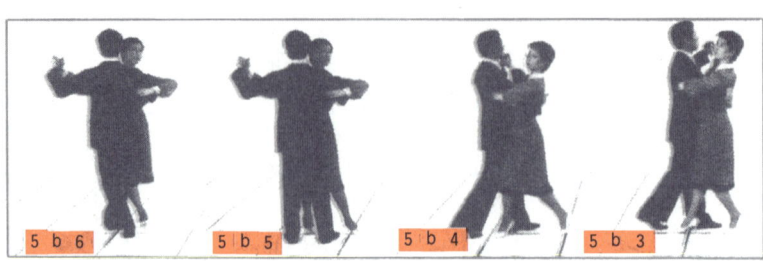

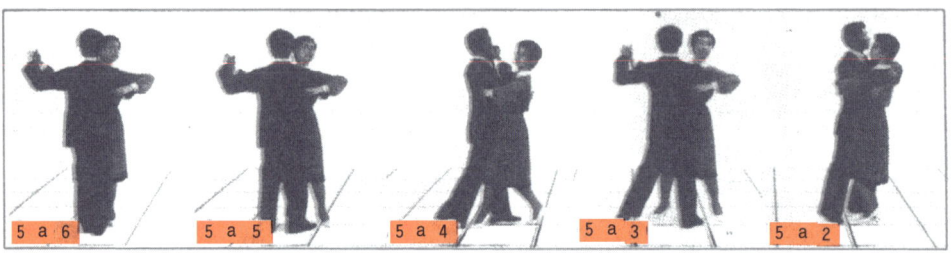

■ 남자

스텝	발의 위치	얼라인먼트와 방향	회전량	CBM	리듬
1	왼 발 전진, CBMP로	중앙을 비스듬히		있음	Q
2	오른발 옆으로, 약간 뒤로	LOD를 등지고		—	Q
3	왼 발 후퇴, 왼쪽 SL로	LOD로	왼쪽으로 3/4 회전	—	S
4	오른 발 후퇴, CBMP로	중앙을 비스듬히		있음	Q
5	왼 발 옆으로, 약간 앞으로	벽을 비스듬히 향하여		—	Q
6	오른 발 왼발의 약간 뒤로 모은다	벽을 비스듬히 마주보고		—	S

• 풋워크 : 1. H 2. BH 3. B의 IE, H 4. BH 5. 발의 IE 6. WF

■ 여자

스텝	발의 위치	얼라인먼트와 방향	회전량	CBM	리듬
1	오른 발 후퇴, CBMP로	중앙을 비스듬히		있음	Q
2	왼 발 뒤꿈치를 오른발 뒤꿈치로 모은다	T를 LOD 로 향해		—	Q
3	오른 발 전진, 오른쪽 SL로		왼쪽으로 3/4 회전	—	S
4	왼 발 전진, CBMP로	LOD로		있음	Q
5	오른 발 옆으로, 약간 뒤로	중앙을 비스듬히		—	Q
6	왼 발 오른발의 약간 앞으로 모은다	벽을 비스듬히 등지고 위와 같음		—	S

• 풋워크 : 1. BH 2. WF 3. H 4. H 5. B의 IE, H 6. WF
• 선행 : (A) 오른발의 워크 . 백 코르테와 같은 클로즈드 피니시의 중앙을 비스듬히 끝내고, 중앙을 비스듬히 끝내는 오픈 프롬나드 또는 모든 오픈 피니시 .
　　　(M) 프롬나드 링크에서 왼쪽으로 회전하고 중앙을 비스듬히 보며 끝내고 .

5b OPEN REVERSE TURN OPEN FINISH (Lady Outside)   Tango
오픈 리버스 회전 오픈 피니시 (여자는 바깥에)

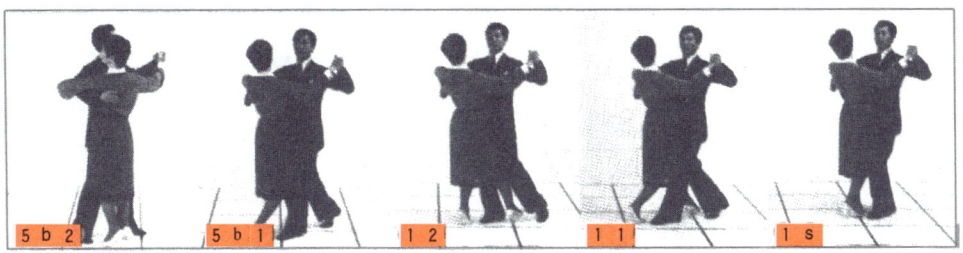

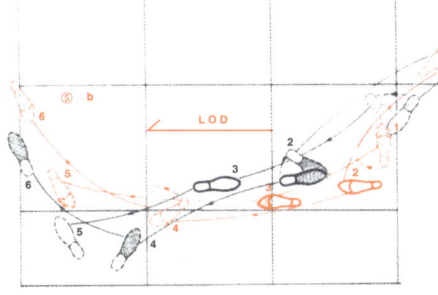

- 선행 : 앞 페이지의 오픈 리버스 회전의 항과 같음.
- 후속 : (A)PSS . 백 코르테(1과 2에서 약간 CBM 을 사용하고 1에서 CBMP로) . 왼발 CBMP로 록―클로즈드 피니시를 계속한다. 왼발을 오른발 가까이에 체중을 주지않고 모으며 카운트 "&"로 여자를 PP에 회전시켜 모든 프롬나드 피규어를 계속한다. 프로그래시브 링크.

■ 남자

스텝	발의 위치	얼라인먼트와 방향	회전량	CBM	리듬
1	왼 발 전진, CBMP로	중앙을 비스듬히		있음	Q
2	오른 발 옆으로	벽을 비스듬히 등지고		—	Q
3	왼 발 후퇴, CBMP로	LOD로	왼쪽으로	—	S
4	오른 발 후퇴	LOD로	3/4 못되는듯	있음	Q
5	왼 발 옆으로, 약간 앞으로	벽과 벽 사이를 향하여 비스듬하게	회전	—	Q
6	오른 발 전진, CBMP에서 OP로	벽과 벽 사이로 비스듬하게		—	S

• 풋워크 : 1. H 2. BH 3. BH 4. BH 5. 발의 IE 6. H

■ 여자

스텝	발의 위치	얼라인먼트와 방향	회전량	CBM	리듬
1	오른 발 후퇴, CBMP로	중앙을 비스듬히		있음	Q
2	왼 발 옆으로 약간 앞으로	LOD향해		—	Q
3	오른 발 전진, CBMP에서 OP로	LOD로	왼쪽으로	—	S
4	왼 발 전진	위와 같음	3/4 못되는듯	있음	Q
5	오른 발 옆으로, 약간 뒤로	벽과 벽 사이를 비스듬히 등지고	회전	—	Q
6	왼 발 후퇴	벽과 벽 사이로 비스듬하게		—	Q

• 풋워크 : 1. BH 2. WF 3. H 4. H 5. B의 IE, H 6. B

6 PROGRESSIVE SIDE STEP (P.S.S)
프로그레시브 사이드 스텝 (약칭 PSS)

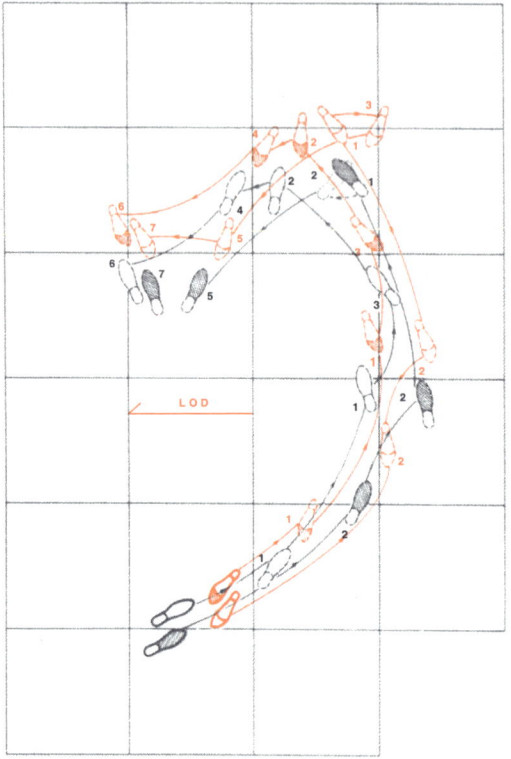

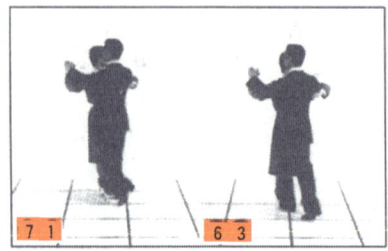

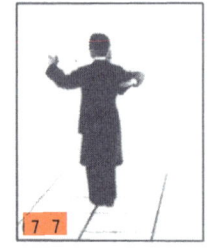

- 선행 : 오른발의 워크, 클로즈드 프롬나드 또한 모든 크로즈드 피니시. 오픈 프롬나드 또는 모든 오픈 피니시.
  (M) 프롬나드 링크 브러시 탭. 아웃사이드 스위블(프롬나드 링크가 계속된다).
- 후속 : (A) 오늘발의 워크 . 록 회전.
- 주 : PSS로 회전하는 경우에는 제1스텝에서 CBM이 사용된다.

■ 남자

스텝	발의 위치	얼라인먼트와 방향	회전량	CBM	리듬
1	왼 발 전진, CBMP로		약간 왼쪽으로	없음	Q
2	오른발 옆으로, 약간 뒤로	선행 피규어에 의한다.	회전해도 된다	없음	Q
3	왼 발 전진, CBMP로			없음	S

• 풋워크 : 1. H 2. 발의 IE 3. H

■ 여자

스텝	발의 위치	얼라인먼트와 방향	회전량	CBM	리듬
1	오른발 후퇴, CBMP로		약간 왼쪽으로	없음	Q
2	왼 발 옆으로, 약간 앞으로	선행 피규어에 의한다.	회전해도 된다	없음	Q
3	오른발 후퇴, CBMP로			없음	S

• 풋워크 : 1. BH 2. BH의 IE 3. B

7 ROCK TURN   Tango
록회전

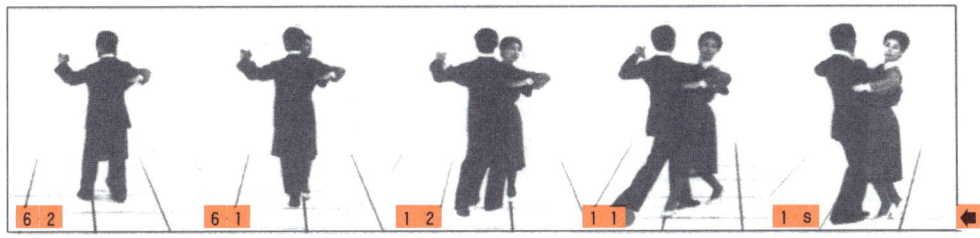

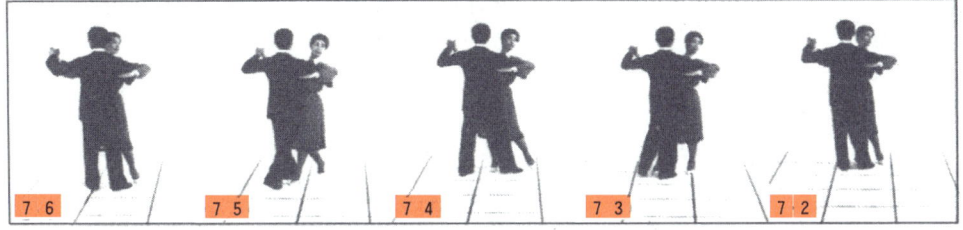

■ 남자

스텝	발의 위치	얼라인먼트와 방향	풋워크	회전량	CBM	리듬
1	오른발 전진	벽을 비스듬히	H	1~3 사이에서 오른쪽으로 1/4 회전	약간	S
2	왼 발 옆으로, 뒤로	중앙을 등지고	B의 IE, H		—	Q
3	체 중 앞의 오른발로 되돌리고, 오른쪽 SL로	벽을 반대로 비스듬히	B의 IE, H		—	Q
4	왼 발 후퇴, 작게, 왼쪽 SL로	중앙을 등지고	B의 IE, H		—	S
5	오른 발 후퇴, CBMP로	중앙을	BH	4~7사이에서 왼쪽으로 1/4 회전	있음	Q
6	왼 발 옆으로, 앞으로	벽을 비스듬히 향해	발의 IE		—	Q
7	오른 발 왼발의 약간 뒤로 모은다	벽을 비스듬히 마주보고	WF		—	S

■ 여자

스텝	발의 위치	얼라인먼트와 방향	풋워크	회전량	CBM	리듬
1	왼 발 후퇴	벽을 비스듬히	HB	1~3 사이에서 오른쪽으로 1/4 회전	약간	S
2	오른 발 앞으로, 약간 오른쪽으로	중앙을 마주보고	H		—	Q
3	왼 발 뒤로, 왼쪽으로, 오른쪽 SL로	벽을 반대로 비스듬히	B의 IE, H		—	Q
4	오른 발 전진, 작게, 오른쪽 SL로	중앙을 비스듬히	H		—	S
5	왼 발 전진, CBMP	중앙으로	H	4~7 사이에서 왼쪽으로 1/4 회전	있음	Q
6	오른 발 옆으로, 뒤로	벽을 비스듬히 등지고	B의 IE, H		—	Q
7	왼 발 오른발의 약간 앞으로 모은다	위와 같음	WF		—	S

8a ROCK BACK ON L.F.
록 백 온 레프트 풋
왼발의 록

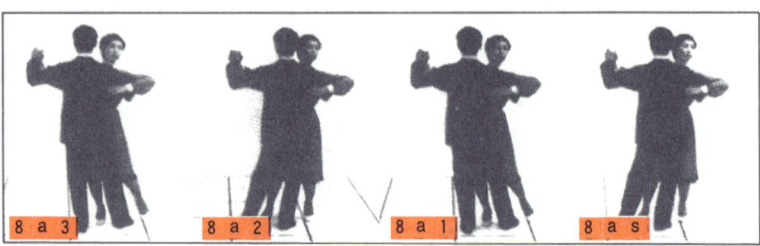

■ 남자

스텝	발의 위치	얼라인먼트와 방향	풋워크	회전량	CBM	리듬
1	왼 발 후퇴, 왼쪽 SL	LOD로	B의 IE,H			Q
2	체 중 오른발로 되돌리고, 오른 SL로	LOD반대로	H	없음	없음	Q
3	왼 발 후퇴, 작게, 왼쪽 SL로	LOD로	B의 IE,H			S

■ 여자

스텝	발의 위치	얼라인먼트와 방향	풋워크	회전량	CBM	리듬
1	오른 발 전진, 오른쪽 SL	LOD로	H			Q
2	체 중 뒤의 왼발로 되돌리고, 왼쪽 SL로	LOD반대로	B의 IE,H	없음	없음	Q
3	오른 발 전진, 작게, 오른쪽 SL로	LOD로	H			S

- 선행 : 백 코르테항과 같다.
- 후속 : 클로즈드 피니시 또는 오픈 피니시. 오른발의 록.

8b ROCK BACK ON R.F.
록 백 온 라이트 풋

■ 남자

스텝	발의 위치	얼라인먼트와 방향	풋워크	회전량	CBM	리듬
4	오른 발 후퇴, CBMP	LOD로	BH			Q
5	체 중 앞의 왼발로 돌리고, CBMP	LOD반대로	H	없음	없음	Q
6	오른 발 후퇴, CBMP	LOD로	B(H)			S

■ 여자

- 주 : 남자의 제3스텝의 오른발꿈치는 다음 스텝 때에 내린다.

스텝	발의 위치	얼라인먼트와 방향	풋워크	회전량	CBM	리듬
4	왼 발 전진, CBMP	LOD로	H			Q
5	체 중 뒤의 오른발로 되돌리고, CBMP	LOD 반대로	BH	없음	없음	Q
6	왼 발 전진, CBMP	LOD로	H			S

- 얼라인먼트
  록은 또한 "LOD로" 또는 "중앙 비스듬히"로도 출 수가 있다.
- 주 : 오른발 록을 왼발 록으로 계속할 때 오른발 록의 제1스텝은 "LOD로"이다. 클로즈드 피니시를 왼발 록으로 계속할 때 클로즈드 피니시의 제1스텝은 "중앙을 비스듬히"이다.

9 NATURAL TWIST TURN
내츄럴 트위스트 회전

Tango

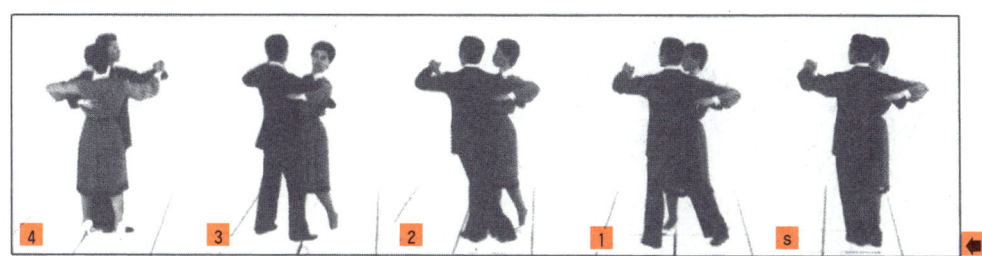

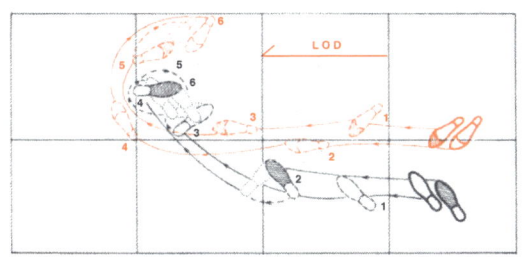
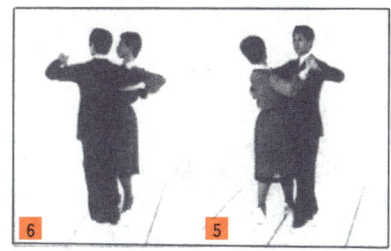

■ 남자

스텝	발의 위치	얼라인먼트와 방향	회전량	CBM	리듬
1	왼 발 옆으로, PP	LOD를 따라 벽을 비스듬히 향해		—	S
2	오른 발 전진, PP로 가로질러 CBMP로	위와 같음		있음	Q
3	왼 발 옆으로 벌린다	중앙을 비스듬히 등지고		—	Q
4	오른 발 왼발 뒤로 교차	LOD를 등지고	전 피규어 로 1회전	—	S
5	트위스트하기 시작하며 양발의 교차를 푼다	6의 얼라인먼트 쪽으로		—	Q
6	양 발 거의 모으고 체중은 오른발에 PP가 된다	벽을 비스듬히 마주 보고		—	Q

■ 여자

스텝	발의 위치	얼라인먼트와 방향	회전량	CBM	리듬
1	오른 발 옆으로, PP	LOD를 따라 중앙을 비스듬히 향해		—	S
2	왼 발 전진, PP로 가로질러 CBMP로	LOD를 향해 LOD로		있음	Q
3	오른 발 전진, 남자의 양발 사이로	LOD로	전 피규어 로 1회전	—	Q
4	왼 발 전진, 왼쪽 SL로, OP로 나갈 준비	LOD로 벽을 비스듬히 향하여		—	S
5	오른 발 전진, CBMP로 OP에	벽으로		—	Q
6	왼 발 오른발에 모으고, 약간 뒤, PP로	중앙을 비스듬히 마주 보고		—	Q

10 P. S. S. REVERSE TURN
피 에스 에스 리버스 회전

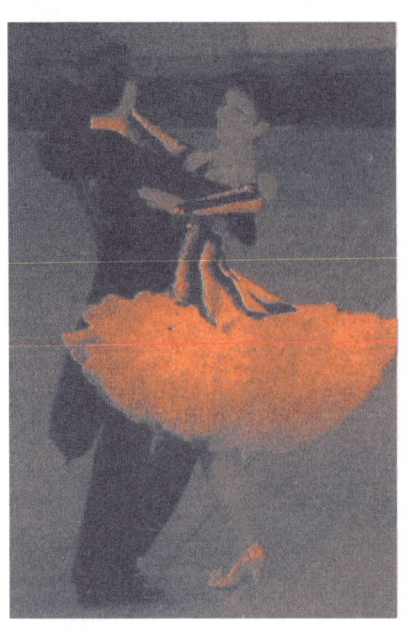
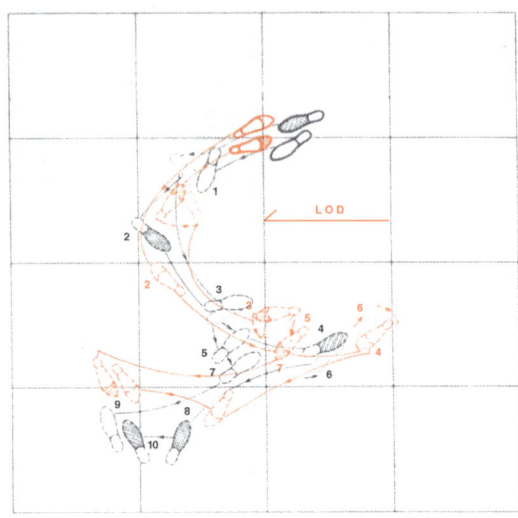

■ 남자

스텝	발의 위치	얼라인먼트와 방향	회전량	CBM	리듬
1	왼 발 전진, CBMP로	중앙을 비스듬히		있음	Q
2	오른발 옆으로 약간 뒤로	중앙을 반대로 비스듬히 마주보고		—	Q
3	왼 발 전진, CBMP로	LOD를 대략 반대로		있음	S
4	오른발 전진, 오른쪽 SL로	LOD를 반대로		—	S
5	체 중 뒤의 왼발로 되돌리고. 왼쪽 SL로	LOD로	왼쪽으로 3/4 회전	—	Q
6	체 중 앞의 오른발로 되돌리고. 오른쪽 SL로	LOD를 반대로		—	Q
7	왼 발 후퇴, 작게, 왼쪽 SL로	LOD로		—	S
8	오른 발 후퇴, CBMP로	중앙을 비스듬히		있음	Q
9	왼 발 옆으로, 약간 앞으로	벽을 비스듬히 향해		—	Q
10	오른 발 왼발의 약간 뒤로 모은다	벽을 비스듬히 마주보고		—	S

- 풋워크 : 1. H 2. 발의 IE 3. H 4. H 5. B의 IE 6. H 7. B의 IE, H 8. BH 9. 발의 IE 10. WF
- 주 : 최초의 4스텝으로부터 다음 엔딩으로 들어가도 된다.
  1. 백 코르테(SQQS)
  2. 왼발의 록(QQS) — 오른발 록(QQS) — 백 코르테 (SQQS).
  3. 왼발의 록(QQS) — 몸을 왼쪽으로 회전시키고 오른발로 후퇴(S) — 이어서 왼발 전진. 벽을 향해 CBMP로 PSS(QQS)를 계속한다.

Tango

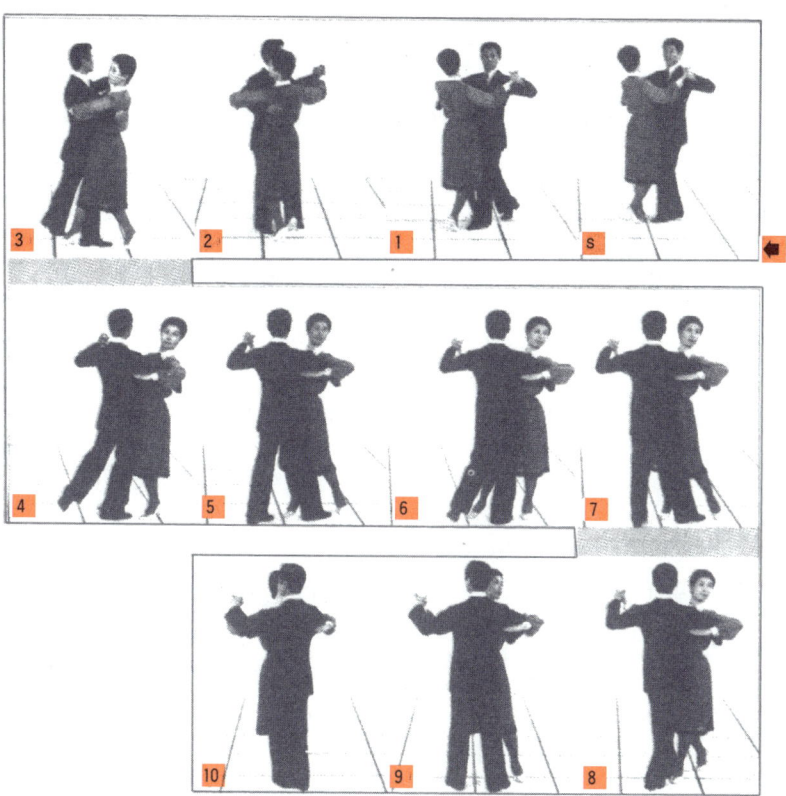

■ 여자

스텝	발의 위치		얼라인먼트와 방향	회전량	CBM	리듬
1	오 른 발	전진, CBMP로	중앙을 비스듬히		있음	Q
2	왼 발	약간 앞으로	중앙을 반대로 비스듬히 등지고		—	Q
3	오 른 발	후퇴, CBMP로	LOD를 대략 반대로		있음	S
4	왼 발	후퇴, 오른쪽 SL로	LOD를 반대로		—	S
5	체 중	앞의 오른발로 되돌리고,	LOD로		—	Q
6	체 중	오른쪽 SL로	LOD를 반대로	왼쪽으로 3/4 회전	—	Q
7	오 른 발	뒤의 왼발로 되돌리고, 왼쪽 SL로	LOD로		—	S
8	왼 발	전진, 작게, 오른쪽 SL로	중앙을 비스듬히		있음	Q
9	오 른 발	전진, CBMP로	벽을 비스듬히 등지고		—	Q
10	왼 발		위와 같음		—	S

- 풋워크 : 1. BH 2. 발의 IE 3. BH 4. B의 IE, H 5. H 6. B의 IE, H 7. H 8. H 9. B의 IE, B 10. WF
- 선행과 후속 : 오픈 리버스 회전의 항과 같다.

11. NATURAL PROMENADE TURN
내츄럴 프롬나드 회전

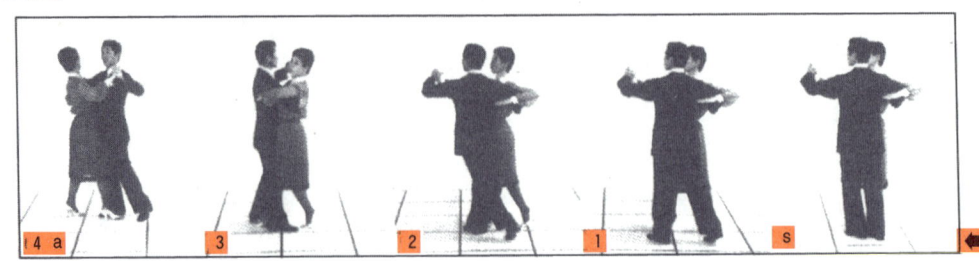

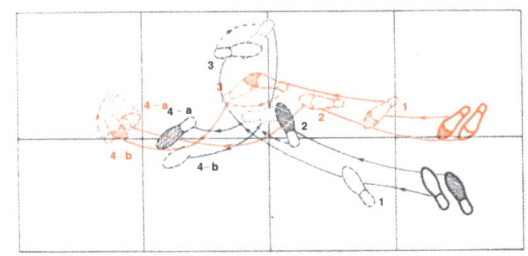

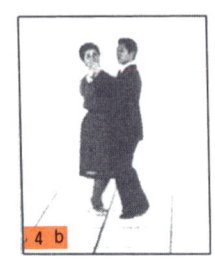

■ 남자

스텝	발의 위치	얼라인먼트와 방향	회전량	CBM	리듬
1	왼 발 옆으로 PP로	LOD를 따라 비스듬히 향하여		—	S
2	오른발 전진, PP에서 CBMP로옆	벽을 비스듬히		있음	Q
3	왼 발으로 약간 뒤로	LOD를 등지고	오른 쪽으로 3/4 회전	—	Q
4	오른발 전진, CBMP로(왼발 옆, 체중을 걸지 않고, PP로)	새 LOD의 벽을 비스듬히		있음	S

• 풋워크 : 1. H 2. H 3. BHB 4. H 이어서 왼쪽 B의 IE

■ 여자

스텝	발의 위치	얼라인먼트와 방향	회전량	CBM	리듬
1	오른 발 옆으로 PP로	LOD를 따라 비스듬히 향해		—	S
2	왼 발 전진, PP에서 가로질러 CBMP로	LOD를 향해		있음	Q
3	오른 발 전진, 남자의 양발 사이로	LOD로	오른 쪽으로 3/4 회전이	—	Q
4	왼 발 옆으로, 약간 뒤로(오른 발, 왼발의 옆 체중을 주지 않고 PP로)	새 벽을 비스듬히 등지면서 시작 하여 새 중앙을 비스듬히 마주보고 끝난다		있음	S

• 풋워크 : 1. H 2. H 3. H 4. BH 이어서 오른쪽 B의 IE
• 선행 : "클로즈드 프롬나드"의 항과 같다.
• 후속 : (A) 모든 프롬나드 피규어. 백 코르테(바람직하지 않다). 프롬나드 턴의 제3스텝에서부터 록 턴.
  (M) 프롬나드 링크 . FA프롬나드 . 백 오픈 프롬나드 .

12 BACK OPEN PROMENADE　　　　　　　　　Tango
백 오픈 프롬나드

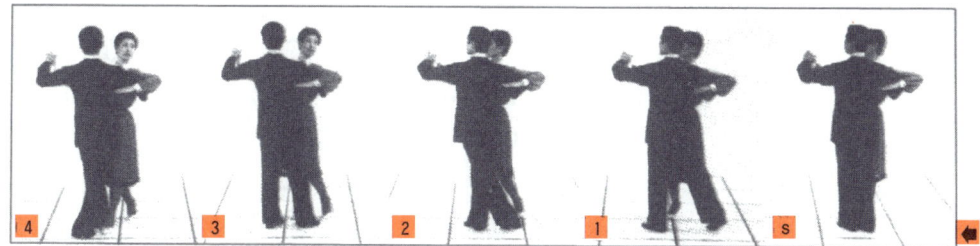

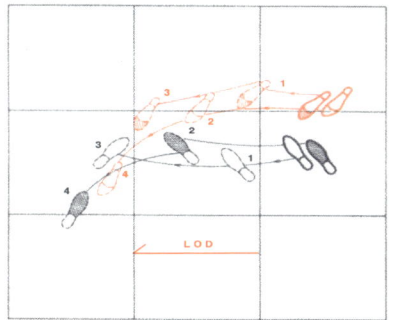

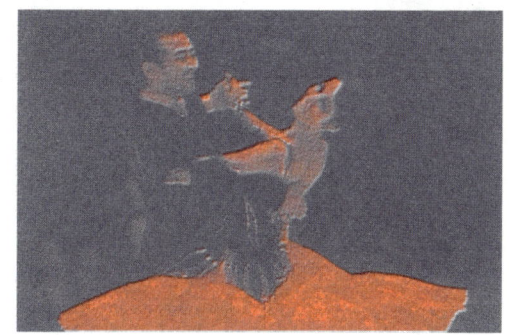

■ 남자

스텝	발의 위치	얼라인먼트와 방향	회전량	CBM	리듬
1	왼 발 옆으로, PP로	LOD를 따라 벽을 비스듬히 향해	—		S
2	오른 발 전진, PP에서 가로질러 CBMP로	위와 같음	2~3 사이에서 오른쪽으로	있음	Q
3	왼 발 옆으로 약간 뒤로	중앙을 비스듬히 등지고	1/4 회전, 4에서 몸을 왼쪽으로 회전	—	Q
4	오른 발 후퇴	중앙을 비스듬히		—	S

• 풋워크 : 1. H　2 H　3 BH　4 BH

■ 여자

스텝	발의 위치	얼라인먼트와 방향	회전량	CBM	리듬
1	오른 발 옆으로 PP로	LOD를 따라 중앙을 비스듬히 마주보고		—	S
2	왼 발 전진, PP에서 가로질러 CBMP로	위와 같음		—	Q
3	오른 발 옆으로 약간 옆으로	중앙을 비스듬히 등지고		—	Q
4	왼 발 전진	중앙을 비스듬히	4에서 몸을 왼쪽으로 회전	—	S

• 풋워크 : 1. H　2 H　3 BH　4 BH　WF
• 선행 : 클로즈드 프롬나드의 항과 같다.

13 PROMENADE LINK
프롬나드 링크

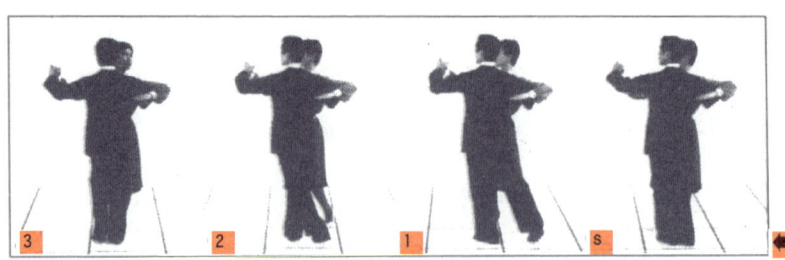

■ 남자

스텝	발의 위치	얼라인먼트와 방향	풋워크	회전량	CBM	리듬
1	왼 발 옆으로, PP로	LOD를 따라 벽을 비스듬히 향해	H	—	—	S
2	오른 발 전진, PP에서 가로질러 CBMP로	위와 같음	HB(발은 F)	오른쪽으로 회전	있음	Q
3	왼 발 옆으로 거의 오른발에 모으고 체중은 옮기지 않는다	벽을 마주보고	B의 IE	—	—	Q

- 주 : 위의 얼라인먼트 이외에 다음과 같이 사용하기도 한다.
  (a) 벽을 비스듬히 마주보며 시작하고 LOD를 따라 이동하며 남자는 회전하지 않고(여자는 왼쪽으로 1/4 회전한다).
  (b) LOD를 마주보고 시작하며 중앙으로 비스듬히 이동하고 남자는 1~2 사이에서 왼쪽으로 1/8(여자는 오른쪽으로 3/8) 리버스계 피규어로 계속한다.
  (b)를 사용할 때 제2스텝의 오른발은 중앙을 비스듬히 향하게 하고 3에서 양발과 몸이 중앙을 비스듬히 마주보게 한다. 프롬나드로 좌회전하는 것은 리버스 프롬나드 링크로 알려져 있다.

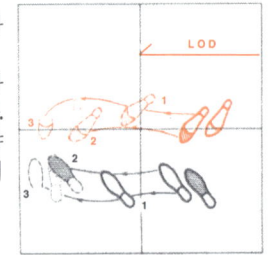

■ 여자

스텝	발의 위치	얼라인먼트와 방향	회전량	CBM	리듬
1	오른발 옆으로, PP로	LOD를 따라 중앙을 비스듬히 마주보고		—	S
2	왼 발 전진, PP에서 가로질러 CBMP로	위와 같음	왼쪽으로 1/8 회전	있음	Q
3	오른 발 옆으로, 거의 왼발에 모으고 체중은 옮기지 않는다.	벽을 등지고		—	Q

- 주 : 위의 (b)때에 여자의 얼라인먼트는 1~2 스텝에서 "중앙을 비스듬히 이동, 중앙을 향해"이며 2~3스텝 사이에서 회전하여 중앙을 비스듬히 등진다.
- 선행 : 오른발 워크, 클로즈드 프롬나드 또는 모든 클로즈드 피니시. 오픈 프롬나드 또는 모든 오픈 피니시 (여자를 PP로 회전시킬 때에는 "&"로 카운트하여 왼발을 오른발 가까이로 모은다). 내츄럴 트위스트 회전. 내츄럴 프롬나드 회전. 포 스텝. 프로그레시브 링크 . FA프롬나드 또한 프롬나드 링크의 2~3 스텝은 아웃사이드 스위블의 정통적인 끝내기이다.

14 FOUR STEP
포 스탭
Tango

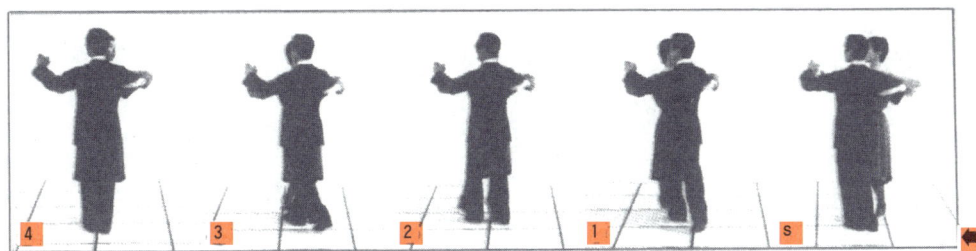

■ 남자

스텝	발의 위치	얼라인먼트와 방향	풋워크	회전량	CBM	리듬
1	왼 발 전진, CBMP로	벽으로	H	1-2 사이에서 왼쪽으로1/8 회전	있음	Q
2	오른발 옆으로, 약간 뒤로	중앙을 반대로 비스듬히 등지고	BH		—	Q
3	왼 발 후퇴, CBMP로	중앙을 반대로 비스듬히	BH		—	Q
4	오른발 왼발에 모으고 약뒤, PP로	벽을 비스듬히 마주보고	BH		—	Q

■ 여자

스텝	발의 위치	얼라인먼트와 방향	풋워크	회전량	CBM	리듬
1	오른발 후퇴, CBMP로	벽으로	BH	1-2 사이에서 왼쪽으로1/8 회전	있음	Q
2	왼 발 옆으로, 약간 앞으로	중앙을 반대로 비스듬히 향하여	WF		—	Q
3	오른발 전진, CBMP로 OP에	중앙을 반대로 비스듬히	HB(F)	3-4사이에서 오른쪽으로1/4 회전	있음	Q
4	왼 발 오른발에 모으고 약간뒤, PP로	중앙을 비스듬히 마주보고	BH		—	Q

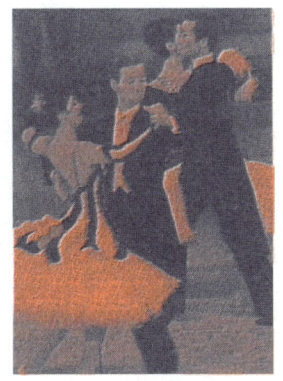
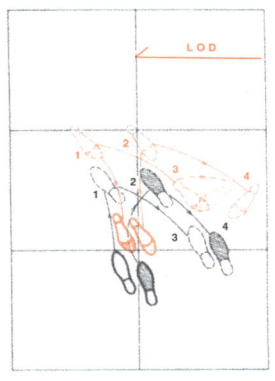

15 FALLAWAY PROMENADE
팔어웨이 프롬나드

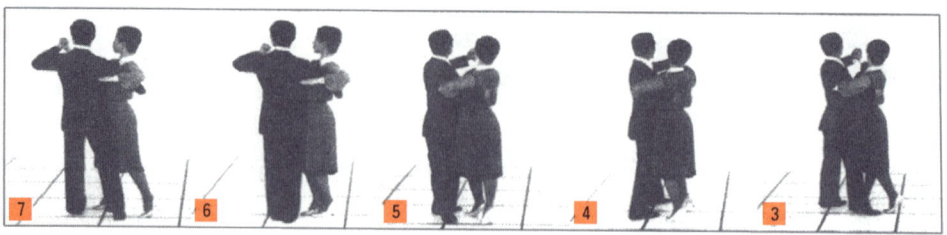

■ 남자

스텝	발의 위치	얼라인먼트와 방향	회전량	CBM	리듬
1	왼 발 옆으로, PP로	LOD를 따라 벽을 비스듬히 향해	1~4 사이에서 오른쪽으로 1/4 회전	—	S
2	오른 발 전진, PP로 가로질러 CBMP로	위와 같음		있음	Q
3	왼 발 옆으로 PP로	거의 중앙을 비스듬히 등지고		—	Q
4	오른 발 후퇴, FA에, 오른쪽 SL로	중앙으로 중앙을 비스듬히 등지고	4~5 사이에서 왼쪽으로 1/8 회전	—	S
5	왼 발 후퇴, CBMP로, FA에	벽을 마주보고 중앙으로, 왼발을		있음	Q
6	오른 발 왼발에 모으고, 약간뒤, PP에	벽으로 향해	6에서 몸의 회전을 완료	—	Q

- 풋워크 : 1. H 2. H 3. BH 4. B의 IE, H 5. BH 6. BH
- 주 : 1~4 사이에서 더 회전해도 되지만 보편적인 용법으로서는 위의 얼라인먼트가 가장 바람직하다.

■ 여자

스텝	발의 위치	얼라인먼트와 방향	회전량	CBM	리듬
1	오른발 옆으로, PP	LOD를 따라 중앙 비스듬히 향해		—	S
2	왼 발 전진, PP로 가로질러 CBMP로	LOD를 향해	1~4 사이에서 오른쪽으로 1/4 회전	—	Q
3	오른 발 전진, PP에서 CBMP로	거의 벽을 비스듬히 마주보고 중앙에, 중앙을 반대로 비스듬히 등지고		있음	Q
4	왼 발 후퇴, FA에, 왼쪽 SL로			—	S
5	오른 발 후퇴, CBMP로 FA에	위와 같음		있음	Q
6	왼 발 오른발에 모으고, 약간 뒤에서 PP에	LOD를 마주보고	5~6사이에서 왼쪽으로 1/8 회전	—	Q

- 풋워크 : 1. H 2. H 3. H 4. B의 IE, H 5. BH 6. WF
- 주 : 제5스텝의 회전은 오른발 뿌리로 하고 평평하게 끝낸다. 제3스텝은 LOD쪽으로 이동하기 시작하며 오른발과 몸은 대략 벽을 비스듬히 마주보고 끝나므로 결과적으로 스텝은 CBMP가 된다.
- 선행 : 프롬나드 링크의 항 참조.
- 후속 : 모든 프롬나드계 피규어. 가장 바람직한 끝내기는 내츄럴 프롬나드 회전이지만 다음에 계속하는 프롬나드의 얼라인먼트가 벽을 비스듬히 이동할 수 있도록 주의할 것.

Tango

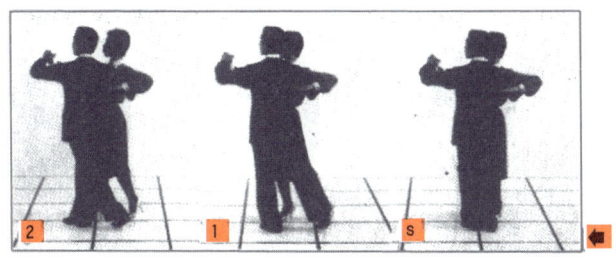

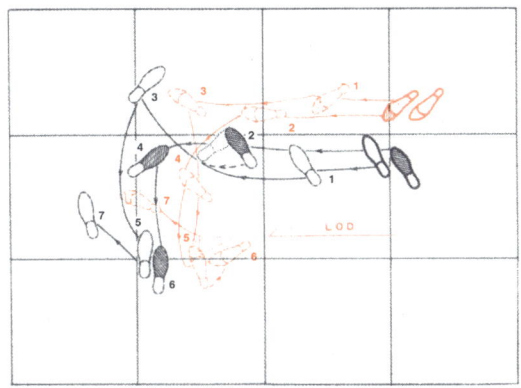

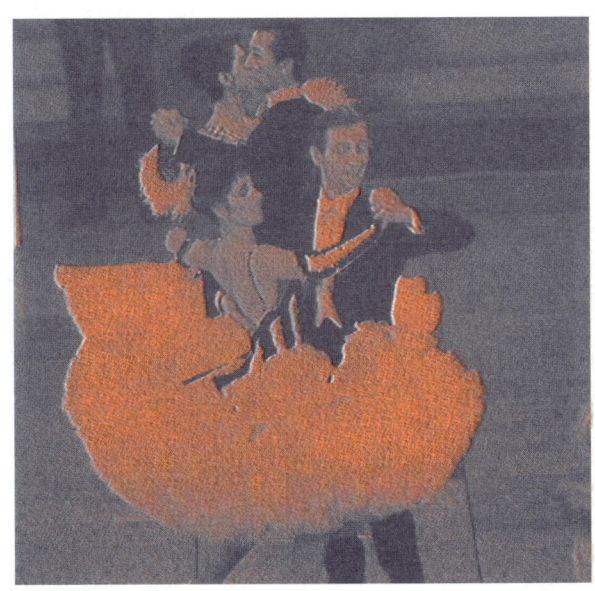

16a OUTSIDE SWIVEL
아웃사이드 스위블
오픈 프롬나드로부터 프롬나드 링크로 끝난다

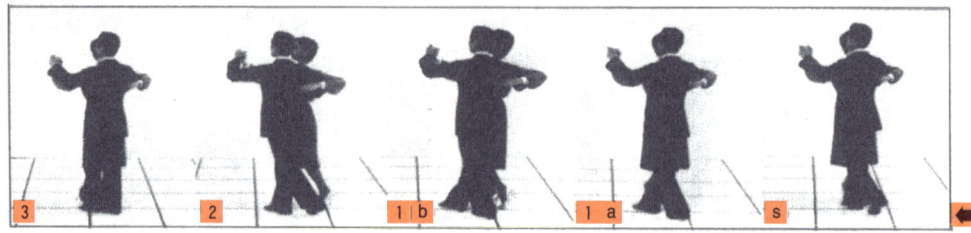

- 선행 : 오픈 프롬나드 . 모든 오픈 피니시. 클로즈드 프롬나드 또는 여자 바깥쪽에서 왼발을 후퇴시킨 클로즈드 피니시. 오 픈 리버스의 제2스텝 때는 포 스텝의 제2스텝.
- 후속 : 클로즈드 또는 오픈 프롬나드의 2~4스텝을 이 피규 어의 제1스텝 뒤로 계속할 수 있다. 위의 프롬나드 링크의 2~3스텝은 정통적인 끝내기이며 그 뒤에는 통상적으로 브러 시 탭을 계속한다.

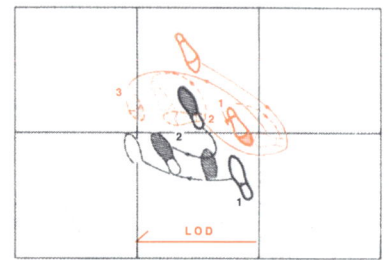

■ 남자

스텝	발의 위치	얼라인먼트와 방향	회전량	CBM	리듬
1	왼 발 후퇴, CBMP로 오른발을 왼 발 앞으로 교차, 체중을 얹지 않 고 PP로 끝 난 다	중앙과 중앙의 반대 사이를 비스 듬히, 발끝을 안쪽으로 향하고 벽 을 마주보며 끝난다.	1에서 오른쪽으 로 1/8이 못되는 듯하게 회전	있음	S
2	오른발 전진, PP에 가로질러 CBMP로	벽을 비스듬히 향하여	1~2에서 왼쪽 으로 1/8 회전	—	Q
3	왼 발 옆으로 , 대략 오른발에 모으고, 체중을 얹지 않고	벽을 비스듬히 마주보고		—	Q

- 풋워크 : 1. BH, 오른발 B로 압력 2. H 3. B의 IE
- 주 : 많은 숙달자는 제1스텝에서 오른발을 앞으로 교차시키지 않고 앞쪽에 둔 채 제2스텝에서 약간 왼쪽으 로 이동시킨다.

■ 여자

스텝	발의 위치	얼라인먼트와 방향	회전량	CBM	리듬
1	오른 발 전진, CBMP로 OP에 왼 발을 약간 뒤로 모으고 , 체중을 얹지 않으며 PP로 끝낸다.	중앙과 중앙의 반대 사이를 비스듬히, LOD를 마주보며 끝난 다.	1에서 오른쪽 으로 1/4이 약간 넘는듯 하게 회전	있음	S
2	왼 발 전진, PP에 가로질러, CBMP로	벽을 비스듬히 LOD를 향하여	2~3에서 왼쪽으로 1/8 회전	있음	Q
3	오른 발 옆으로, 대략 왼발에 모으고, 체중을 얹지 않	벽을 비스듬히 등지고		—	Q

- 풋워크 : 1. HB(F) 왼발 B의 IE 2. HB(F) 3. B의 IE

16b OUTSIDE SWIVEL
아웃사이드 스위블
벽을 비스듬히 끝낸 오픈 프롬나드에서 왼쪽으로 회전하여

Tango

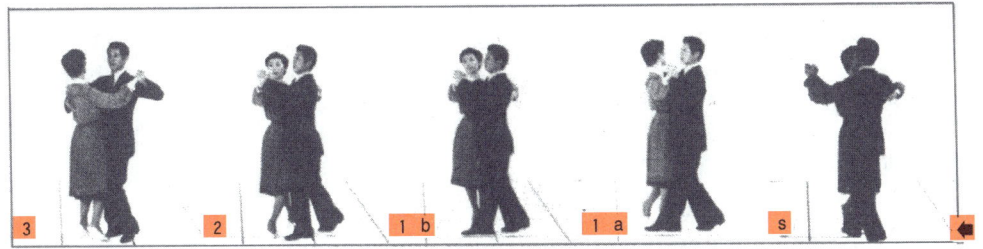

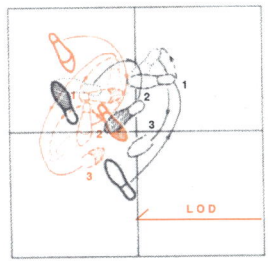

■ 남자

스텝	발의 위치	얼라인먼트와 방향	회전량	CBM	리듬
1	왼 발후퇴, CBMP로 오른발을 왼발 앞을 통해 왼쪽으로 이동, 체중을 얹지 않고 PP로 끝난다	LOD르 반대로, 마지막에는 LOD를 마주 본다.	1~3 사이에서 왼쪽으로 1/4회전	없음	S
2	오른발전진, PP에 가로질러 CBMP로	중앙을 비스듬히 향해		없음	Q
3	왼 발옆으로, 대략 오른발에 모으고, 체중을 얹지 않는다	중앙을 비스듬히 마주보고		없음	Q

• 풋워크 : 1. BH(오른발의 B에 압력을) 2. H 3. B의 IE

■ 여자

스텝	발의 위치	얼라인먼트와 방향	회전량	CBM	리듬
1	오른발 전진, CBMP로 OP에, 왼발을 오른발에 모으고, 체중을 얹지않으며CBMP로 끝난다	LOD르 반대로, 마지막은 중앙을 마주본다.	선행 스텝~1 사이에서 왼쪽으로 1/8, 1에서 오른쪽으로 1/4 회전 2~3 사이에서 왼쪽으로 3/8 회전	있음	S
2	왼 발 전진, PP에 가로질러 CBMP로	중앙을 비스듬히, 중앙을 향해		있음	Q
3	오른발 옆으로, 대략 모으고, 체중을 얹지 않는다.	중앙을 비스듬히 등지고		—	Q

• 풋워크 : 1. HB(F) 왼발 B의 IE 2. HB(F) 3. B의1 E

16C OUTSIDE SWIVEL
아웃사이드 스위블
리버스 회전의 제1~2스텝 뒤에

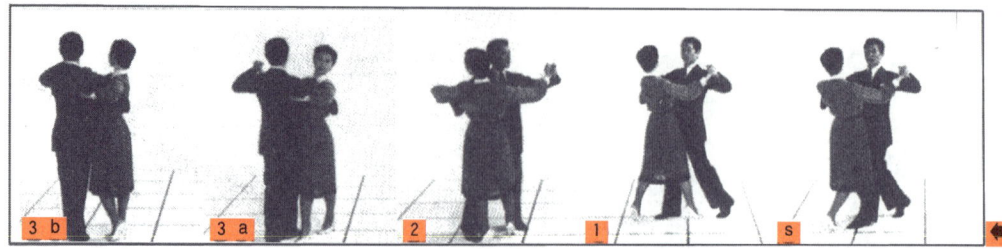

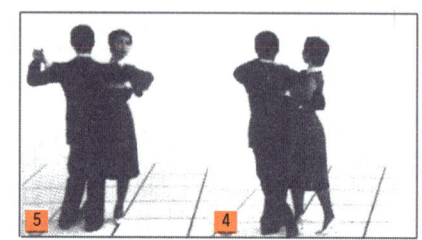

■ 남자

스텝	발의 위치	얼라인먼트와 방향	회전량	CBM	리듬
1	왼 발 전진, CBMP로	중앙을 비스듬히	1~3 왼쪽으로 1/2 회전	있음	Q
2	오른발 옆으로 벌린다	벽을 비스듬히 등지고		—	Q
3	왼 발 후퇴, CBMP로, 오른발을 왼발 앞을 통해 왼쪽으로 이동, 체중을 얹지 않고 PP로 끝난다	중앙을 비스듬히, 마지막은 벽을 반대로 비스듬히 마주 보고	3~4 사이에서 왼쪽으로 1/8 회전	—	S
4	오른발 전진, PP에 가로질러 CBMP로	벽을 향하여		—	Q
5	왼 발 옆으로, 대략 오른발에 모으고, 체중을 얹지 않는다	벽을 마주보고		—	Q

• 풋워크 : 1. H 2. BH 3. BH(오른발의 B에 압력을) 4. H 5. B의 IE

■ 여자

스텝	발의 위치	얼라인먼트와 방향	회전량	CBM	리듬
1	오른 발 후퇴, CBMP로	중앙을 비스듬히	1~3사이에서 왼쪽으로 1/2 회전	있음	Q
2	왼 발 옆으로, 약간 앞으로	LOD를 향하여		—	Q
3	오른 발 전진, CBMP로 OP에, 왼발을 약간 뒤에, 체중 얹지 않고 PP에	중앙을 비스듬히, 마지막은 벽을 비스듬히 마주 본다	3에서 오른쪽으로 1/4회전	있음	S
4	왼 발 전진 PP에 가로질러 CBMP 로	벽을 비스듬히 향하여		있음	Q
5	오른 발 옆으로 대략 모으고, 체중을 얹지 않는다.	벽을 등지고	3~4사이에서 왼쪽으로 회전	—	Q

• 풋워크 : 1. BH 2. WF 3. HB(F), 왼발의 B의 IE 4. HB(F) 5. B의 IE

17 OUTSIDE SWIVEL　　　　　　　　　　　　Tango
브러시 텝

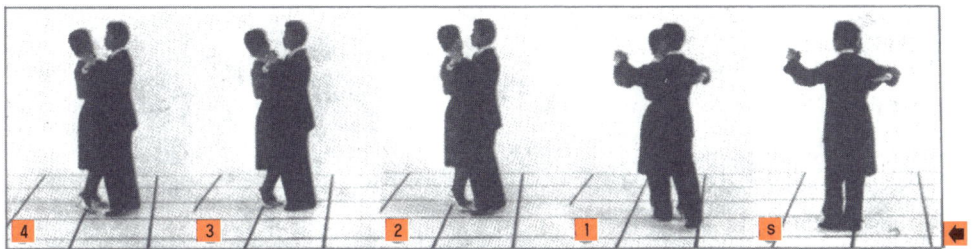

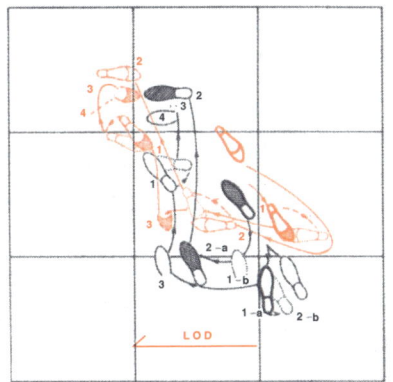

- **선행** : 오른발 워크 . 클로즈드 프롬나드 또는 클로즈드 피니시. 오픈 프롬나드 또는 모든 오픈 피니시. 프롬나드 링크
- **후속** : 왼발 워크 . 프로그레시브 링크 . PSS. PP로 회전하여 모든 프롬나드계 피규어. 포 스텝. 코너에서는 백 코르테 또는 왼발 록을 계속한다.
- **주** : 왼발 제4스텝 때에 왼무릎을 안쪽으로 향하게 할 것.
- **타이밍** : 제2스텝과 제3스텝은 각기 1/4비트이다.

■ 남자

스텝	발의 위치	얼라인먼트와 방향	풋워크	회전량	CBM	리듬
1	왼 발 전진, CBMP로	벽을 비스듬히	H	1~2사이에서 왼쪽으로1/8 회전	있음	Q
2	오른발 옆으로 벌린다	LOD를 마주보고	BH발을 약간 바닥으로부터 든다	—	—	Q
3	왼 발 오른발에 브러시, 체중은 얹지 않고	위와 같음		—	—	Q
4	왼 발 옆으로, 작게, 체중은 얹지 않고	위와 같음	B의 IE	—	—	S

■ 여자

스텝	발의 위치	얼라인먼트와 방향	풋워크	회전량	CBM	리듬
1	오른 발 후진, CBMP로	벽을 비스듬히	BH	1~2사이에서 왼쪽으로1/8 회전	있음	Q
2	왼 발 옆으로 벌린다	LOD를 등지고	WF발을 약간 바닥으로부터 든다	—	—	Q
3	오른 발 왼발에 브러시, 체중은 얹지 않고	위와 같음		—	—	Q
4	오른 발 옆으로, 작게, 체중은 얹지 않고	위와 같음	B의 IB	—	—	S

- **주** : 브러시 텝은 통상적으로 벽을 비스듬히 마주보며 끝난 프롬나드 링크 뒤에 사용한다.

18 BASIC REVERCE TURN
기초 리버스 회전

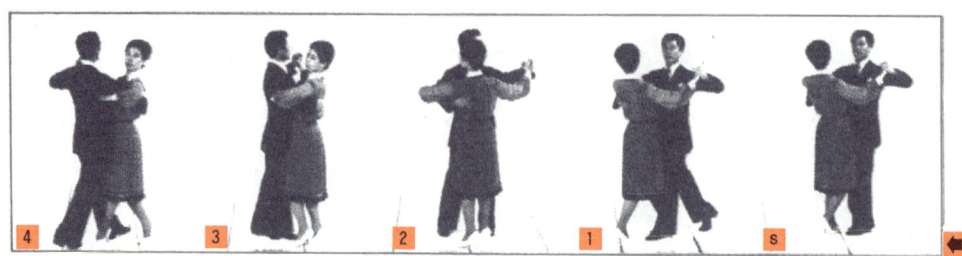

• 선행·후속 : 오픈 리버스 회전(클로즈드 피니시)의 항과 같다.

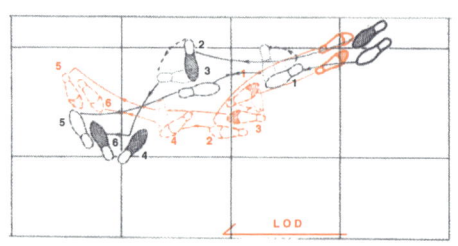

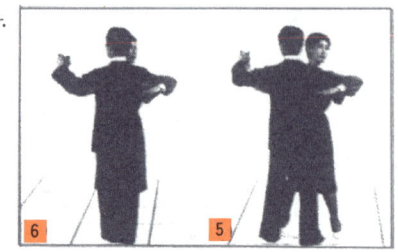

■ 남자

스텝	발의 위치	얼라인먼트와 방향	풋워크	회전량	CBM	리듬
1	왼 발 전진, CBMP로	중앙을 비스듬히	H		있음	Q
2	오른발 옆으로, 약간 뒤로	LOD를 등지고	BH		—	Q
3	왼 발 오른발 앞으로 교차	위와 같음	WF	왼쪽으로 3/4 회전	—	S
4	오른발 후퇴	LOD로	BH		있음	Q
5	왼 발 옆으로 약간 앞으로	벽을 비스듬히 향하여	발의 IE		—	Q
6	오른 발 왼발의 약간 뒤로 모은다	벽을 비스듬히 마주 보고	WF		—	S

■ 여자

스텝	발의 위치	얼라인먼트와 방향	풋워크	회전량	CBM	리듬
1	오른발 후퇴, CBMP로	중앙을 비스듬히	BH		있음	Q
2	왼 발 옆으로, 약간 앞으로	LOD를 등지고	WF		—	Q
3	오른발 왼발의 약간 뒤로 모은다	LOD를 마주보고	WF	왼쪽으로 3/4 회전	—	S
4	왼 발 전진	LOD로	H		있음	Q
5	오른발 옆으로 약간 뒤로	벽을 비스듬히 등지고	BH의 IE		—	Q
6	왼 발 오른발의 약간 앞으로 모은다	위와 같음	WF		—	S

19 FALLAWAY FOUR STEP   Tango
팔어웨이 포 스텝

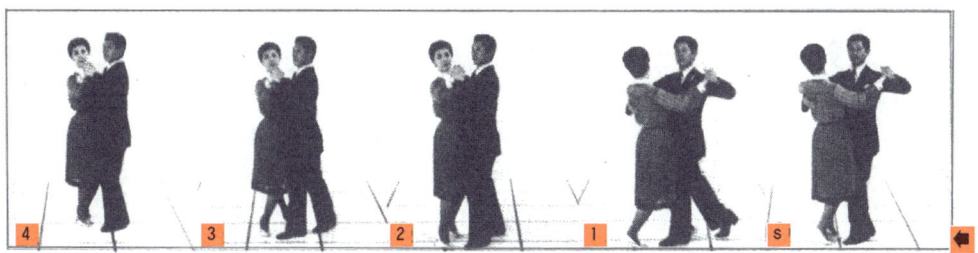

■ 남자

스텝	발의 위치	얼라인먼트와 방향	풋워크	회전량	CBM	리듬
1	왼 발 전진, CBMP로	LOD로	H	1~2 사이에서 왼쪽으로 1/8 회전	있음	Q
2	오른발 옆으로, 약간뒤로 FA에	벽으로, 벽을 반대로 비스듬히등지고	BH		—	Q
3	왼 발 후퇴, CBMP로 FA에	위와 같음	BH	—	—	Q
4	오른발 왼발에 모으고, 약간 뒤에서 PP로	벽을 비스듬히 마주보고	BH	—	—	Q

■ 여자

스텝	발의 위치	얼라인먼트와 방향	풋워크	회전량	CBM	리듬
1	오른발 전진, CBMP로	LOD로	BH	1~2 사이에서 왼쪽으로 1/8 회전	있음	Q
2	왼 발 옆으로, 약간뒤로 FA에	벽으로, 벽을 반대로 비스듬히등지고	BH		—	Q
3	오른발 후퇴, CBMP로 FA에	위와 같음	BH	—	—	Q
4	왼 발 왼발에 모으고, 약간 뒤에서 PP로	벽을 비스듬히 마주 보고	BH	—	—	Q

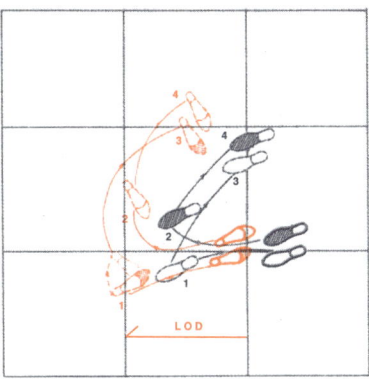

• 아말가메이션
1. 오른발 워크—FA포 스텝—프롬나드 링크에서 중앙을 비스듬히 마주보며 끝내고—오픈 리버스 회전(여자 바깥쪽에서부터)오픈 피니시—아웃 사이드 스위블—프롬나드 링크로부터 브러시 탭.
2. 클로즈드 프롬나드(코너 가까이에서 끝나는 모든 클로즈드 피니시)—FA포 스텝으로 왼쪽으로 회전하여 새 LOD를 따라 PP에서 끝나고—모든 프롬나드계 피규어로. 코너 가까이에서는 위와 같은 아말가메이션을 오른발 워크 뒤로 계속하여 사용할 수가 있다.

20 OVER SWAY
오버 스웨이

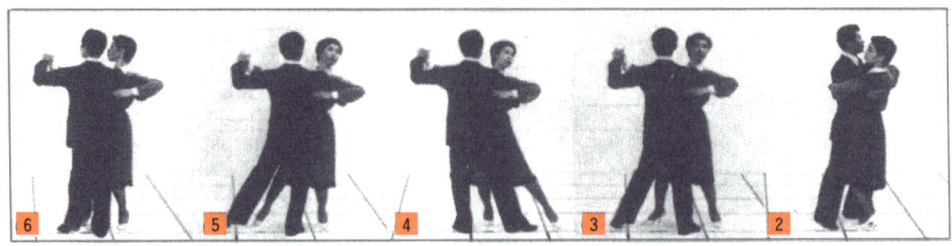

■ 남자

스텝	발의 위치	얼라인먼트와 방향	풋워크	회전량	CBM	리듬
1	왼 발전진, CBMP로	중앙을 비스듬히 LOD를 등지고	H BH	1~3 사이에서 왼쪽으로 대략 3/4 회전	있음	Q
2	오른발 옆으로, 약간 뒤로	LOD로, 다음에 LOD를 따라 발끝을 벽과 벽 사이로 비스듬히	B의 IE		—	Q
3	왼 발뒤로, 옆쪽으로				—	S
4	3의 위치를 유지하며 왼무릎을 헐겁게 한다.	오른 발끝을 벽에 반대로 비스듬히 향해	왼쪽 H, 오른쪽 B의 IE	4에서 몸을 약간 회전	—	S
5	체중을 옆의 오른발로 바꾸어 얹고	벽을 비스듬히 마주 보고	오른발의 BH 의 IE	5에서 오른쪽으로 몸을 약간 회전	—	Q
6	왼발은 체중을 얹지 않고, 옆, PP에 둔다		왼발의 B의 IE		—	Q

• 주 : 제3스텝의 풋워크는 발꿈치를 느리게 내리므로 "B의 IE"로 지시했다. 또한 PP로 시작되는 모든 피규어를 계속할 수가 있다.

■ 여자

스텝	발의 위치	얼라인먼트와 방향	풋워크	회전량	CBM	리듬
1	오른발 전진, CBMP로	중앙을 비스듬히	BH	1~3 사이에서 왼쪽으로 5/8 회전	있음	Q
2	왼 발 뒤꿈치를 오른발 뒤꿈치로 모은다	왼쪽 T를 LOD로 향해	WF		—	Q
3	오른발 앞쪽, 옆쪽으로	LOD로, LOD를 따라 벽을 등지며 끝난다.	BH		—	S
4	3의 위치를 유지하며 오른 무릎을 헐겁게 한다.	왼발 끝을 중앙에 반대로 비스듬히 향해	왼발 B의 IE	4에서 몸을 약간 회전	—	S
5	체중을 옆의 오른발로 바꾸어 얹고	벽을 비스듬히 마주 보고	왼발의 BH 의 IE	4~5 사이에서 왼발로 오른쪽으로 1/4 회전	—	Q
6	오른발에 체중을 얹지 않으며 옆쪽으로. PP에 둔다		오른발의 B 의 EI		—	Q

• 아말가메이션
1. 중앙을 비스듬히 오른발 워크—오버 스웨이—오른쪽으로의 스핀으로 LOD를 따라 PP에서 끝나고 (QQS)—모든 프롬나드계 피규어.
2. LOD를 따라 클로즈드 프롬나드 하고 벽을 비스듬히 마주보고 끝낸다(SQQS)—왼발 후퇴하여 왼쪽 SL로 가볍게 오버 스웨이(S)—체중을 앞쪽 오른발로 옮기고 오른쪽으로 회전(Q)—왼발 옆으로 탭하여 여자를 PP로 돌리고(Q)—LOD를 따라 프롬나드 피규어.

Tango

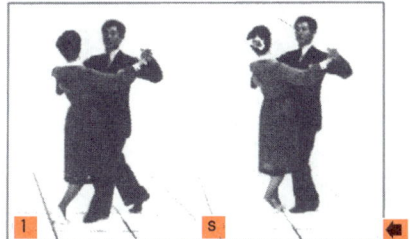
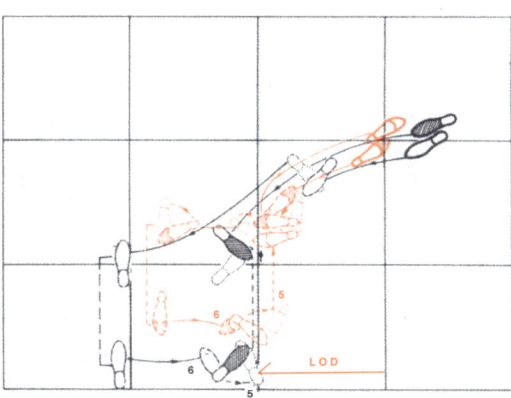

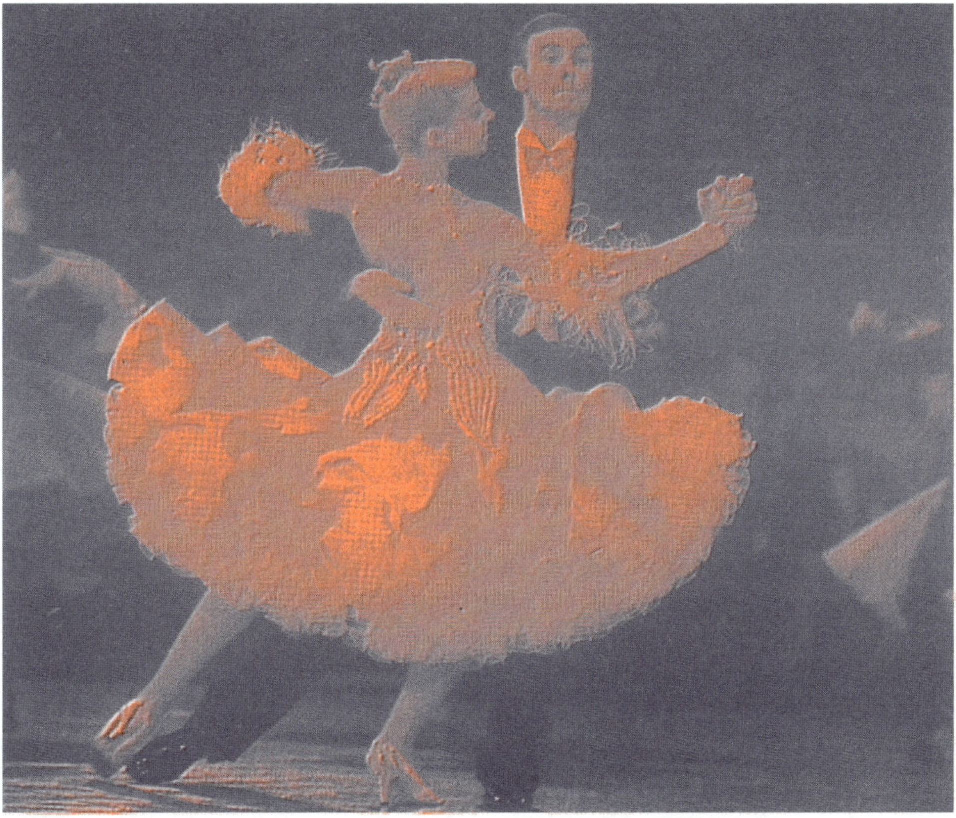

21 CHASE
체이스

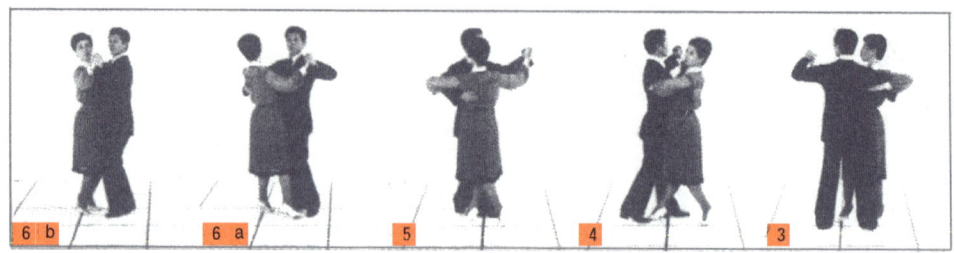

■ 남자

스텝	발의 위치	얼라인먼트와 방향	풋워크	회전량	CBM	리듬
1	왼 발 옆으로, PP로	LOD를 따라 벽을 비스듬히 향해	H	—	—	S
2	오른 발 전진, PP에 가로질러 CBMP로	위와 같음	H	2~3 사이에서 오른쪽으로 3/4 회전	있음	Q
3	왼 발 옆으로, 약간 앞으로	벽을 마주보고	BH의 IEH		—	Q
4	오른 발 전진, CBMP로 OP에	대략 LOD를 반대로	WF		있음	Q
5	왼 발 후퇴, CBMP로	대략 벽을 비스듬히	BH		있음	Q
6	오른 발 옆으로, 작게, PP로	중앙을 비스듬히 마주보고	BH, 왼쪽 B의 IE	—	—	S

• 주 : 제4스텝에서 날카롭게 오른쪽으로 몸을 회전할 것. PP로 시작하는 모든 피규어를 계속할 수가 있다.

■ 여자

스텝	발의 위치	얼라인먼트와 방향	풋워크	회전량	CBM	리듬
1	오른발 옆으로, PP로	LOD를 따라 중앙 비스듬히 향해	H	2~3 사이에서 왼쪽으로 1/8 회전	—	S
2	왼 발 전진, PP에로 가로질러 CBMP로	위와 같음	H		있음	Q
3	오른발 옆으로, 약간 뒤로	벽을 등지고	B의 IE, H		—	Q
4	왼 발 후퇴, CBMP로	대략 LOD를 반대로	BH	3~6 사이에서 오른쪽으로 7/8 회전	있음	Q
5	오른발 전진, CBMP로 OP에	대략 벽을 비스듬히	H		있음	Q
6	왼 발 옆으로, 오른발을 왼발 옆으로 두고, 체중을 얹지 않으며 PP로	중앙을 비스듬히 등지고, 중앙을 반대로 스듬히 등지며 끝난다.	BH, 다음에 오른발 B의 IE		—	S

• 주 : 여자는 3~6 사이에서 오른쪽으로 5/8 만 회전하고 남자와 정면으로 대하고 끝나게 된다.

Tango

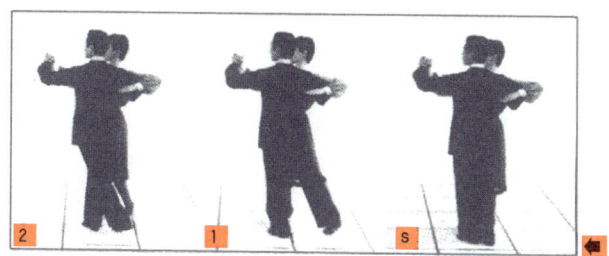

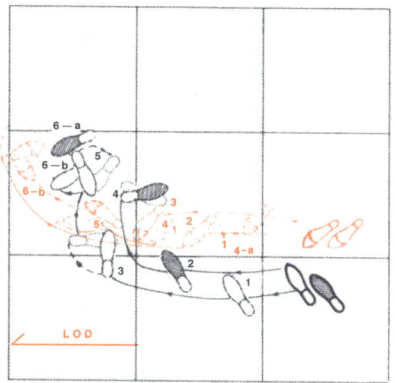

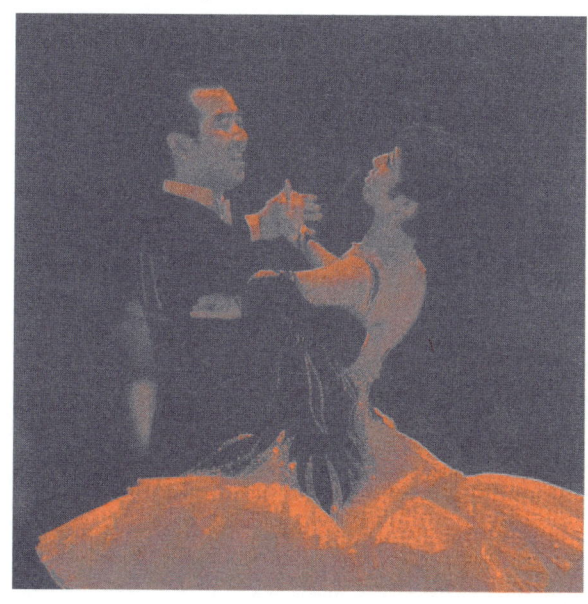

22 FOUR STEP CHANGE
포 스텝 체인지

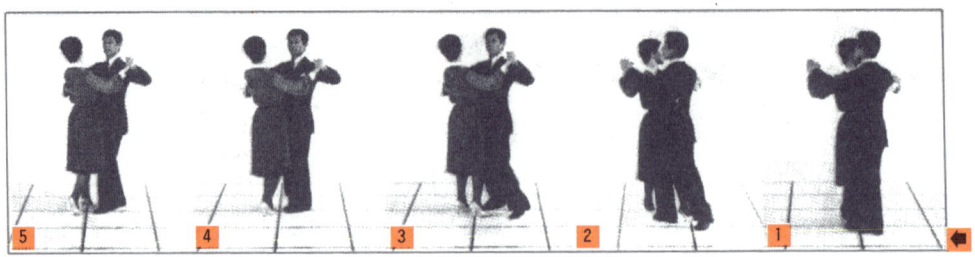

■ 남자

스텝	발의 위치	얼라인먼트와 방향	풋워크	회전량	CBM	리듬
1	왼 발 전진, CBMP로	벽을 비스듬히	H	1~2사이에서 왼쪽으로 1/4 회전	있음	Q
2	오른발 옆으로, 약간 뒤로	중앙을 비스듬히 마주 보고	BH		—	Q
3	왼 발 오른발에 모은다	위와 같음	WF		—	Q
4	오른발 뒤로 아주 작게	벽을 반대로 비스듬히	BH		—	Q

• 주 : 제3스텝의 왼발은 약간 앞으로 모아도 된다.
• 리듬 : QQ&S로 해도 된다.

■ 여자

스텝	발의 위치	얼라인먼트와 방향	풋워크	회전량	CBM	리듬
1	왼 발 후퇴, CBMP로	벽을 비스듬히	BH	1~2사이에서 왼쪽으로 1/4회전	있음	Q
2	오른 발 옆으로, 약간 앞으로	중앙을 비스듬히 등지고	WF		—	Q
3	왼 발 왼발에 모든다	위와 같음	WF		—	Q
4	오른 발 앞으로, 아주 작게	벽을 반대로 비스듬히	BH		—	Q

• 아말가메이션
 포스텝 체인지는 폭스트롯의 방향 전환과 마찬가지로 사용된다. 클로즈드 프롬나드, 모든 클로즈드 피니시, 프롬나드 링크 등으로 벽을 비스듬히 마주보며 끝내고, 이 피규어를 사용하여 중앙을 비스듬히 마주보며 2스텝 워크(왼쪽 오른쪽)하여 리버스계 피규어로 계속한다. 이 피규어는 또한 브러시 탭 대신에 사용할 수도 있다.

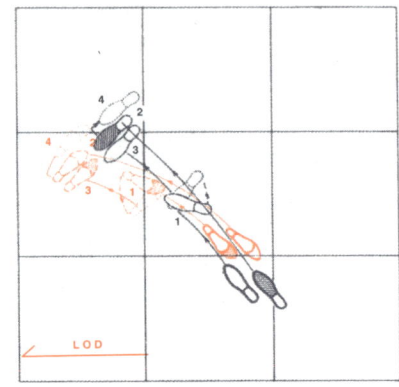

Tango

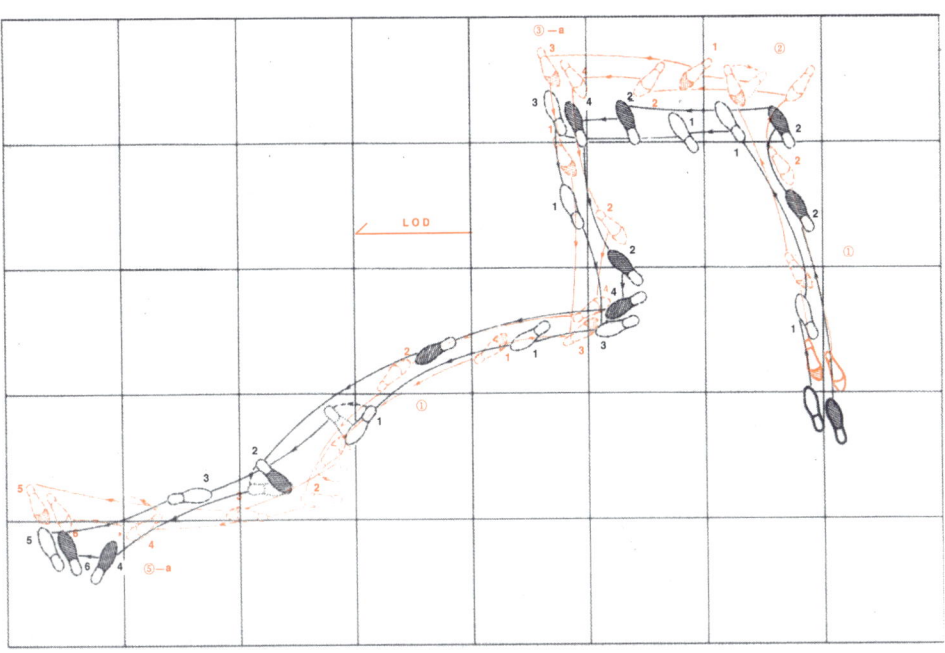

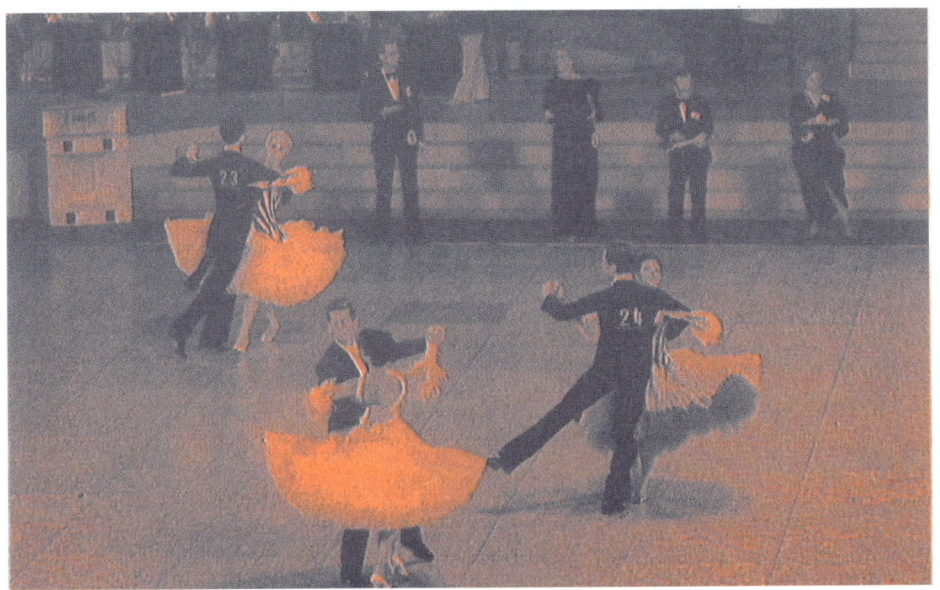

더욱 숙달되려면

 본서를 통하여 이미 알았으리라 생각되지만 모든 댄스에는 원칙이 있음과 동시에 또한 예외가 있다. 여기에서는 특히 원칙에 비해 예외가 많은 라이즈 & 폴과 CBM에 대해 일단 설명하기로 한다. 전혀 효과가 없는 경우에도 이를 계통적으로 분류함으로써 혼란의 실마리가 풀리고 놀랍도록 효과가 오르게 된다.

1. 라이즈 & 폴

 원칙에 비해 예외가 압도적으로 많은 왈츠에 대해 알아 보자. 왈츠의 총 피규어 26중 원칙적인 라이즈 & 폴, 즉 "바깥 돌기 회전에서는 1의 마지막에 라이즈하기 시작하여 2~3까지 라이즈 계속하며, 3의 마지막에 로어. 안쪽 돌기 회전에서는 1의 마지막에 라이즈하기 시작하여 NFR, 2~3까지 라이즈를 계속하며 3의 마지막에 로어"가 적용되는 피규어는 다음의 7가지에 불과하다.
 왼발 및 오른발로부터의 클로즈드 체인지, 내츄럴 회전, 리버스 회전, 내츄럴 스핀 및 헤지테이션 체인지, 크로스 헤지테이션의 앞쪽 절반 3스텝.

2. 원칙과 다른것

(1-a) 제1스텝이 전진에서부터 시작되는 것
   1의 마지막에 라이즈하기 시작하여 3에서 업, 마지막에 로어, 아웃사이드 체인지의 여자, 휘스크의 남자, 백 휘스크의 여자, 윙의 여자, PP로부터 위브의 남자의 앞쪽 절반 3스텝과 여자의 앞뒤 절반 6스텝.
   이 중 리듬은 4스텝으로 분할되지만 위의 계열에 속하는 것으로는 PP로부터 의 체이스, 오른쪽으로의 프로그레시브 체이스, 터닝 록이 있다.

(1-b) 제1스텝이 후퇴로부터 시작되는 것.
   1의 마지막에 라이즈하기 시작하여 NFR, 2에서 라이즈 계속하여 3에서 업, 마지막에 로어, 아웃사이드 체인지의 남자, 휘스크의 여자, 백 휘스크의 남자, 클로즈드 윙의 여자.

(1-c) 1의 마지막에 라이즈하기 시작하고 NFR, 2에서 라이즈를 계속, 3(에서 즉시) 로어(이 예뿐). 팔어웨이 휘스크(여자는 제1스텝이 전진이므로 NFR이 되지 않는다.)

(2)-a 여자가 뒤꿈치 회전을 하는 모든 피규어. 1의 마지막에 약간 라이즈, NFR, 2에서 라이즈 계속, 3에서 업, 마지막에 로어.
   이는 폭스트롯에서 여자의 원칙적인 라이즈 & 팰이 적용된다. 더블 리버스 스핀, 텔레마크, 리버스 스핀, 텔레마크, 오픈 텔레마크 등

(3-a) 2에서 라이즈, 3업, 마지막에 로어, 왈츠에서 리버스 코르테의 남자의 제2스텝, 다만 여자는 전·후반에 모든 원칙적인 라이즈를 적용한다. 이와 유사한 것으로 (F)의 내츄럴 트위스트 회전의 제5스텝이 있다.

(3-b) 2의 마지막에서 라이즈, 3업, 마지막에 로어. 내츄럴 스핀 회전의 제5·6스텝, 오픈 임피터스 회전의 제5·스텝. 아웃사이드 스핀의 남자. 다만 여자는 (1-a)를 적용한다. 드랙 해지테이션, 콘트라 체크.

(4)-a 라이즈가 없는 것
   헤지테이션 체인지의 제4, 5, 6스텝. 레프트 휘스크.

3. 폭스트롯의 라이즈 & 팰의 원칙

(1) 남자 1의 마지막에 라이즈, 2~3까지 업, 3의 마지막에 로어.
(2) 여자 1의 마지막에 약간 라이즈, NFR, 2~3까지 업. 3의 마지막에 로어.

또한 폭스트롯에서 안쪽 돌기 회전의 제1스텝의 라이즈는 1의 마지막에 라이즈 NFR이 되는 것이 원칙이지만 이 원칙의 유일한 예외에 남자 리버스 회전의 제4스텝이 있다는 점에 유의할 것.

4. CBM

남자 여자 각기 마주 대하는 같은 스텝에 CBM이 있는 것이 보편적이지만 여기에는 흔히 다음과 같은 예외가 있다.

① 남자 여자 각각 CBM이 있는 스텝이 다른 것.
종목 W F T

■ 남자・여자

종목	피규어	남 자	여 자
W	내츄럴 스핀 회전	1・4・5	1・4
	윙	―	1
	크로스 헤지테이션	―	1
	아웃사이드 스핀	1・2	1
	PP로부터의 위브	2・5・7	1・5・7
	레프트 휘스크	―	1
F	PP로부터의 위브	2・5・8	1・5・8
	오픈 텔레마크 내츄럴 회전에서	1・4・7	1・7・8
	아웃사이드 스위블로		11
		8・1	(여자의 제4스텝에 CBM이 없다)
	FA 리버스 슬립 피보트	1・4	3・4
T	프롬나드	―	2
	오픈 프롬나드	―	2
	내츄럴 트위스트 회전	2	3・5
	프롬나드 회전	2・4	3
	포스텝	1	1・3
	FA 프롬나드	2	3・5
	아웃사이드 스위블	1・2	1
	오픈 프롬나드에서 시작하여 프롬나드 링크로 끝나는 것	1	1・2
	오픈 프롬나드로 왼쪽 회전하고 중앙에 비스듬히 끝나는 것		1・2
	리버스 회전의 제1~2스텝에 이어지는 것	1	1・3・4
	FA 포스텝	1	―

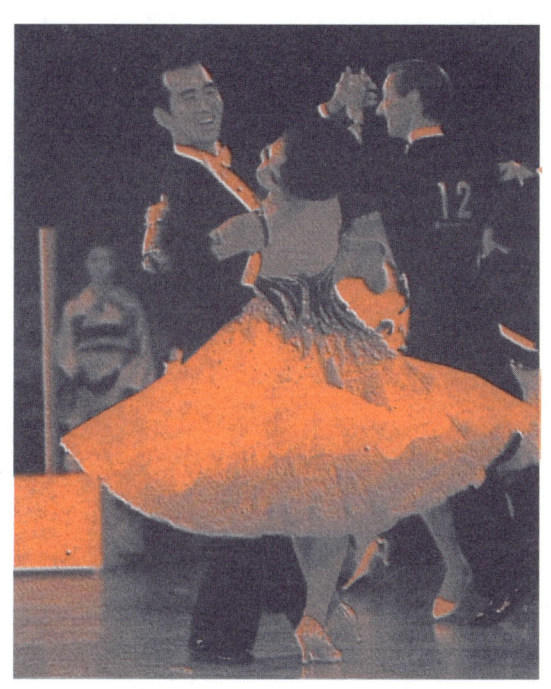

2 약한 CBM이 있는 것
Q : 내츄럴 회전의 제6스텝, 포워드 록의 제1스텝, 지그재그의 제3스텝.
W : 클로즈드 체인지의 제1스텝. 리버스 코르테의 제4스텝. 휘스크의 남자의 제1스텝.
F : 페이더로 끝나는 오픈 텔레마크의 남자의 제4스텝. 내츄럴 지그재그의 여자의 제1스텝.
T : 록 턴의 제1스텝.

3 CBM이 전혀 없는 것
Q : 룸바 크로스 . 팁시.
W : 터닝 록 . 클로즈드 윙.
T : PSS . 프로그레시브 링크 . 록스(왼발과 오른발).

또한 폭스트롯에서 특별한 스웨이를 사용하는 것으로는 호버, 페이더, 호버 텔레마크, 내츄럴 텔레마크, 내츄럴 트위스트 회전이 있다.

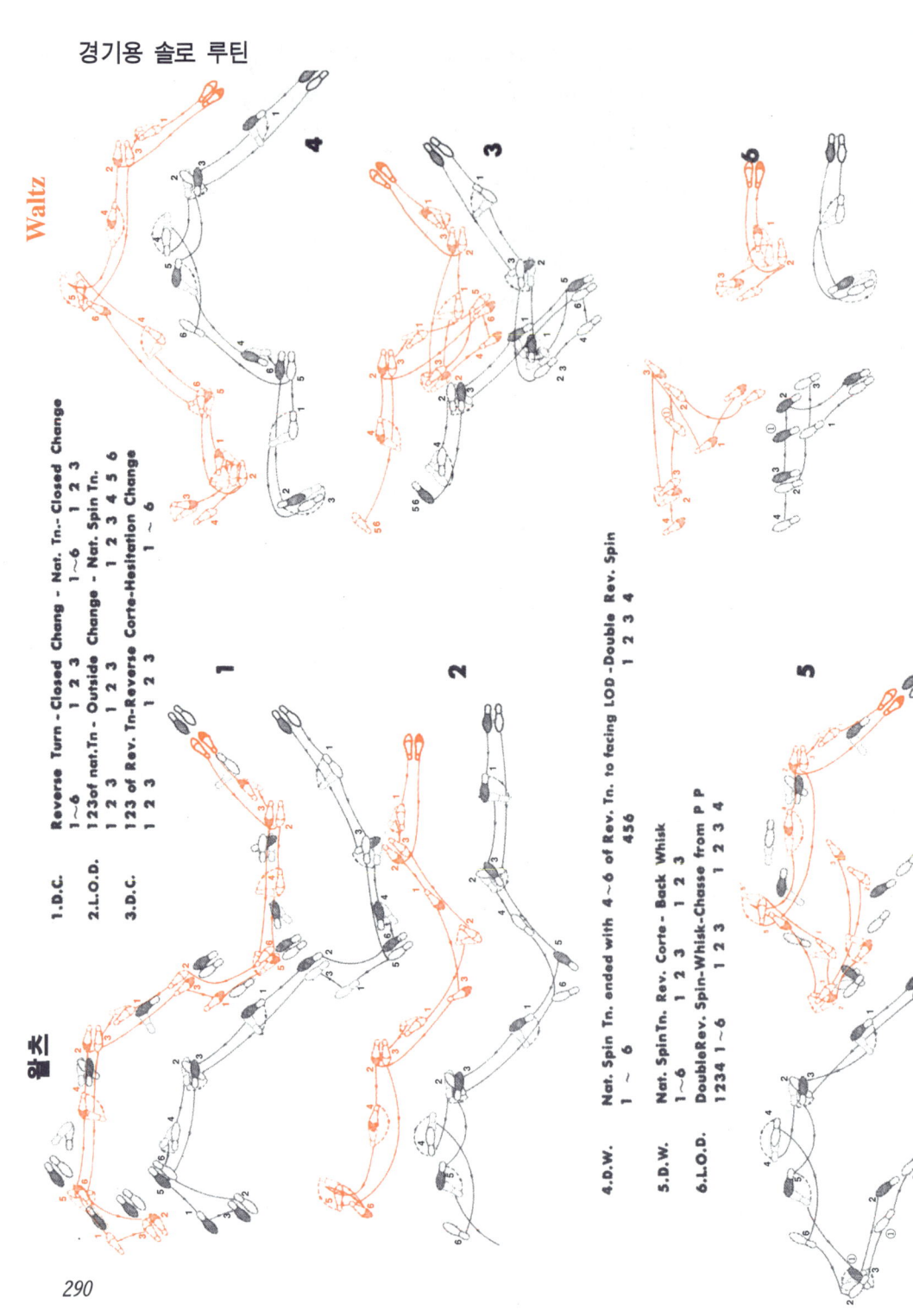

Tango

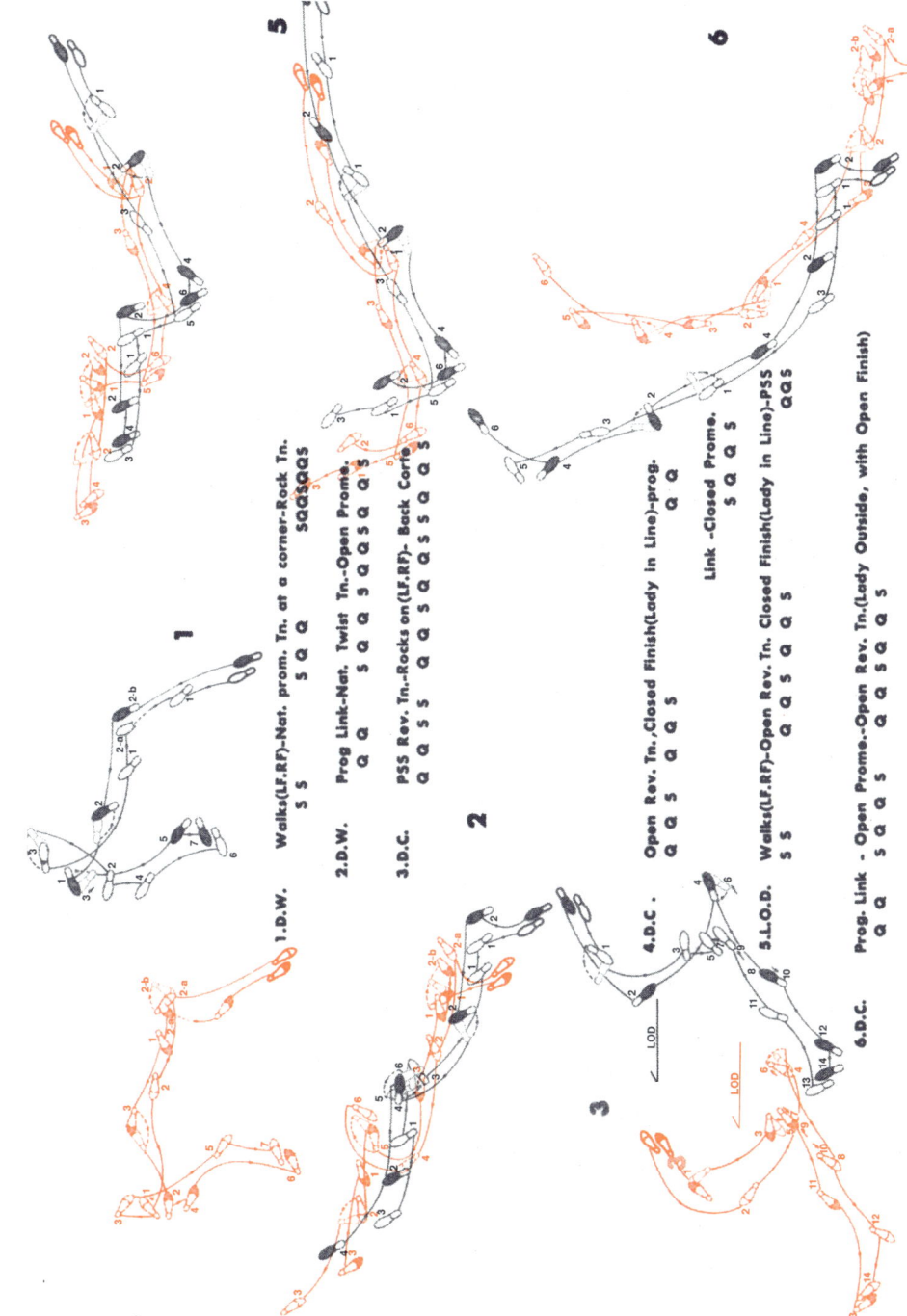

1. D.W. Walks(LF,RF)-Nat. prom. Tn. at a corner-Rock Tn.
   S S Q Q Q
2. D.W. Prog Link-Nat. Twist Tn.-Open Prome.
   Q Q S Q Q S Q Q S
3. D.C. PSS Rev. Tn.-Rocks on(LF,RF)- Back Cort
   Q Q S S Q Q S S Q Q S
4. D.C. Open Rev. Tn.,Closed Finish(Lady in Line)-prog.
   Q Q S Q Q S Q Q
5. L.O.D. Walks(LF,RF)-Open Rev. Tn. Closed Finish(Lady in Line)-PSS
   S S Q Q S Q Q S Q Q S
   Link -Closed Prome.
   S Q Q S
6. D.C. Prog. Link - Open Prome.-Open Rev. Tn.(Lady Outside, with Open Finish)
   Q Q S Q Q S Q Q S Q Q S

Foxtrot

폭스트로트

1. L.O.D. Feather Step - 3 Step - Nat. Tn.
   S Q Q S   Q Q S Q Q S S S

2. D.C. Feather Step - Rev. Tn. - Change of Direction
   S Q Q S   Q Q S Q   S S S

3. D.C. Rev. Tn. - 3Step - 3 Step of Nat. Tn. - Imp. Tn.
   S Q Q S Q Q S   Q Q S Q S

4. D.C. Feather Step - Rev. Wave - Feather Step
   S Q Q   S Q Q S Q S S S   S Q Q S

5. L.O.D. Rev. Tn. - Change of Direction - Rev. Wave Round a Corner
   S Q Q S Q Q   S S   S Q S Q Q   S S S

6. L.O.D. Feather Step - 4Step of Rev. Wave - Weave
   S Q Q S   S Q Q S   Q Q Q Q Q S

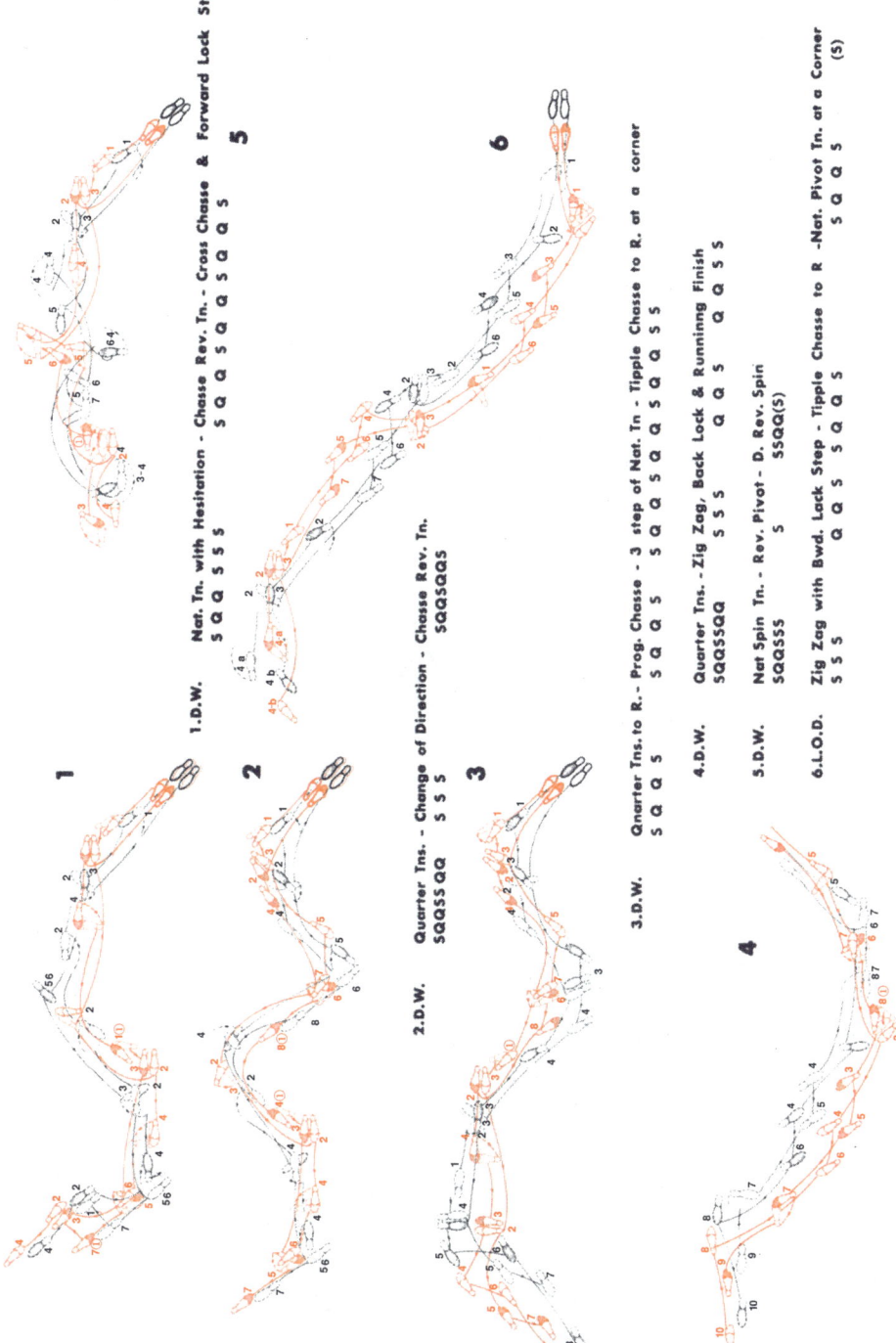

Part 3
상급교실

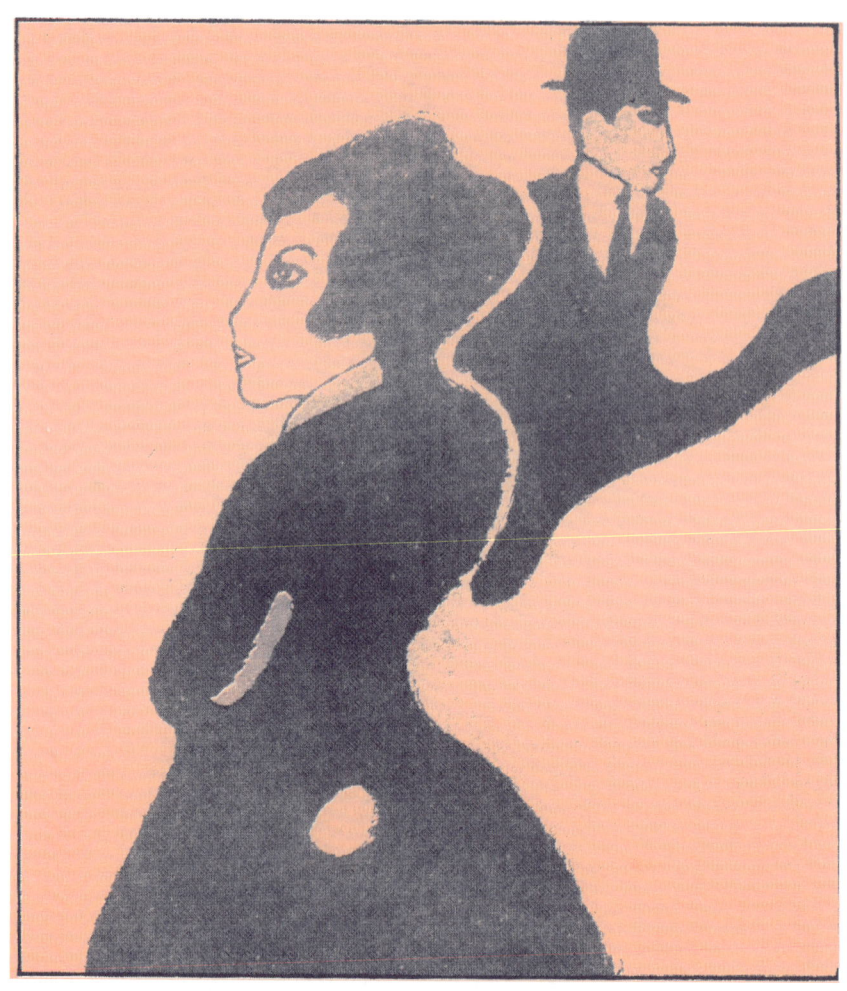

1. 리바이즈드 테크닉의 변천

　사교 댄스 테크닉의 원점인 리바이즈드 테크닉은 1920년 경부터, 당시 영국 댄스계의 실력자였던 빅터 실베스터를 중심으로 하는 몇몇 사람에 의해 표준화되었다. 당시로서는 획기적인 것으로서 사교 댄스의 발전에 기여한 바 크다. 그러나 그것은 표준화의 1단계에 불과했고, 남녀가 모두 같은 형태인 매우 단순한 것이었다.
　1936년에 실시된 제1차 개정을 보아도 겨우 남녀의 테크닉에 약간 차이가 있는, 그러나 (W), (F), (Q)가 모두 같은 형인 라이즈 & 펠에 대한 다음과 같은 것에 불과했다.
　남자 1의 마지막에 라이즈, 3의 마지막에 로어
　여자 2의 마지막에 라이즈, 3의 마지막에 로어
　1948년에 이르러 겨우 그 초판인 리바이즈드 테크닉이 출판되었고, 이는 알렉스 무어가 중심이 되어 만든 것이었다. 주된 특징은 종래 발바닥을 붙이고 떼고에 의해 그 라이즈 & 펠의 기준을 삼았던 방법에 비해 몸의 움직임을 중심으로 하는 것이었다.
　이는 현행 테크닉에 가까운 것으로서 "라이즈"라는 말에 더하여 "NFR"이라든가 "업" 등의 말이 처음으로 사용되었다. 또 "2와 3의 사이에 라이즈"라는 말도 사용되었다. 그리하여 1951년에 실시된 제3차 개혁을 거쳐 오늘날의 것과 거의 동일한 것으로 개정되었다. 결국 개혁의 중심은 라이즈 & 펠(R & F)에 있었고, 여기서 가장 중요한 것은 라이즈 & 펠의 바른 이해와 이에 관련된 포즈, 밸런스와의 적절한 조화를 이룰 수 있는 능력을 어떻게 터득할 수 있는가, 다시 말하면 라이즈와 업에 대한 바른 인식을 바탕으로 하지 않고는 (W), (F), (Q)의 바른 해석이나 그 차이를 종목별로 바르게 할 수 없다는 이야기가 된다.

2. 상급자에 대한 어드바이스

　"선무당이 사람 잡는다"는 말이 있듯이 지난날에는 테크닉 무용론을 강조하는 사람이 많았다. 물론 어느 정도는 진실이다. 그러나 모르기보다는 알고 있는 편이 실수를 하지 않는 다는 것일 뿐, 테크닉을 그대로 암기하듯 받아들여서는 안된다. 중요한 것은 바르게 이해해야 한다는 점에 있다.
　이제부터 테크닉의 해석 중에서 가장 중요한 라이즈 & 펠과 타이밍과의 관계에 대해 우선 (W)로부터 차례대로 해설해 가기로 한다.
　현재 A급 댄서 중 많은 사람들은 (W)에서 그 제3스텝이 엉클어진다. 따라서 그 타이밍도 무너지는 것을 흔히 본다. 도대체 어째서일까. 그 이유에 대해 생각해 보자.

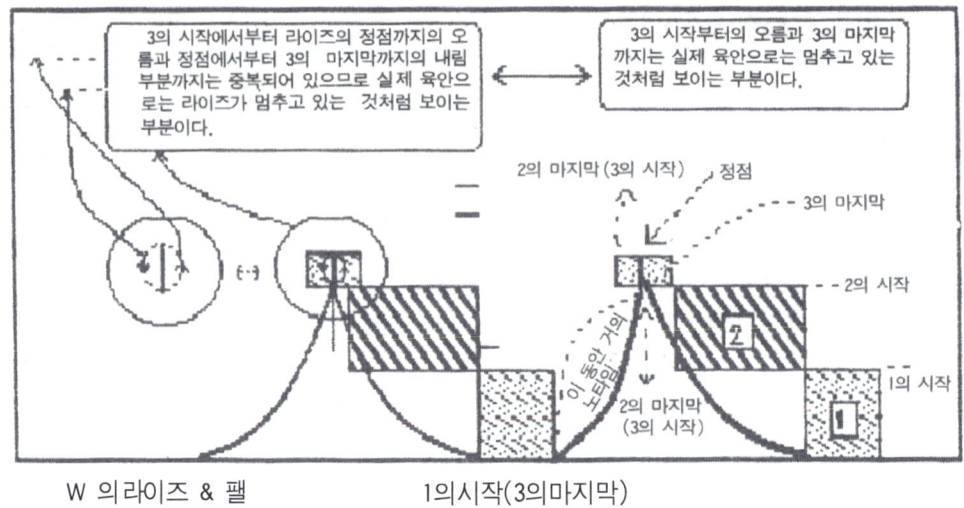

W 의 라이즈 & 펠   1의시작(3의마지막)

　우선 현재의 슬로우 타입인 (W)의 뿌리는 비인 왈츠로부터 개량, 발전되었다는 점을 지적하고 싶다. 비인 왈츠곡을 꼼꼼하게 잘 들어 보면 알겠지만 각기 3스텝의 타이밍이 다른 것을 알 수 있다. 즉 제1의 것은 중간에서 약간 길고 2가 가장 길며, 3은 가장 짧다.

3.　카운트

　타임 3/4인 왈츠의 음악은 1소절 안에 4분 음표가 3개라는 사고 방식이 음악계에서나 댄스계에서 저항없이 받아들여지고 있으며, 이는 초보자를 지도하는 경우 명백한 사실이다. 그러나 실제로 연주를 하거나 노래하는 경우, 과연 그럴까. 실제로는 연주자나 가수가 그때 그때의 곡에 따라 각 박자를 이묘하게 변화시킨 타임 발류(이하 TV)로 연주하거나 노래를 한다.
　댄스에서 TV도 또한 이와 마찬가지이며 상급자가 춤추는 경우, 왈츠의 각 박자의 TV가 모두 같다고 생각하는 것이 오히려 자연스럽지 못하다. 그 곡에 따라 각 박자의 TV를 변화시켜서 추는 쪽이 자연스러우며 음악에 따르는 춤을 출 수가 있고, 왈츠의 라이즈 & 펠도 순조롭게 진행될 수 있다.
　따라서 제2스텝의 타임 발류의 다리와 보디 사용법, 그리고 라이즈의 "정점이 어디인가"하는 것이 중요한 열쇠가 된다. 라이즈 & 펠의 변천의 항에서 설명한 제 2~3스텝 사이에서 라이즈로 되어 있던 점을 상기하기 바란다. 1의 마지막에서부터 시작한 R의 정점은 2의 마지막까지 계속되지만 제3스텝을 고르게 하려면 그림에서와 같이 그 정점보다 눈에는 보이지 않지만 약간 낮은 곳에 두어야 하는 것이다.

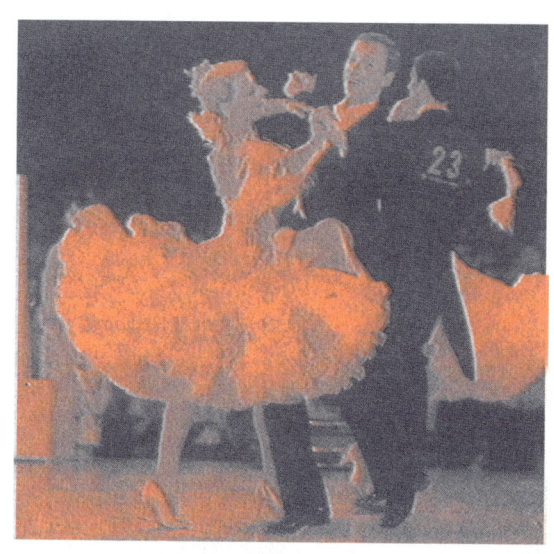

　다음에 (F)와 (Q)의 기본 피규어에 많이 사용되는 업과 라이즈와의 차이점과 그 관계에 대해 설명할 필요가 있을 것이다.
　업이라는 말은 1의 마지막의 라이즈에 즉시 계속하는 경우와 2의 라이즈 뒤에 계속하는 경우의 2가지가 있으며, 업으로부터 라이즈로 계속되는 경우는 없다. 따라서 "업"은 "라이즈"보다는 높이의 정도가 다소 낮은 상태를 나타낸다. 또한 업이 2번, 4번 또는 그 이상 계속 되는 경우에는 2번째, 4번째 또는 그 이상 계속되는 경우의 마지막 스텝은 그 바로 전의 Q 카운트보다 높이를 다소 낮추고 다음의 로어로 순조롭게 들어가도록 유의해야 한다.
　예컨대 (F)의 내츄럴 및 리버스 회전에서 1~3스텝째의 정점을 예로 들면 2스텝째의 업의 높이보다 3스텝째의 높이의 정도는 다소 부드러워야 하고 또한 위브의 2~5까지는 같은 높이를 유지하며, 마지막 스텝의 제6스텝은 제5스텝까지의 업의 높이보다 그 정도를 다소 부드럽게 하여 다음의 로어로 순조롭게 이어지도록 하는 것이 훨씬 자연스럽다.
　또한 라이즈의 뒤에 이어지는 업의 예로서 (F)의 임피터스 회전을 예로 든다면 제2스텝의 라이즈의 정점보다 제3스텝째의 업은 다소 높이가 부드럽고, 약간 낮은 상태로 되는 것이 보다 자연스럽다.
　(Q) 및 (W)에서의 프로그레시브 체이스 및 PP로부터의 체이스에 있어서의 "2~3까지 라이즈, 4업, 마지막에 로어"에 있어서도 위의 원칙이 적용된다. 다만 타이밍을 맞추는 방법은 (Q)에서는 그 리듬을 SQQ&로 하고 (W)에서는 123&로, 즉 마지막 스텝을 짧게 취하도록 하면 움직임의 흐름이 훨씬 자연스러워진다.

Waltz

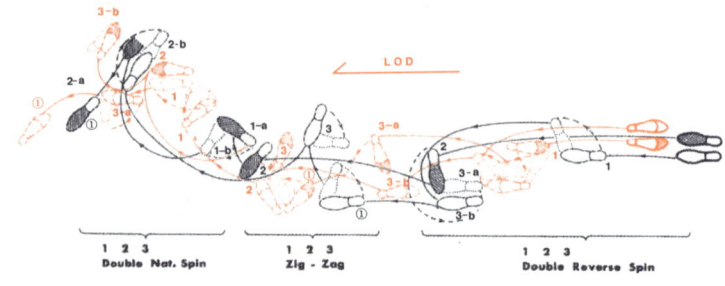

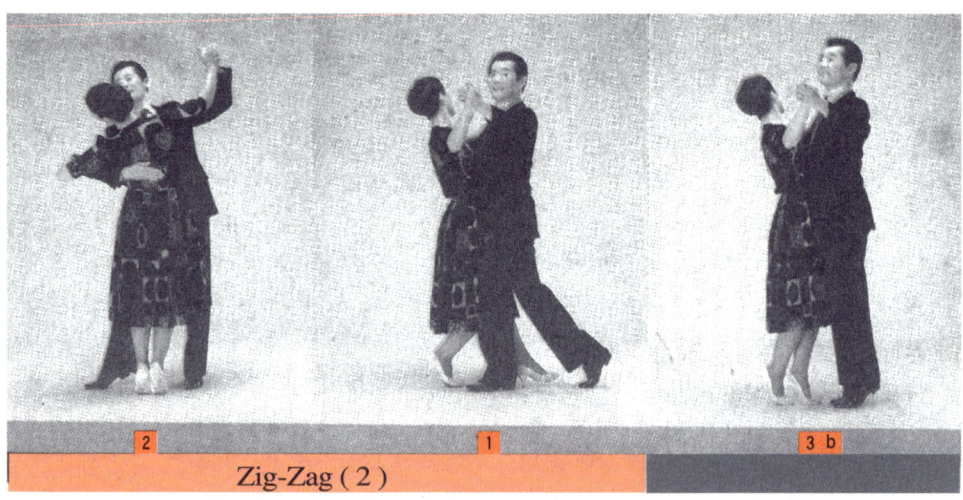

Zig-Zag (2)

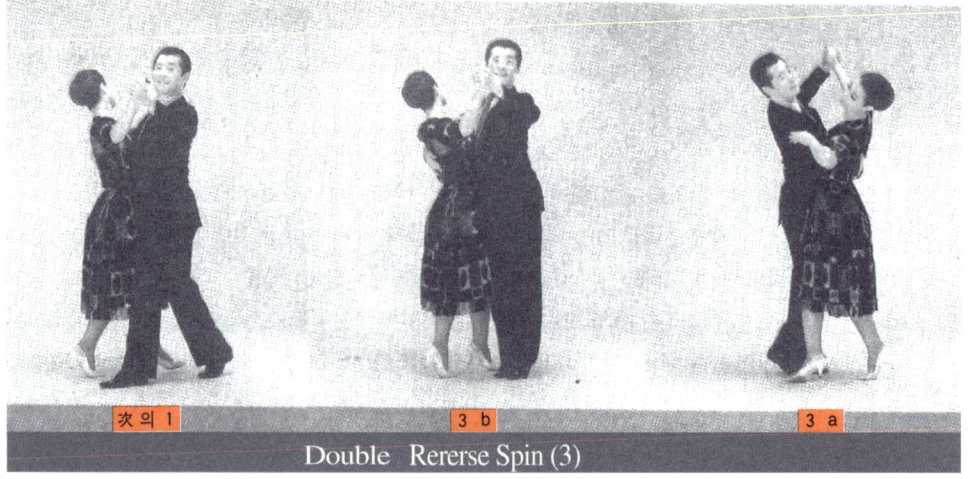

Double Rererse Spin (3)

왈츠

리바이즈드 테크닉의 상급편에 해당되는 Named Variation항에는 각 피규어에 3~4가지의 아말가메이션이 기재되어 있다.
그 분해 사진을 여기에 게재했으므로 자세히 살펴 보고 참고하기 바란다.

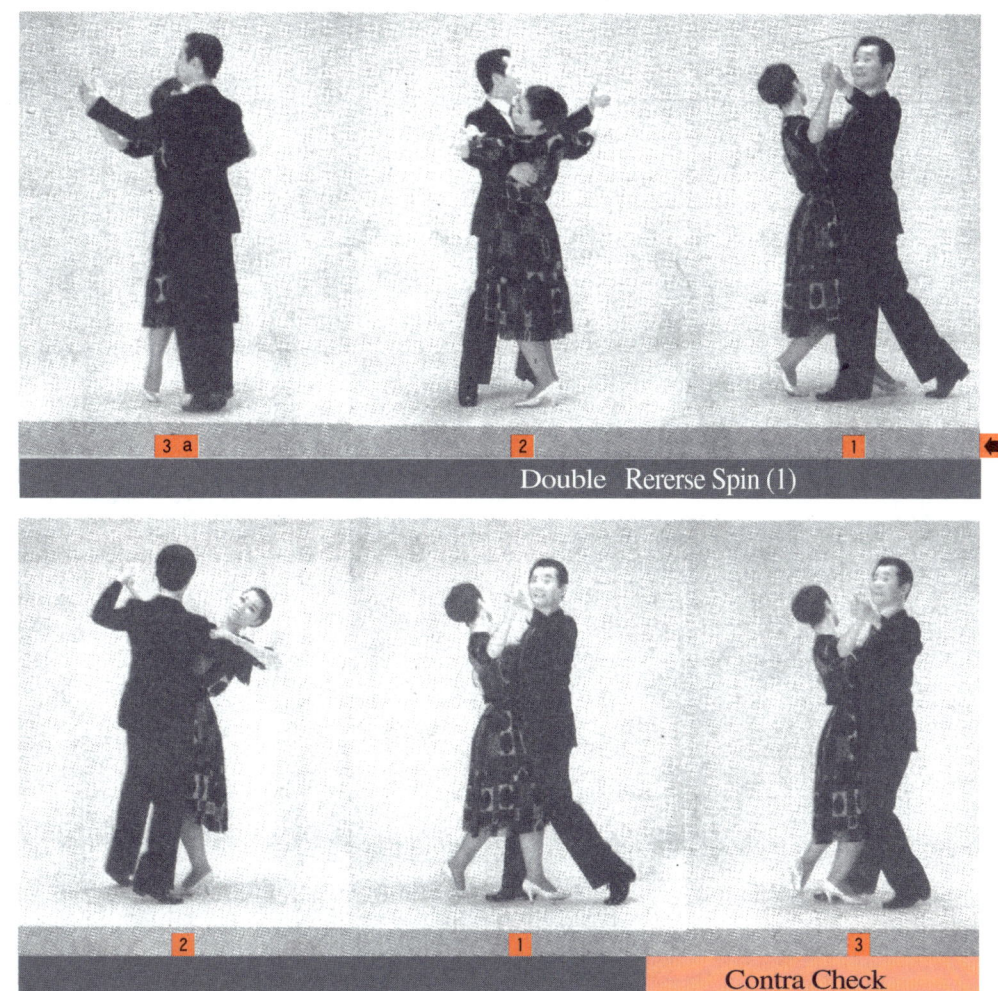

Double Rererse Spin (1)

Contra Check

Foxtrot

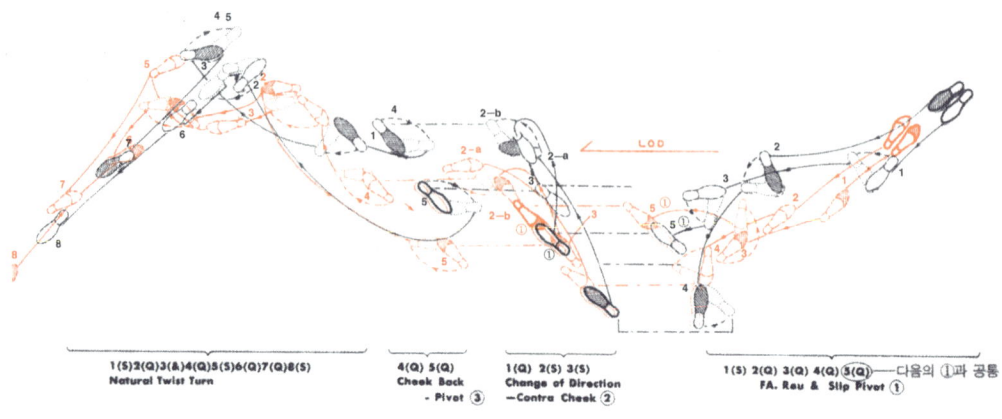

1(S)2(Q)3(&)4(Q)5(S)6(Q)7(Q)8(S)　　4(Q) 5(Q)　　1(Q) 2(S) 3(S)　　　　1(S) 2(Q) 3(Q) 4(Q) 5(Q)—다음의 ①과 공통
Natural Twist Turn　　　　　　　Cheek Back　　Change of Direction　　FA. Rev & Slip Pivot ①
　　　　　　　　　　　　　　　　 - Pivot ③　　—Contra Cheek ②

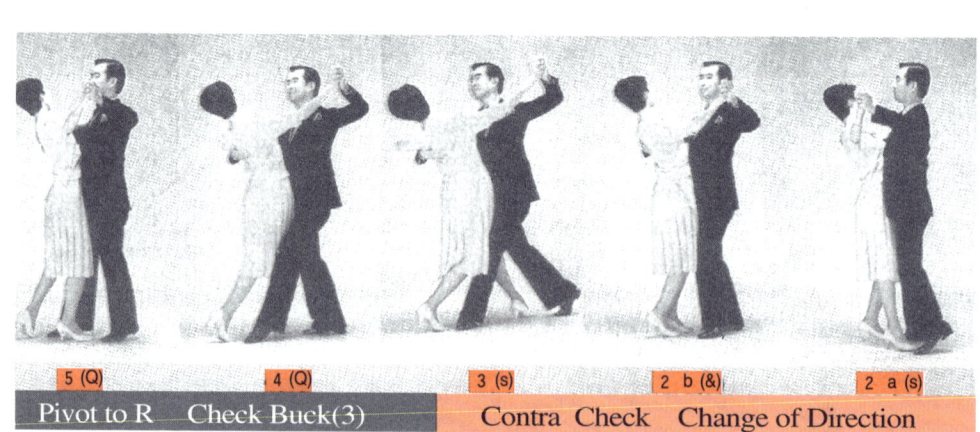

5 (Q)　　　4 (Q)　　　3 (S)　　　2 b (&)　　　2 a (S)
Pivot to R　Check Back(3)　Contra Check　Change of Direction

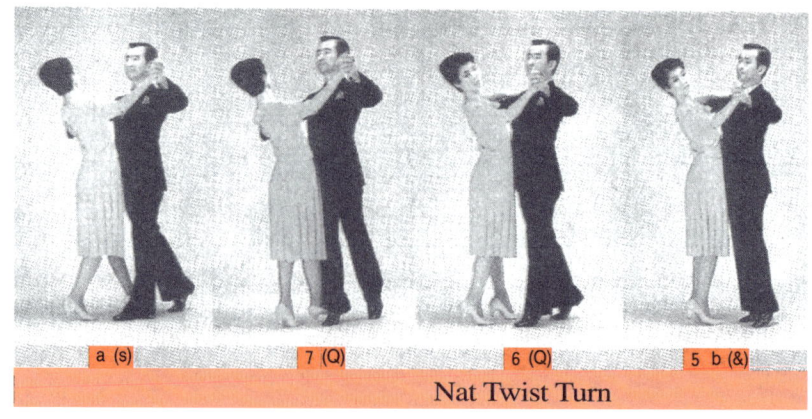

a (S)　　　7 (Q)　　　6 (Q)　　　5 b (&)
Nat Twist Turn

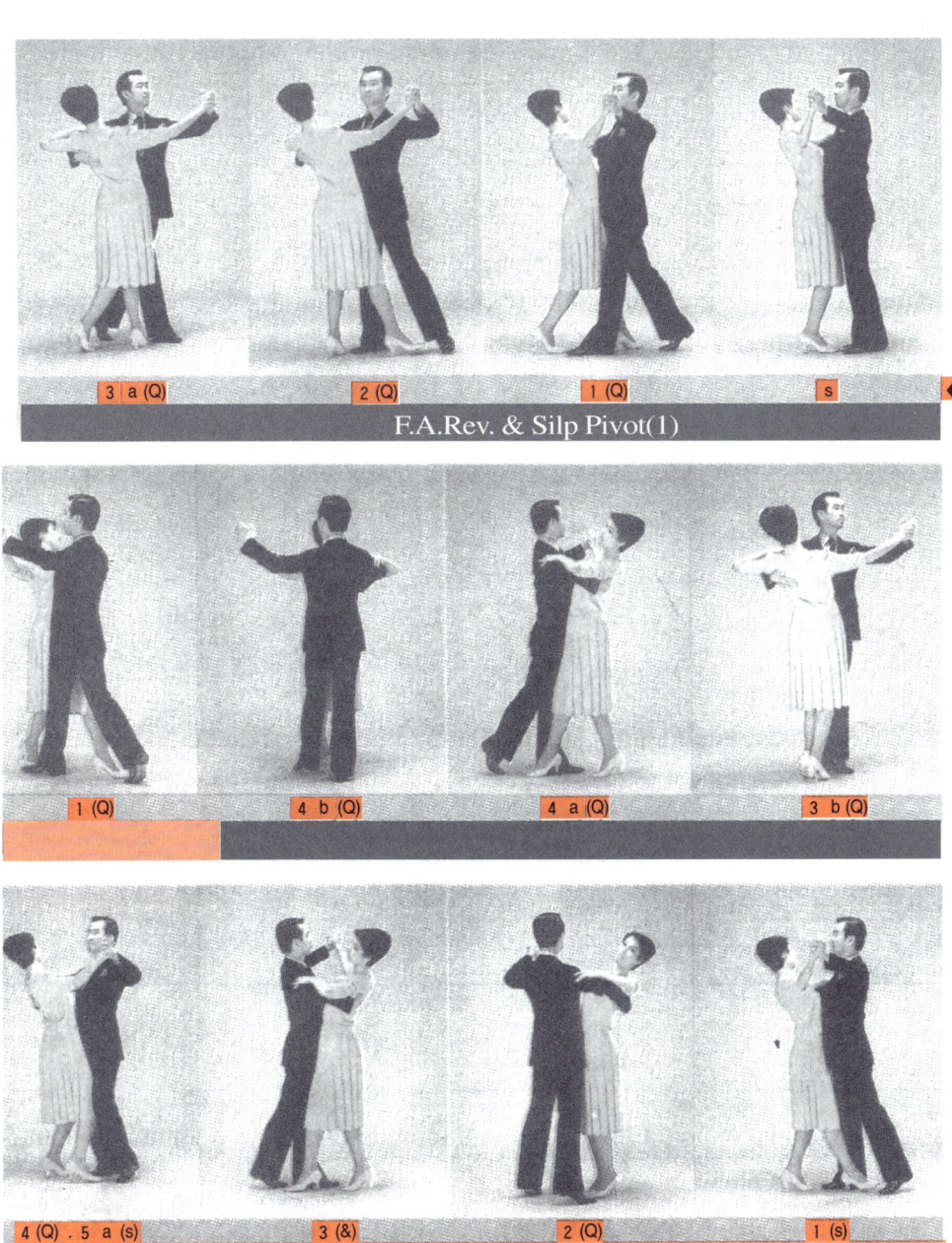

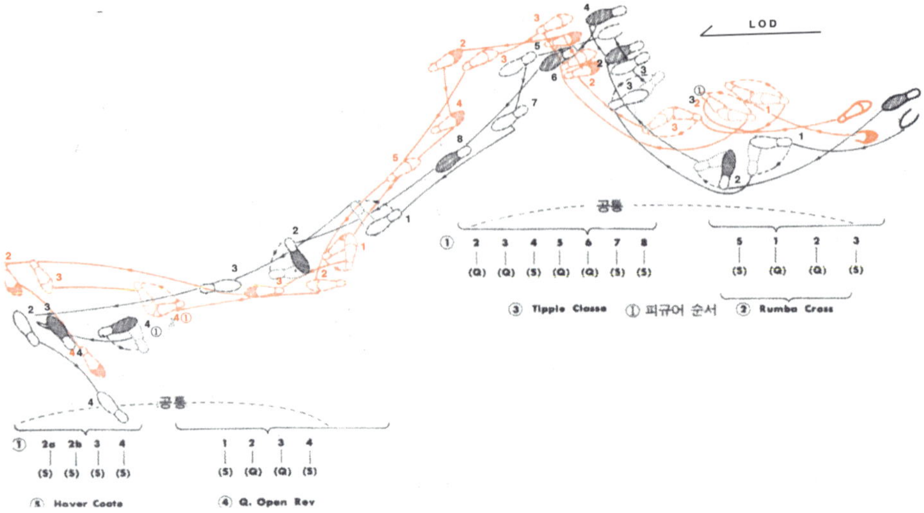

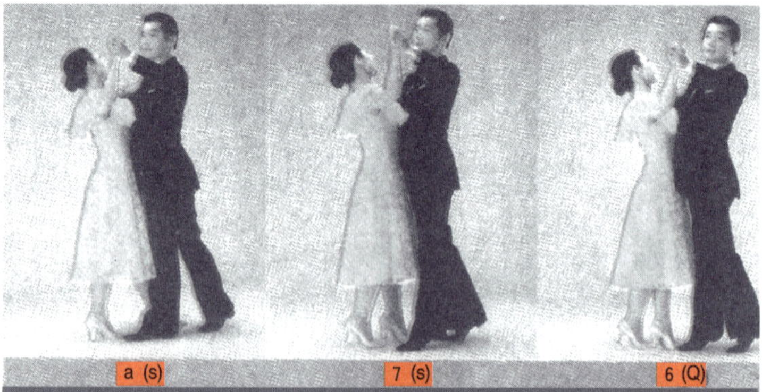

Quickstep

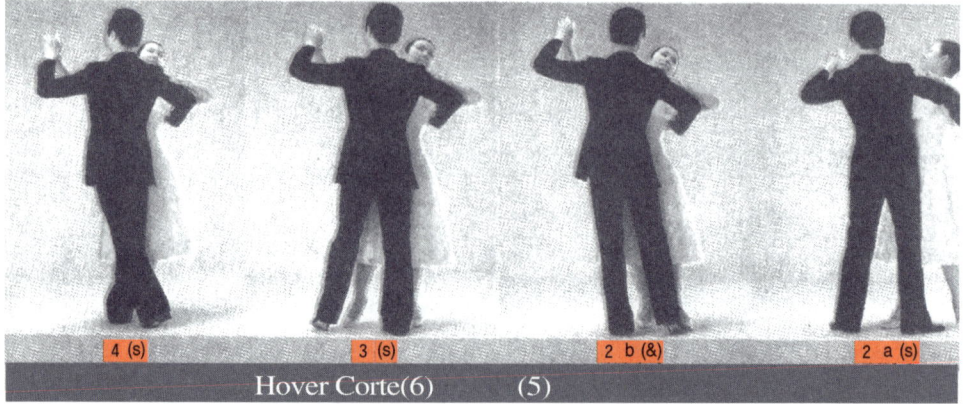

2 to S of a Forward Lock (4)

Hover Corte(6)   (5)

퀵 스텝

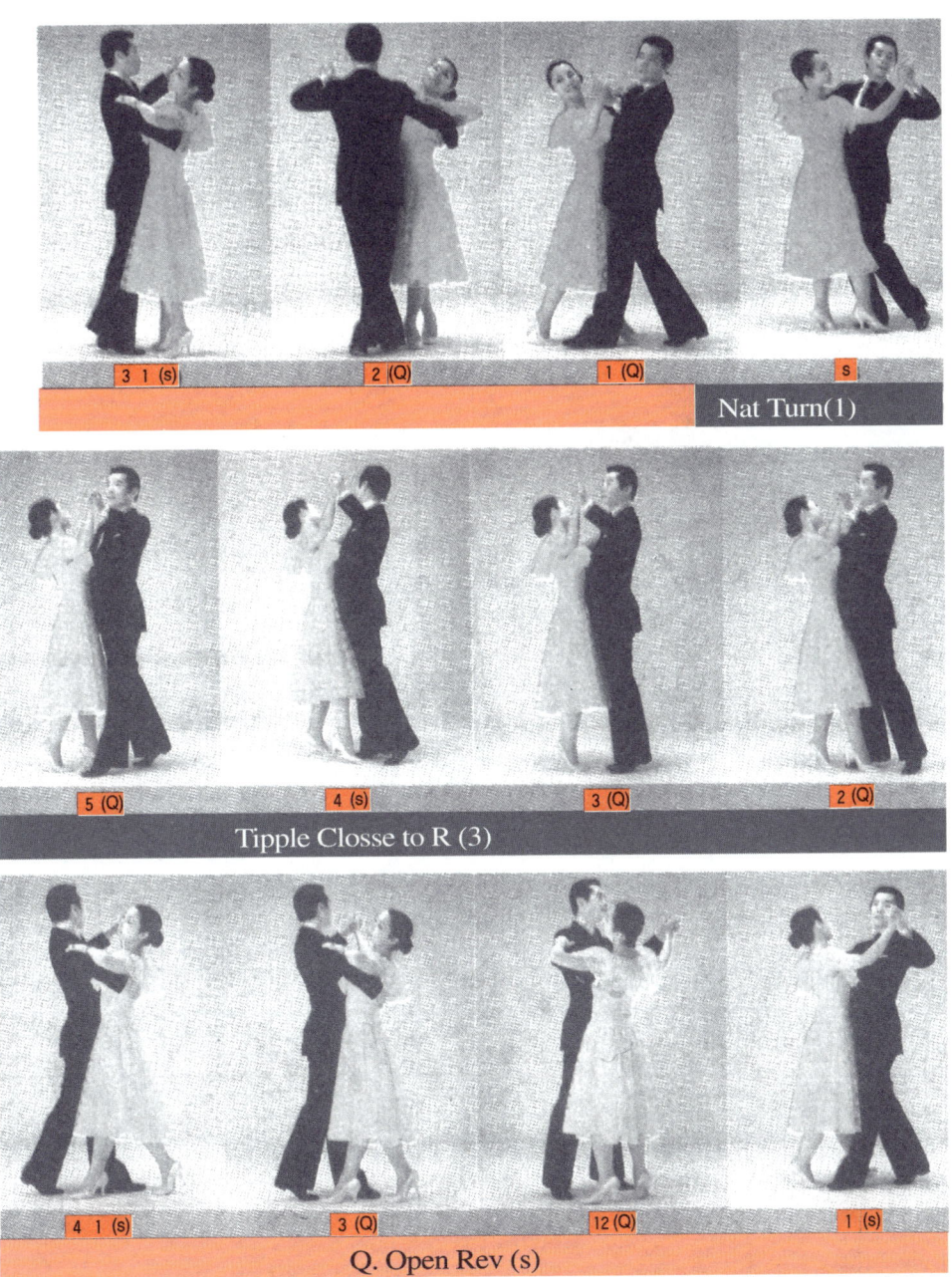

Tango

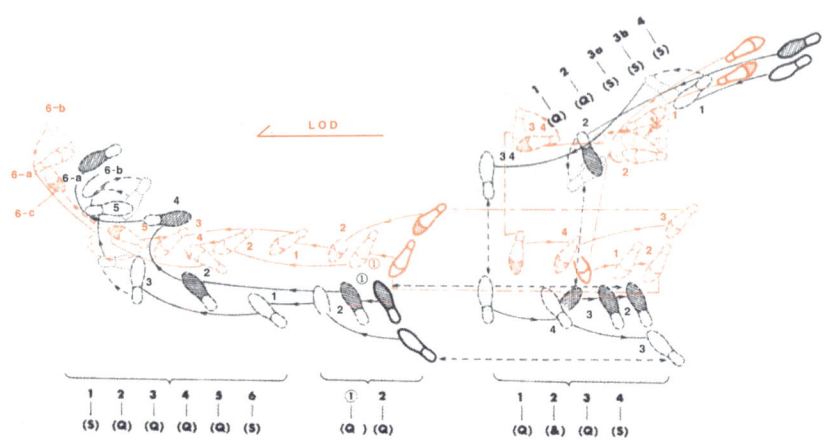

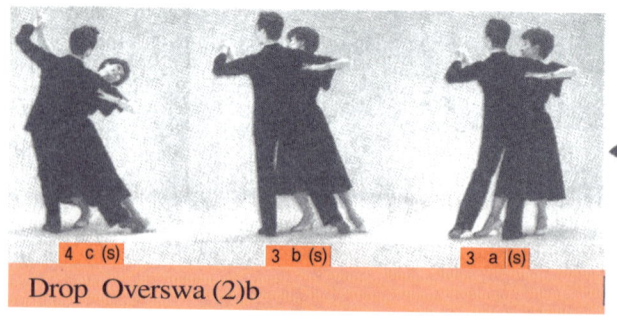

Drop Overswa (2)b

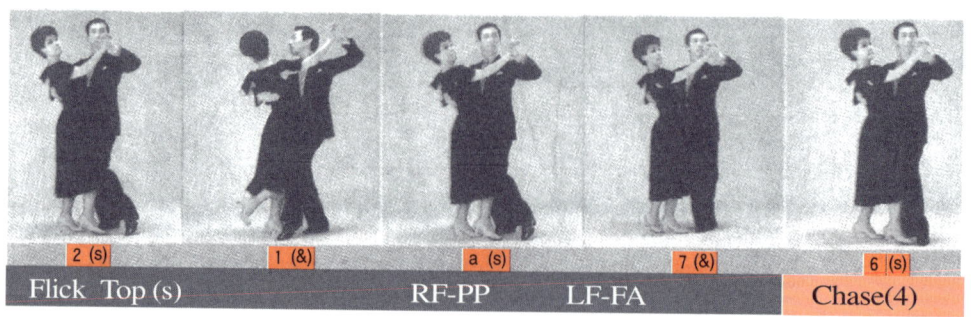

Flick Top (s)   RF-PP   LF-FA   Chase(4)

탱고

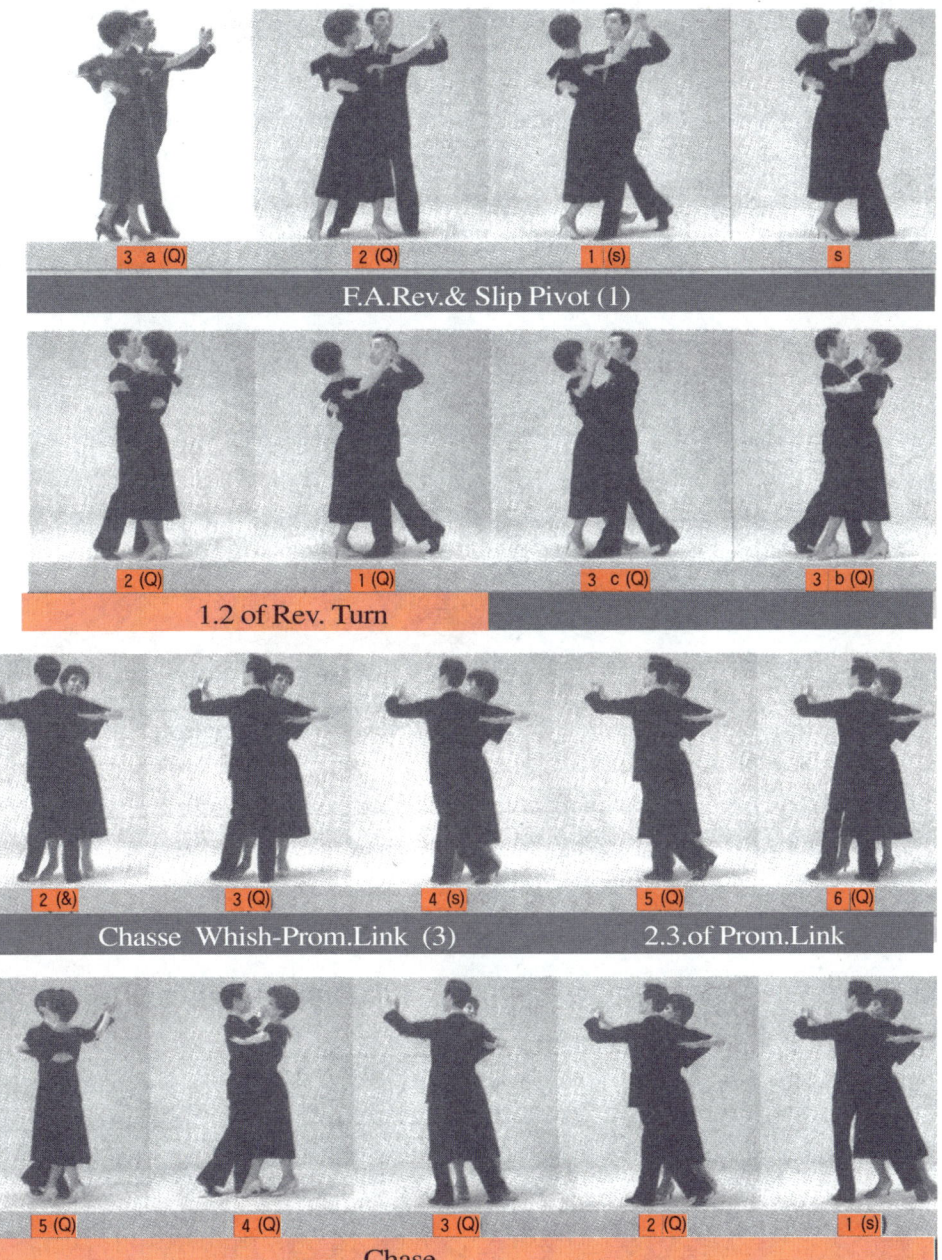

비인 왈츠
Viennese Waltz

- 타임＝3/4
- 템포＝60소절
- 리듬＝1, 2, 3

이 댄스는 슬로우 템포인 왈츠와의 구별을 분명히 하고 추는 것이 중요하다.

즉 그 첫째로서 라이즈와 펠을 최소한으로 억제하며 보디의 긴장과 이완의 차이도 최소한으로 하고 풋워크는 되도록 평평하게 해야한다.

둘째로 음악과 피규어와의 전환은 8소절을 단위로 하여 체인지 내츄럴, 체인지 리버스가 되도록, 또한 악절(樂節)의 전환도 리버스에서부터 시작하여 왼발로부터의 콘트라 체크로부터 체크 백까지 1소절을 필요로 한다는 점을 고려하여 악절과의 조화를 유지하도록 연구해야 한다. 또한 스타트에서 2소절을 기다렸다가 오른발부터 스타트해야 한다.

1a CHANGE STEP
체인지 스텝
리버스로부터 내츄럴로

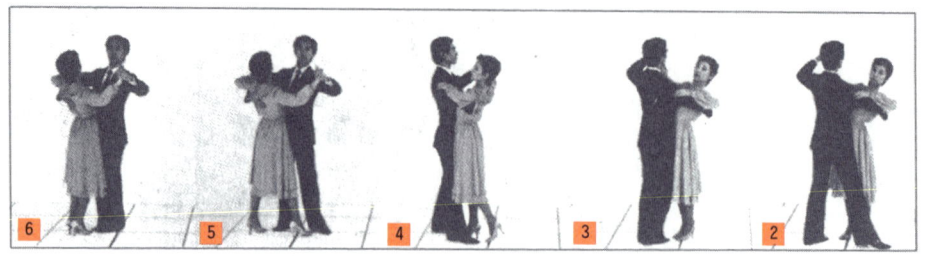

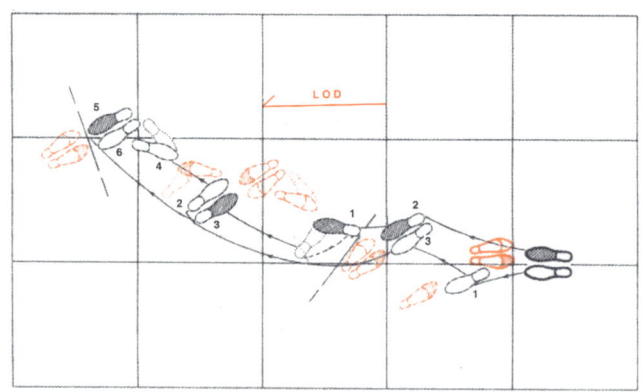

■ 남자

스텝	발의 위치	풋워크	얼라인먼트	회전량	라이즈 앤드 폴	스웨이	발의 위치	풋워크	스웨이
1	왼 발 전 진	HT	LOD를 마주보며 시작한다. LOD를 마주보고	—	몸을 약간 로어 시키면서	똑바로	오른발 후퇴	TH	똑바로
2	오른발 비스듬히 전진	T	LOD를 따라 이동, 중앙을 비스듬히 마주보고	1과 2 사이에서 왼쪽으로 1/8	2~3까지 약간의 R를 계속하고	왼쪽	왼 발 비스듬히 후퇴	T	오른쪽
3	왼 발 오른발에 모은다	TH	중앙을 비스듬히 마주보고	—	3의 마지막에 로어	왼쪽	오른발 왼발에 모은다	TH	오른쪽

• 리듬 : 1, 2, 3
• 선행 : 리버스 회전
• 후속 : 내츄럴 회전

2. NATURAL TURN / 내츄럴 회전   Viennese Waltz

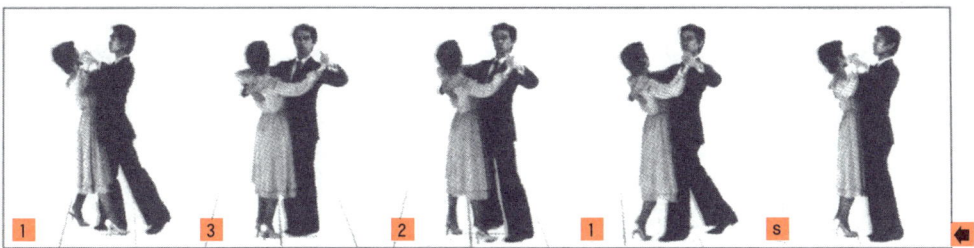

■ 남자

스텝	발의 위치	얼라인먼트	회전량	라이즈 앤드 폴	스웨이
1	오른발 전진	중앙을 비스듬히 마주보며 시작한다. LOD를 마주보고	선행 스텝과 1과의 사이에서 1/8	선행 스텝의 마지막에 몸을 약간 로어시키면서 1의 마지막까지 로어를 계속하고, 1~2 사이에서 B, R로 전환한다.	왼쪽
2	왼 발 옆으로 벌린다	중앙을 등지고	1~2 사이에서 1/4	2~3까지 약간의 R을 계속한다.	왼쪽
3	오른발 왼발에 모은다	중앙을 비스듬히 등지고	2~3 사이에서 1/8	3의 마지막에 로어	똑바로 오른쪽으로 스웨이를 시작한다
4	왼 발 후퇴, 약간 옆으로 옆으로	LOD를 등지고	3~4 사이에서 1/8	4의 마지막까지 로어를 계속하고 4~5 사이에서 B, R로 전환	오른쪽
5	오른발 벌린다 오른발에	중앙을 비스듬히 향하여	4~5사이에서 1/8 몸의 회전은 작게	5~6까지 R을 계속하여 NFR	
6	왼 발 모은다	중앙을 비스듬히 마주보며	5~6 사이에서 몸의 회전을 완료	6의 마지막에 로어	똑바로, 왼쪽으로 스웨이를 시작한다

- 풋워크 : 1. HT 2. T 3. TH 4. TH 5. T 6. F
- CBM : 1. 없음.
- 리듬 : 1, 2, 3 1, 2, 3
- 선행 : 왼쪽으로부터 오른쪽으로의 체인지 스텝. 내츄럴 회전. 내츄럴 프레컬(이어지는 내츄럴 회전은 보편적인 LOD로 돌아가도록 회전을 적게 한다).
- 후속 : 오른쪽에서부터 왼쪽으로의 체인지 스텝. 내츄럴 회전. 내츄럴 프레컬(선행의 내츄럴 회전은 중앙으로 돌아갈 수 있도록 회전을 적게 한다).
- ■ 여자 : 1~3스텝은 남자의 4~6스텝을 추고 4~6스텝은 남자의 1~3스텝을 춘다.
- 풋워크 : 1. TH 2. T 3. T(거의 평평하게) 4. HT 5. T 6. TH
- CBM : 4
- 리듬 : 1, 2, 3 1, 2, 3

1b CHANGE STEP
체인지 스텝
내츄럴로부터 리버스로

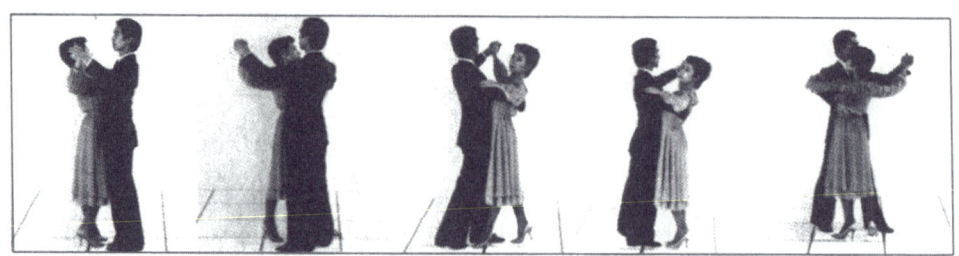

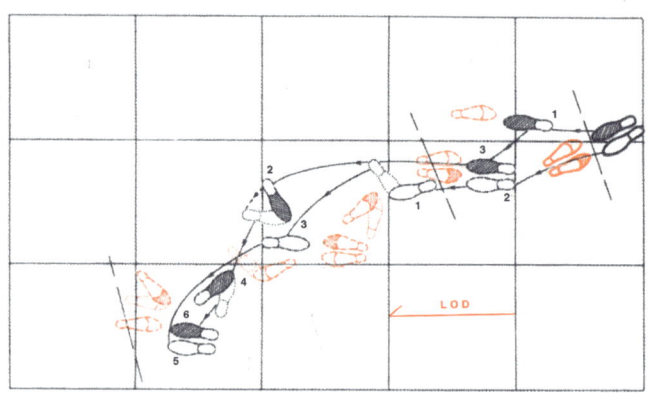

■ 남자

스텝	발의 위치	얼라인먼트	회전량	라이즈 앤드 폴	스웨이	발의 위치	풋워크	스웨이
1	오른발 전진	중앙을 비스듬히 마주보며 시작한다. LOD를 마주보고	선행스텝과 1의 사이에서 오른쪽으로 1/8	몸을 약간 로어시키면서	왼 쪽	왼 발 후퇴	TH	왼 쪽
2	왼 발전진(왼쪽 SL로)	위와 같음	몸에서 약간의 회전을 계속한다	2~3까지 약간의 R를 계속하고	똑바로	오른발 후퇴	T	똑바로
3	오른발 왼발에 모은다.	위와 같음	2의 상태를 유지한다	3의 마지막에 로어	똑바로	왼 발 오른발에 모은다.	TH	똑바로

• 리듬 : 1, 2, 3
• 선행 : 내츄럴 회전
• 후속 : 리버스 회전

3. REVERSE TURN 리버스 회전   Viennese Waltz

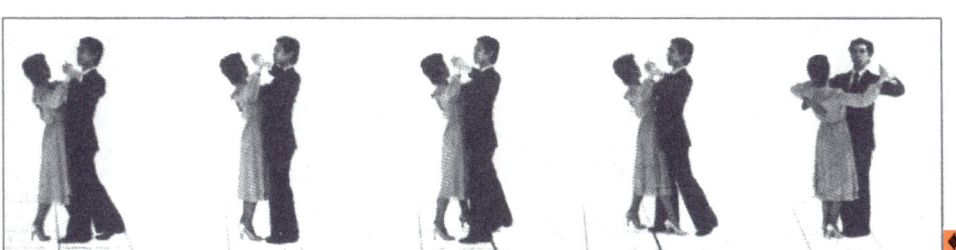

■ 남자

스텝	발의 위치	얼라인먼트	회전량	라이즈 앤드 팰	스웨이
1	왼발 전진	LOD를 마주보고 시작한다. LOD를 마주보고	선행 스텝과 1의 사이에서 약간 왼쪽으로 회전	선행 스텝의 마지막에 몸을 약간 로어시키면서 1의 마지막까지 로어를 계속하고, 1~2 사이에서 B, R로 전환한다.	몸을 아주 약간 오른쪽으로
2	오른발 옆으로, 약간 뒤로	벽을 등지고	1~2 사이에서 1/4	2~3까지 약간의 R를 계속한다.	위와 같음
3	왼발 후퇴, 약간 앞으로 교차	LOD를 등지고	2~3 사이에서 1/4	3의 마지막에 로어	똑바로
4	오른발 후퇴, 약간 옆으로	위와 같음 (T를 안쪽으로 향하게 하고)	3~4 사이에서 1/8	4의 마지막까지 로어를 계속하고 4~5 사이에서 B, R로 전환한다.	몸을 아주 약간 왼쪽, 뒤쪽으로
5	왼발 옆으로 벌린다.	벽에 비스듬하게와 LOD 사이를 향하여	4~5 사이에서 약 3/8, 몸의 회전은 작게	5~6까지 R를 계속하여 NFR	위와 같음
6	오른발 왼발에 모은다.	대략 LOD를 마주 보고	5~6 사이에서 몸의 회전을 완료	6의 마지막에 로어	똑바로

- 풋워크 : 1. HT 2. T 3. TH 4. TF 5. T 6. F
- CBM : 1과 4
- 리듬 : 1, 2, 3 1, 2, 3
- 선행 : 오른쪽으로부터 왼쪽으로의 체인지 스텝. 리버스 회전. 리버스 프레컬(이어지는 리버스 회전은 보편적인 LOD로 되돌아가도록 회전을 크게 한다).
- 후속 : 왼쪽으로부터 오른쪽으로의 체인지 스텝. 리버스 회전. 리버스 프레컬(선행의 리버스 회전은 중앙으로 돌아갈 수 있도록 회전을 많이 한다).
- ■ 여자 : 1~3스텝은 남자의 4~6스텝을, 4~6스텝은 남자의 1~3스텝을 춘다.
- 풋워크 : 1. TH 2. T 3. TH (대략 평평하게) 4. HT 5. T 6. TH
- CBM : 1과 4

4a REVERSE FLECKERL
리버스 프레컬 (예비연습)

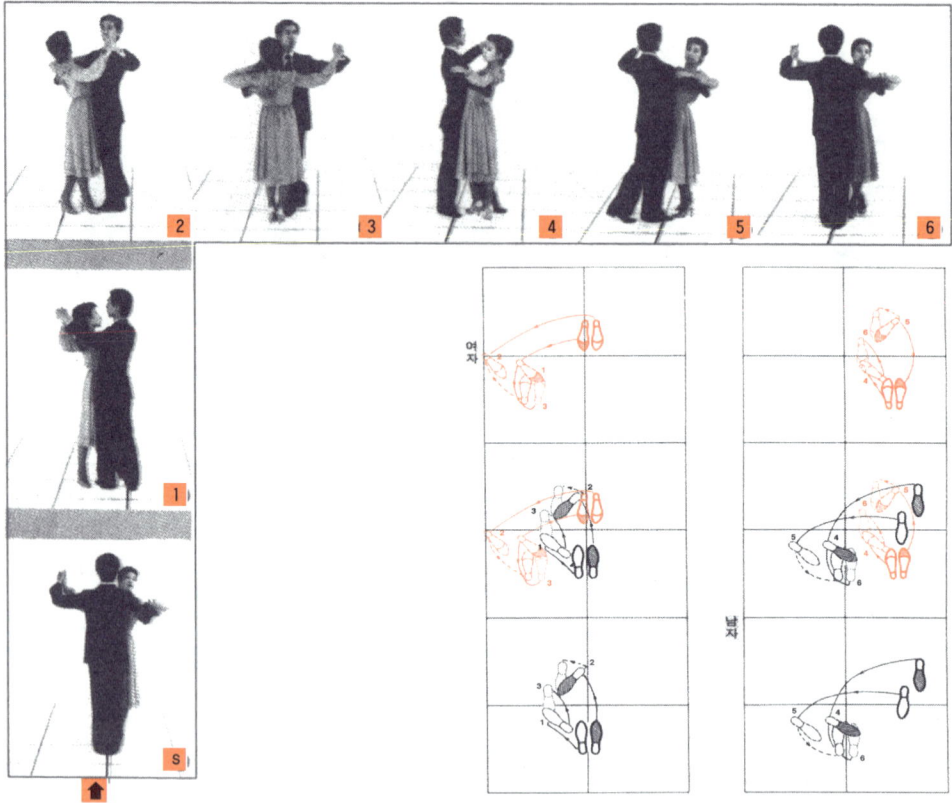

a. 리버스

■ 남자
제1스텝 왼발 여자의 양 발 사이로 작게 전진
제2스텝 오른발 옆으로 벌린다.
제3스텝 오른발로 왼쪽으로 회전하면서 왼발을 오른발 앞에서 헐겁게 교차
제4스텝 오른발 옆으로, 약간 앞으로
제5스텝 오른발로 회전을 계속하며, 왼발을 오른발 뒤로 교차, 체중은 오른발에
제6스텝 오른발로 회전을 계속하며 양 발의 교차를 푼다. 체중은 오른발에서 끝난다.

• 회전량 : 1~3스텝 사이에서 왼쪽으로 1/2회전
4~6스텝 사이에서 왼쪽으로 1/2 회전

■ 여자
1~3스텝은 남자의 4~6스텝을 춘다.
4~6스텝은 남자의 1~3스텝을 춘다.

4b NATURAL FLECKERL　　　　　　　　　Viennese Waltz
리버스 프레컬 (예비연습)

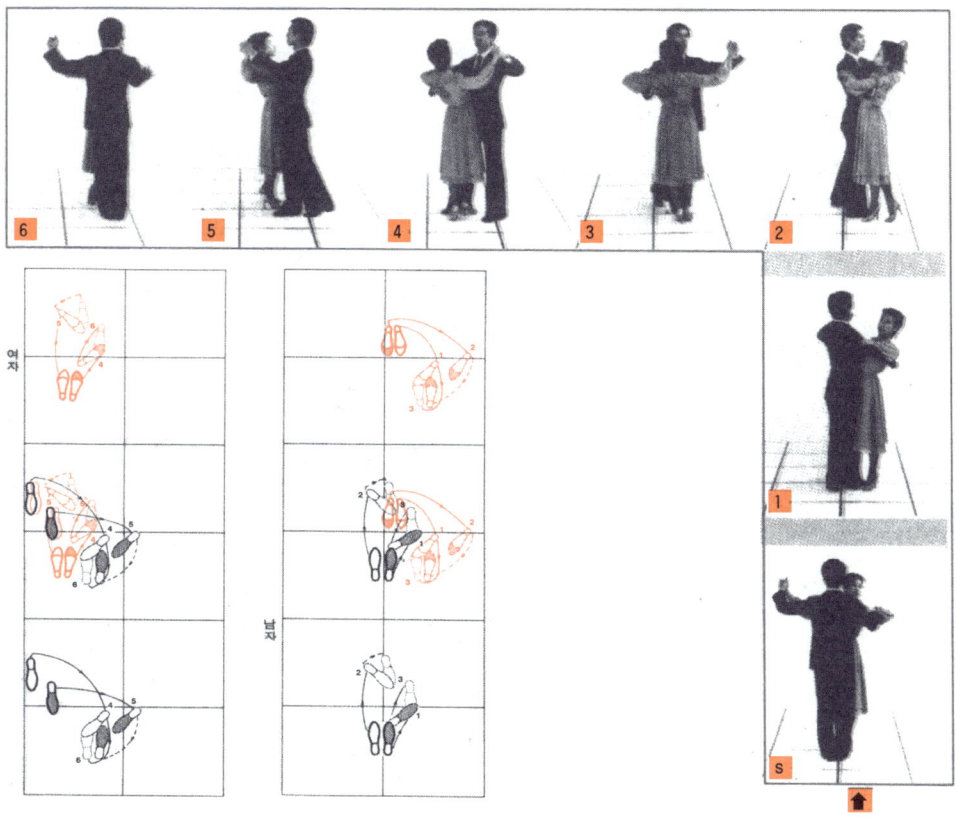

- 회전량 : 1~3스텝 사이에서 오른쪽으로 1/2 회전
  4~6스텝 사이에서 오른쪽으로 1/2 회전

■ 여자
1~3스텝은 남자의 4~6스텝을 춘다.
4~6스텝은 남자의 1~3스텝을 춘다.

■ 남자
제1스텝

제2스텝

제3스텝　오른발 여자의 양발 사이로 작게 전진

제4스텝　왼발 옆으로 벌린다.

제5스텝　왼발로 우회전하면서 오른발을 왼발 앞에 헐겁게 교차
왼발 옆으로, 약간 앞으로

제6스텝　왼발로 회전을 계속하며 오른발을 왼발 뒤로 교차, 체중은 왼발에
왼발로 회전을 계속하며 양발의 교차를 푼다. 체중은 왼발에 얹고 끝난다.

313

5a REVERSE FLECKERL

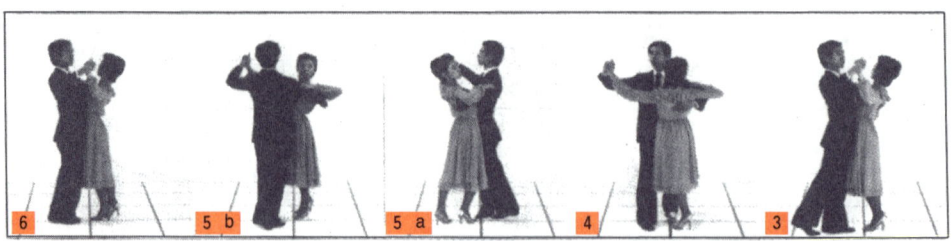

■ 남자

스텝	발의 위치	얼라인먼트	회전량	발의 위치	얼라인먼트	회전량
1	왼쪽으로 회전하면서 작게 전진, 여자 양발 사이로 약간 교차하며	중앙을 마주보며 시작하고, LOD를 반대로 마주본다	왼쪽으로 1/4	왼쪽으로 회전하면서, 오른발 전진, 마지막은 옆으로 벌린다	중앙을 등지며 시작하고 LOD를 반대로 등진다	왼쪽으로 1/4
2	왼발로 회전을 계속하고, 오른발 옆으로 반쯤 체중을 얹는다	벽을 비스듬히 마주보고	3/8	또한 오른발로 회전을 계속하고 왼발을 스윙하며 오른발 뒤로 교차	벽을 비스듬히 등진다	3/8
3	오른발로 회전을 계속하고, 왼발을 오른발 앞으로 교차	중앙을 마주보고	3/8	왼발로 회전을 계속하며 양발의 교차를 풀고, 체중을 오른발에 얹고, 양발을 약간 벌린다.	중앙을 등진다	3/8
4	왼발로 회전을 계속하고 오른발 전진, 마지막은 옆으로 벌린다	LOD를 반대로 마주보고	1/4	오른발로 좌회전을 계속하며 왼발을 남자의 양발 사이로 작게 교차시키며 전진	LOD를 반대로 등진다	1/4
5	또한 오른발로 회전을 계속하며 왼발을 스윙하여 오른발 뒤로 교차(압력을)	벽을 비스듬히 마주보고	3/8	또한 왼발로 회전을 계속하며 오른발 옆으로 벌린다.	벽을 비스듬히 등진다	3/8
6	오른발로 회전을 계속하며 양발의 교차를 풀고 다소 벌린채 끝난다	중앙을 마주보고	3/8	오른발로 회전을 계속하며 왼발을 오른발 앞으로 교차시키고, 체중은 왼발에 얹고 끝낸다	중앙을 등진다	3/8

- 풋워크 : 남자 1. HB 2 왼발 B(F),(F),왼발 3 오른발 B 3. B(F) 4. HB 5. 오른발 B(F) 왼발 (압력을) 6. B(F)
  여자 1. HB 2 오른발 B(F), 마지막에 왼발 B 3 왼발 B, 오른발 B(F) 4. HB 5. 왼발 B 오른발 B 6. 오른발 B, 왼발 B(F)
- 리듬 : 1, 2, 3   1, 2, 3
- CBM : 남자(제3스텝), 여자(제4스텝)
- 스웨이 : 없음
- R & F : 없음
- 선행 : 리버스 회전 — 남자가 방의 중앙을 마주보기까지 회전을 많이 한다.

Viennese Waltz

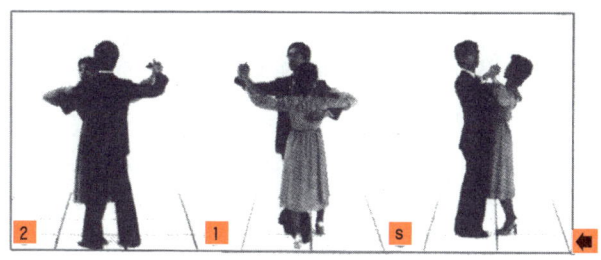

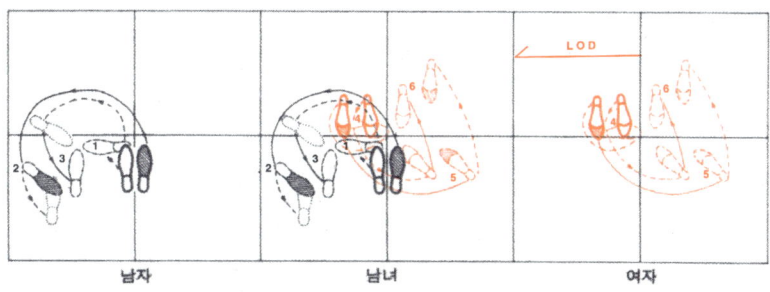

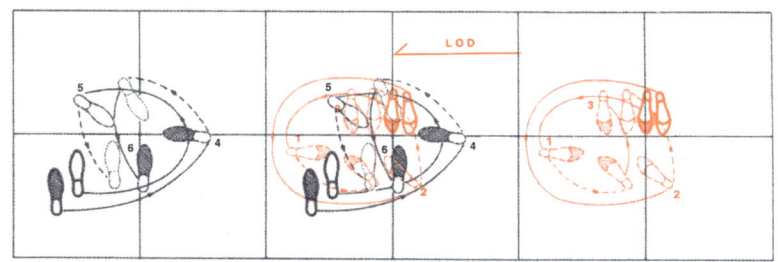

- 후속 : ①리버스 회전 — 통상적인 LOD돌기로 되돌아오기까지 회전을 많이 한다.
  ②콘트라 체크 — 다음에 내츄럴 프레칠을 계속하는 경우에 사용한다.

NATURAL FLECKERL
내츄럴 프레컬

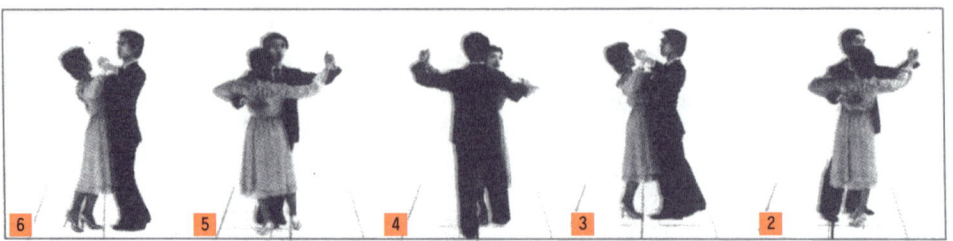

■ 남자   ■ 여자

스텝	발의 위치	얼라인먼트	회전량	발의 위치	얼라인먼트	회전량
1	오른쪽으로 회전하면서, 오른발 작게 전진 여자 양발 사이로	중앙을 마주보며 시작하고, LOD를 마주본다	오른쪽 1/4	오른쪽으로 회전을 하면서 왼발 전진하여 옆으로 벌리며 끝낸다	중앙을 등지고, 시작하고 LOD를 등진다	오른쪽으로 1/4
2	오른발로 회전을 계속하며 왼발을 옆으로(체중을 절반쯤 얹는다)	벽을 반대로 비스듬히 마주보고	3/8	왼발로 회전을 계속하며 오른발을 스윙하여 왼발 뒤로 교차	벽을 반대로 비스듬히 등지고	3/8
3	왼발로 회전을 계속하며 오른발 왼발 앞으로 교차	중앙을 마주보고	3/8	오른발로 회전을 계속하며 양발의 교차를 풀고 왼발을 다소 벌리고 체중을 왼발에 얹으며 끝낸다	중앙을 등지고	3/8
4	오른발로 우회전을 계속하며 왼발 전진하여 옆으로 벌리며 끝난다	LOD를 마주보고	1/4	왼발로 회전을 계속하며 오른발을 남자의 양발 사이로 작게 전진	LOD를 등지고	1/4
5	왼발로 회전을 계속하며 오른발을 스윙하여 왼발 뒤로 교차 (바닥에 압력을)	벽을 반대로 비스듬히 마주보고	3/8	또한 오른발로 회전을 계속하며 왼발 옆으로 벌린다	벽을 반대로 비스듬히 등지고	3/8
6	왼발로 회전을 계속하며 양발의 교차를 풀고 다소 벌리며 끝난다	중앙을 마주보고	3/8	외발로 회전을 계속하며 오른발을 왼발 앞으로 교차, 마지막에는 체중을 오른발에 얹는다	중앙을 마주보고	3/8

- 풋워크 : 남자 1. HB 2 왼발 B, 오른발 B(F) 3. B(F) 4. HB 5. 왼발 B(F), 오른발 B(압력) 6. B(F)
  여자 1. HB 2 왼발 B, 왼발B(F), 3. 왼발, 오른발 B 4. HB 5. 오른발 B, 왼발 B 6. 왼발 B, 오른발 B(F)
- 리듬 : 1, 2, 3 1, 2, 3 CBM : 남자(제1스텝), 여자(제4스텝)
- 스웨이 : 없음   • R & F : 없음
- 선행 : ① 내츄럴 회전 — 남자가 중앙을 마주보기까지 회전을 작게 한다.
          ② 콘트라 체크 — 본래의 비인 왈츠의 피규어는 아니다.
- 후속 : 내츄럴 회전 — 통상적인 LOD 돌기로 되돌아오기까지 회전을 작게 한다.

Viennese Waltz

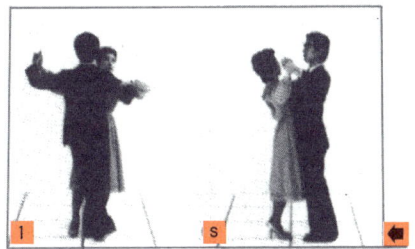

■ 콘트라 체크
왈츠의 콘트라 체크를 추지만 제3스텝은 오른쪽으로의 슬립피보트에서 1/2 회전한다. 테크닉의 상세에 대해서는 왈츠의 항을 참조할 것.
• 선행과 후속 : 리버스 회전으로 중앙쪽으로 이동하며 리버스 프레컬을 계속하여 콘트라 체크로 들어가고 내츄럴 프레컬을 계속하여 내추럴 회전으로 벽쪽에 이동한다.

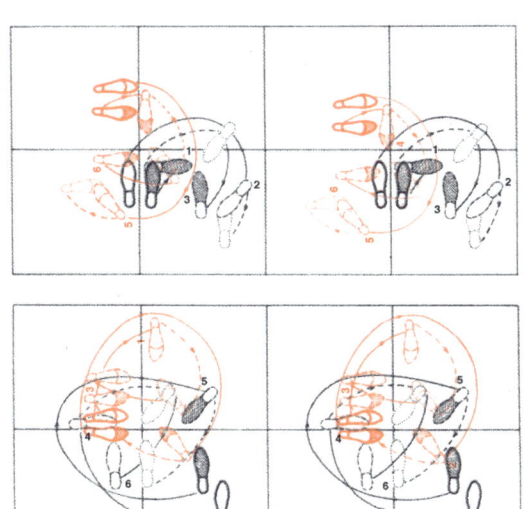

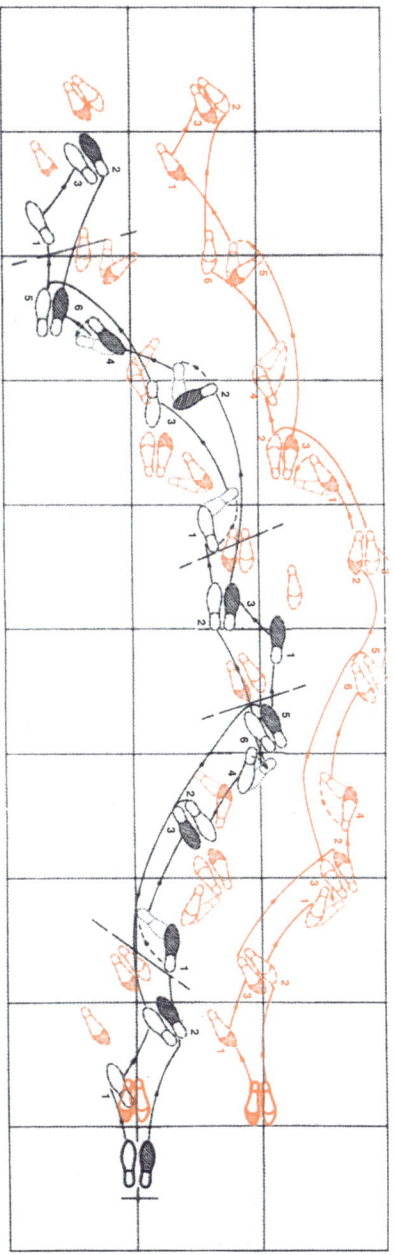

```
┌─────────┐
│ 판 권   │
│ 본 사   │
│ 소 유   │
└─────────┘
```

사교댄스 교본

2017년 10월 25일 1판 11쇄 발행

엮은이 : 편 집 부
발행인 : 김 중 영
발행처 : 오성출판사

서울시 영등포구 영등포동 6가 147-7
TEL : (02) 2635-5667~8
FAX : (02) 835-5550

출판등록 : 1973년 3월 2일 제 13-27호
http://www.osungbook.com

ISBN 978-89-7336-602-6

※파본은 교환해 드립니다
※독창적인 내용의 무단 전재, 복제를 절대 금합니다.